营养专家的健身寄语 1

聚焦心血管保健

金亚城·审定

李永海·编著

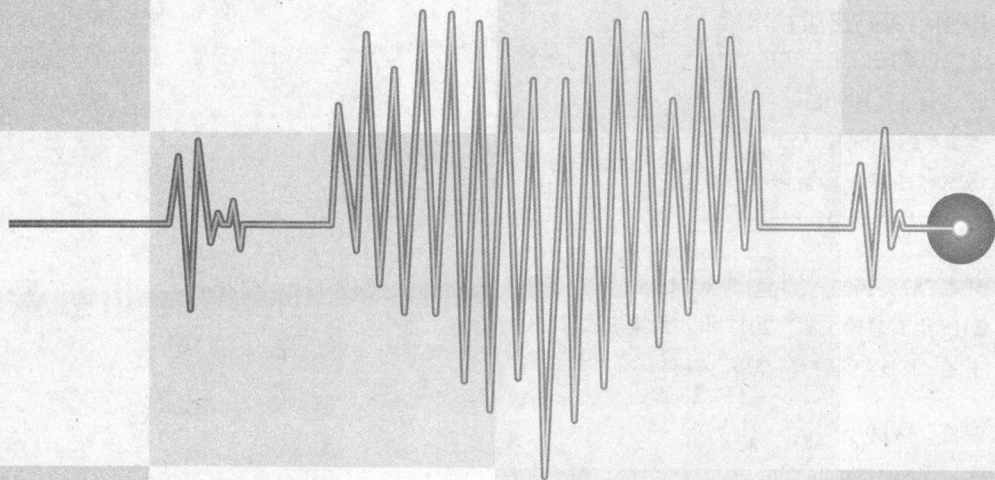

中国中医药出版社

·北 京·

图书在版编目（CIP）数据

营养专家的健身寄语 1：聚焦心血管保健 / 李永海编著 .—北京：中国中医药出版社，2018.6

ISBN 978－7－5132－4368－1

Ⅰ.①营… Ⅱ.①李… Ⅲ.①心脏血管疾病—保健 Ⅳ.① R54

中国版本图书馆 CIP 数据核字（2017）第 181698 号

中国中医药出版社出版

北京市朝阳区北三环东路 28 号易亨大厦 16 层
邮政编码　100013
传真　010-64405750
保定市西城胶印有限公司印刷
各地新华书店经销

开本 787×1092　1/16　印张 21.25　字数 379 千字
2018 年 6 月第 1 版　2018 年 6 月第 1 次印刷
书号　ISBN 978－7－5132－4368－1

定价　68.00 元
网址　www.cptcm.com

社 长 热 线　010-64405720
购 书 热 线　010-89535836
维 权 打 假　010-64405753

微信服务号　zgzyycbs
微商城网址　https://kdt.im/LIdUGr
官 方 微 博　http://e.weibo.com/cptcm
天猫旗舰店网址　https://zgzyycbs.tmall.com

如有印装质量问题请与本社出版部联系（010-64405510）

李永海健身食事文集

健身寄语

杨炳生题

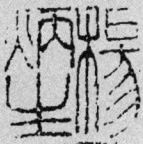

书法名家杨炳生先生题词

吃得不当能致病，吃的如科学点能防病除疾，吃是人生第一大事。

八旬翁杨炳生题

书法名家杨炳生先生题词

注意合理膳食，吃得科学，疾病是可以预防的，普及健身科普知识十分紧迫，是关系一个民族繁衍与国家兴旺的大事。

八旬翁杨炳生书

书法名家杨炳生先生题词

人类需要健康，时代呼唤健康，让我们关爱自己，储蓄健康，增强体质，预防疾病，让生命之树常青。

八旬翁杨炳生题

书法名家杨炳生先生题词

金 序

当前，人类正面临着一个巨大的挑战，即营养不良和营养相关的疾病及健康问题并存。具体表现为营养不良与营养过剩（肥胖），以及与营养相关的慢性疾病发生在同一个区域、同一个社区甚至同一个家庭。对此，很多专家认为无法同时解决这一难题。但是，这种新现象正揭示了一个并不矛盾的事实：人的健康不在于食物摄取多少，重要的是适当数量的健康饮食结构。

据最近报道，我国每天有15000余人死于不合理的饮食结构和不健康的生活方式，占全部死亡人口的70%以上。广泛地深入调查研究资料表明，不合理的饮食结构和不健康的生活方式可导致糖尿病、高血压、高血脂、肥胖、动脉硬化、冠心病、中风、肿瘤等疾病。

民以食为天，膳食因素的作用，远大于医疗卫生条件因素的作用。由此可见，合理的饮食结构对人体健康的重要性。

2400年前《黄帝内经》对膳食与食疗已有深刻的认识。其膳食思想主要包括两个方面："饮食有节"和"谨和五味"。强调饮食是人类生存和生活的基本需要，但饮食必须有规律、有节制，不吃、少吃不利于健康的食物，暴饮多食对健康更有害。同时强调不应偏嗜的前提下，五味必须调和。由于食物具有不同的性味，因此有不同的作用和效应，对人体脏腑作用也不一样，过吃任何一种食物，都可导致脏腑功能失调，甚至导致疾病。后世医家以此膳食思想为指导，发展、完善了药膳食疗，提倡"药补不如食补""食物可以治病但又可致病""生病时的饮食忌宜"。

本书作者是食品营养专家，又是小说散文作家，从事营养保健食品的研制开发50余年，对食品营养与健康，食品与防病、治病，食疗与营养等方面进行深入研究，功底深厚，并撰写了大量的饮食与健康、卫生与营养、防病、治病与食物等方面的科普作品与多部专著。作者虽已古稀之年，最近又撰写一部《健脑、护心与饮食保健》科普图书，重点叙述心脑血管疾病防治与饮食保健的知识。本书分为《聚焦心血管保健》和《聚焦脑血管保健》两册，是中老年人防治心脑血管疾病与饮食保健的养生科普读本。

在人的生命活动中，大脑和心脏始终扮演着最重要的角色，这些重要器官一旦出现问题，往往对身体的危害极大，有时甚至是致命的。尤其是心脑血管病，作为常见而且多发的生活方式疾病，已经成为危害人类健康的严重疾患。

脑血管病和心血管病在发病机理方面有很多相似之处。最常见的病因都是动脉粥样硬化、微循环障碍。所以，中医有"心主神明""心脑同治"的理论。许多传统经典中医方笺其实都是通过心脑同治而发挥良好疗效的，不仅治疗心血管病时安全、高效，还能用于治疗脑梗死，所以，健脑、护心是健康长寿之道。

本书对当前危害人类健康最为严重的心脑血管病的致病因素以及一些与膳食关系密切的疾病的发病与防治进行了重点介绍，诸如高血脂、动脉硬化、高血压、糖尿病、血液黏稠、中风、冠心病等现代文明病，阐明了人的脑与心脏功能的特点与发病先兆信号，着重叙述了心脑血管疾病与饮食防治方法，对于食疗及日常饮食宜忌做了详尽阐述，既强调"食物是最好的良药"，又阐明了饮食不当不但不利于健康，还可以导致疾病，以及患病时的饮食宜忌。全书的主题是：心脑血管要健康，重在自我保护心脑血管。靠医生，更要靠自己。既要请医生诊病开药方，更要靠自己重视饮食防病与健身。这是最根本的防病保健方法，必须反复地大声呼吁："血管健康人长寿！"本书的编著与出版，旨在宣传这个健康与饮食保健理念。

本书立题新颖、别具一格、内容翔实、深入浅出、浅近易懂，在林林总总的饮食与健康科普书籍中，凭其具有科学性、实用性而定会受到广大读者的欢迎。

杭州市第三人民医院主任医师　金亚城

2011 年冬

编者按语：

金亚城先生是中国中西医结合消化专业委员会委员，浙江省中西医结合临床药学专业委员会主任委员，消化专业委员会副主任委员，杭州市中西医结合学会副理事长，杭州市第三人民医院专家顾问组长，国家级名中医（中西医结合），享受国务院特殊津贴。

自 序

说起血栓性疾病大家可能很陌生，但是，要是说起心肌梗死和脑梗死（脑中风），大家就不会陌生。实际上，心肌梗死和脑梗死就是两大类严重危害中老年人健康的血栓性疾病。据世界卫生组织报告：心肌梗死和脑梗死导致的血栓性疾病的死亡人数已超过全球总死亡人数的一半。2004 年由我国《健康报》牵头主办的全国抗血栓高峰论坛上，各有关血栓疾病的专家取得共识，一致同意血栓性疾病应早防早治。

一、血栓性疾病重在预防

血栓相关疾病，由于起病隐匿，发病急骤，致残率、致死率高，常被称为"隐形杀手"。心脑血管专家指出：动脉粥样硬化的基础病预防要始于青少年。动脉粥样硬化导致的致残、致死的共同病理、生理基础是血管内不稳定斑块破裂，继发血栓，使血管狭窄程度急剧加重或完全闭塞。血栓堵在冠状动脉上就会引起心肌梗死，堵在脑动脉上就会造成脑梗死。致残、致死凶险多出现在中老年人群。

神经科专家指出：我国脑梗死危害老年人群非常严重，患病率为 600/10 万人，每年增加脑梗死患者 250 万至 300 万人，现患病人数为 600 万至 700 万。骨科专家指出：如果不采取任何预防措施，在骨科大手术后发生深静脉血栓栓塞的概率可高达 50%，不少大医院的发生率也在 30% 左右。血管外科专家指出：周围血管的血栓性疾病，具有很高的发病率、致残和致死率，而且 75% 的下肢动脉闭塞患者同时合并心、脑血管疾病，更应引起足够的重视。

血栓性疾病专家分布在不同的临床学科，他们的共识是：防治血栓凶险是当务之急，不仅要引进先进的治疗手段和技术，更重要的是要掌握先进的预防理念，构筑高效率的防治体系。

那么，具体应该怎样预防呢？

首要的任务是：开展全民科普宣传的教育活动，出版有关防治血栓凶险的科普知识读物。在群众性预防血栓凶险发生的教育中，落实合理饮食、适当运动、心理平衡、戒烟和限酒等健康生活措施，具有无可替代的重要作用。对于已经出现供血不足症状或有可能出现身体供血不足的中、老年人，积极采取对抗血栓形成的措施是必不可少的。

二、身体供血不足的表现

器官供血不足是器官功能异常的主要原因。急性供血不足、脑部完全梗死，立刻造成器官功能恶化，出现心肌梗死和脑梗死的各种危重凶险。慢性供血不足，造成机体缺血缺氧，代谢异常，有毒有害物质排不出体外，形成各种病态。

全身供血不足：夜间难以入睡，失眠多梦，白天情绪不稳定，疲倦乏力，虚汗，多汗，抵抗力差，免疫力低下，颈椎病（血管性原因）易发，步态不稳，腰腿乏力，耐力下降等。

心脏供血不足："心气虚"，表现为面色无华、心悸、气急、胸闷、胸痛等。

大、小脑供血不足：烦躁易怒，头晕，目眩（眩晕），耳鸣，眼花，健忘，近期记忆力更差等。

肢体供血不足：四肢发凉，肌肉关节酸痛，肢体无力、麻木，间歇性跛行等。

凡此种种供血不足，都能引起凶险证候。

三、引起血管堵塞的危险因素

引起血管堵塞、部分堵塞或血液流动不畅的原因众多，不同脏器的血栓、不同的个体有共同的原因，也有各自的特点。引起心脑血管血栓有以下因素：

1. 高血压会造成血管壁凹凸不平。血液在血管中流动时带给血管壁的压力称为血压。通常血压越高，血管壁的负担越大，渐渐会使易于受损的血管壁某一局部变薄。然而，一旦血管壁受损，为了修复伤口，具有防止出血功能的血小板会频繁地聚集，黏附在损伤的动脉壁上，使血管壁某一局部变厚，造成血流通道变窄，增大血流压力，以致血压上升。如此一来，凹凸不平的血管内血流状态就会发生恶性循环。血小板聚集性能的增强还将增加血液的黏度。

2. 糖分过量将会促使红细胞聚集。血液中糖分过量，会使红细胞表面变硬，发生红细胞相互黏结现象。然而，硬化或结节状红细胞通过细小弯曲的血管时困难重重，结果自然成为堵塞血管的元凶。特别是血液中糖分过多，还会损伤血管壁，增加血液中的胆固醇，加速动脉粥样硬化。

3. "坏胆固醇"过量导致动脉硬化。血液中胆固醇有两种存在形式,"坏胆固醇"也就是低密度脂蛋白胆固醇,在体内增多就会导致动脉硬化,从而造成血管顺应性和弹性丧失,使血管变薄易坏。通常胆固醇中的低密度脂蛋白被活性氧(自由基)氧化,进而被血液中处理异物和沉积废物的巨噬细胞吃掉,但是,若氧化后的胆固醇过多,会使巨噬细胞死亡,死亡的巨噬细胞遗骸将残留在因高血压造成的受损血管壁上,从而促使动脉粥样硬化或使血管通道变窄。因此,为了预防动脉粥样硬化,通过改善饮食习惯,吃得合理,减少过剩的活性氧(一种自由基物质),则尤为重要。

4. 脂肪过多会使血栓不易溶化。血液中的中性脂肪是生命活动能量和高密度脂蛋白(好的胆固醇)的形成等方面不可欠缺的物质,但是,中性脂肪过多,会使血液黏稠度增高,不仅造成血流减慢,还会在血液中形成纤维蛋白溶酶原激活抑制剂。这种物质能阻碍血管内血栓溶化成分发挥功能。所以,血液中的中性脂肪过多,是血管堵塞的主要原因之一。

上述引起血管堵塞的四大因素,都是由饮食不当造成的疾病,由此足见,合理饮食对防治心脑血管疾病的重要性。

四、血栓疾病已成为中国"头号杀手"

调查称:在中国每年有近1200万人因高血压导致心、脑、肾脏疾病致死。平均每天有8000多人死于心脑血管疾病,即每分钟死亡5.5人。

心脑血管病具有发病率高、死亡率高、致残率高、复发率高、并发症多"四高一多"的特点。它的发生、发展与人们的日常生活密切相关,尤其是饮食合理与否至关重要。其发病率在我国有逐年增高的趋势。近年来,已成为危害人类生命健康的"头号杀手"。据统计,我国每年有60万人死于冠心病,120万人死于脑梗死和脑出血,形势非常严峻。

然而,心脑梗死疾病的病因较多,也较复杂,其中最重要的病因和发病机制之一是饮食不当,致使人体凝血与抗凝血平衡紊乱。

各项研究表明:第1次发生心梗者,预期寿命减8～12年(第1次发生心梗者如有脑中风史的则预期寿命减12年);第2次再发生心梗者,预期寿命再减6.5～9.2年;第3次再发生心梗者,预期寿命再减5.5～8.9年。

专家研究还发现:80%的心脑血管疾病,是由血管中形成血栓而导致的,其原因是饮食吃得不合理而逐步形成血栓。血管是人的生命之河,血管在人体中长达

9万公里，涉及人体的每一个部位。由于作为生命河流的血管每时每刻受到血液的"冲刷"和"摩擦"，因此，很容易受到损伤，导致血管变厚、变硬，进而失去弹性，管腔变窄，血管栓塞，血管破裂出血，最后，形成高血压、高血脂、冠心病、脑梗死、脑出血等多种致命凶险，甚至死亡。

人的血管栓塞，就意味着人的生命之河出现了严重的问题。血管栓塞需要疏通，所以，能在"血栓前状态"出现之前，抓住机遇对血管进行疏通和预防是十分重要的。早治早防更重要，要开展全民健康教育，普及知识，全民重视，争取降低心脑血管血栓致残、致死率，提高全民族的健康水平，为全面建设小康社会奠定坚实的人口素质基础。

普及预防心脑血管性血栓疾病知识教育迫在眉睫，这是当前居民大众健康教育的大事。

血栓性心脑血管疾病的预防，包括降低血压、血脂、血糖和血尿酸，直接干预血栓的形成。至于怎样选择药物及用药剂量，或者手术治疗，这些都是医生的学术专著所涉及的内容。笔者不是医生，是食品营养专业工作者，本书是科普读物，不是医学专著，所以，只能从食品营养专家的视点叙述饮食不当如何诱发高血压、高血糖、高血脂及血尿酸异常升高，进而导致心脑血管血栓凶险；如果吃得合理，吃得科学，疾病也是能预防的。

五、八类血栓高发群体及其饮食预防

血栓，其实是在心脑血管系统的血管内形成的血凝块。然而，造成血管堵塞称为血栓栓塞。在患者发病前，往往有一个"隐形血栓"病变过程，即血栓已形成但尚未导致急性心脑血管疾病发生。如果及早干预"隐形血栓"，将能够大大降低疾病的发生率。

那么，哪些人群比较容易形成血栓呢？

浙江大学医学院的凌诚德教授认为，八类人群易出现血栓：有血栓易发症遗传基因因素；中、老年人群；代谢综合征患者；长期吸烟者；血黏度高的人群（高凝状态）；长期卧床或是久坐不动的人群；大手术或患恶性肿瘤者；长期应激状态的人群。

有令人信服的证据表明：至少有三种膳食措施能有效预防血栓形成，并能控制疾病。比如：多吃蔬菜、水果、干果、全麦食物；少吃精细粮食，避免吃食盐多、含糖多的食物，每天至少坚持30分钟的体育锻炼；做到不吸烟，适量饮红酒，维

持健康体重。

但是，一般来说，即使是非常注重健康的人，由于对很小的血栓没有察觉，疏忽大意而致突然死亡的病案也很多见。所以，不能只注意癌症的防治，还应当意识到血栓病的防治也是很重要的。

据报道，现在日本人的死亡原因，排在第一位的是癌症，占死亡总人数的三成，排在第二位的是心脏病，第三位的是脑血管疾病。所以，由于心脑血管疾病而致的死亡率与癌症死亡率持平。代表性的典型疾病是：心肌梗死、脑梗死。急性心脏病中90%是由心肌梗死引起的。这些疾病都是最初由饮食不当引起病变，进而发展成血凝聚集导致血管阻塞而引发的。血管一旦阻塞，维持正常生命的氧气、营养物质的输送通道被阻断，就会危及生命。

除此之外，癌、痔、痴呆症等疾病也都与血栓有关。中医学认为，"不通则痛"，而事实上，晚期癌症患者血管堵塞都很严重。痔病，实际上也是血栓的一种。老年性痴呆患者，60%为血栓性疾病引起的。

六、日本开发成功的防血栓保健食品

日本是当今世界上最长寿的国家之一，人均寿命83岁。其中，心脑血管疾病的死亡率是世界各国较低的，尽管如此，脑中风仍是日本死亡人数最多的三大疾病之一。

为了对付心脑血管疾病这个"头号杀手"，日本非常注重对民众的健康教育，出版了大量预防血栓的科普读物，全民普及预防心脑血管疾病的科普知识，尤其是出版了大量饮食与健康方面的科普图书，特别强调保健食品。为了健康防病，全民开展饮食健康管理活动，希望从天然食物中提纯开发功能性的健康食品。通过民众日常饮食及补充功能性的健康保健食品，实现替代医疗的理念和目标。

纳豆是大豆经纳豆菌发酵而成的普通食品，是最具日本特色的民族食品，在日本已食用一千多年。以前是日本皇室、僧侣、贵族的健康佳品，后来逐步在民间流传。在日本，纳豆被称为"至宝纳豆"，每年的7月10日定为纳豆节。

科学家大量试验研究表明：经常食用纳豆的深加工品——高含量纳豆激酶的产品，正是预防"隐形血栓"最有效的方法之一。

1980年，日本心脑血管专家须见洋行博士在美国芝加哥从事血栓和酶学研究。他将脑梗者常用的溶血栓药物放在定量的人造血栓（纤维蛋白）上，发现需要一个晚上才能完全溶解，而用同样方法换上一粒纳豆，只需3小时便可溶解。

在 230 多种天然食品中，须见洋行博士发现纳豆含有天然的血栓溶解酵素。而纳豆菌食品发酵过程中会生成一种酶，其溶解血栓的能力可能超过当前已知所有的溶血栓药物，其效果甚至是尿激酶的 19 倍、蚓激酶的 50 倍，在体内作用时间也长达 12 小时。

日本将这种神秘物质命名为纳豆激酶，并制定纳豆激酶溶栓效力测定法，这一发现惊动了世界医学科学界。

随后，在 2003 年日本医学会的报告中，也肯定了纳豆激酶能够温和、持续溶栓，抑制血小板凝结，并促进血液循环，平稳调节血压。日本《医学论坛报》中也进一步指出：纳豆可使家族性高脂血症患者的寿命平均延长 7 年。而美国心脏学会（AHA）也随后公布，纳豆激酶降低心脑血管疾病患者的死亡率可达 30%。

专家提示：纳豆 ≠ 纳豆激酶。

纳豆并不等于纳豆激酶，消费者在购置纳豆产品时要注意纳豆与纳豆激酶的区别。

那么，纳豆和纳豆激酶之间有什么区别呢？

在纳豆产品中，起决定性作用的是"纳豆激酶"，普通的纳豆产品并不等于纳豆激酶，两者虽有联系，但更有本质的区别。一般纳豆产品其实是通过纳豆冷冻干燥研碎发酵而成的纳豆菌产品；而纳豆激酶产品是通过纳豆菌培养液发酵产生纳豆激酶，然后分离提纯而成的纯纳豆酶产品。

有效的纳豆激酶产品应具备以下条件：

（1）产品中"纳豆激酶"的含量必须充足。

（2）产品中"纳豆激酶"保持活性的时间必须长。普通纳豆在冰箱中半个月，其激酶活性减低一半，因此需要有一定技术来保持其纳豆激酶足够长的存活时间，否则，产品还没有到消费者手里，活性就没有了。

（3）产品中"纳豆激酶"需要能够比较安全地通过胃部，因为胃部有大量的胃酸，当"纳豆激酶"通过胃部的时候，会导致纳豆激酶大量死亡。因此，需要专门的技术保证，才能让纳豆激酶安全通过胃部，直达小肠吸收。

七、远离心脑血管血栓的饮食管理

冠心病、高血压、脑血管意外、肾动脉硬化等心脑血管疾病患者的发病基础都是动脉粥样硬化，其发病因素与饮食有密切的关系。

世界各地的流行病学调查结果显示，由于饮食不合理，吃得不当，导致高血压、高血脂、高血糖而诱发心脑血管病变，有 80% ～ 90% 的患者都是血栓性并发症而发生凶险死亡的，为此，世界卫生组织要求各国尽快发动群众，开展声势浩大的健康教育活动，大力普及饮食防治血栓病的知识，提高健康素质，远离心脑血管血栓的风险。

（一）预防血栓危害饮食须知

科学家告诫人们：饮食中脂肪总摄入量与动脉粥样硬化症的发病率、死亡率有关。膳食脂肪的种类对动脉粥样硬化症发病率的影响较摄取量更为重要。吃鱼多的日本人和吃橄榄油多的地中海沿海居民，他们的心脑血管血栓的发病率较低。丹麦人膳食中的动物脂肪较多，不饱和脂肪酸的液态油较多，因而尽管其脂肪摄取量在欧美人群中高居首位（140 克 / 人 / 日），而冠心病与脑中风的发病率及死亡率比欧美其他国家为低。食品中有三大类脂肪酸，即饱和脂肪酸、单饱和脂肪酸（脂肪酸分子中只有一个双键）和多不饱和脂肪酸。要预防心脑血管血栓凶险，必须少吃饱和脂肪酸，因为它会使血液胆固醇上升，而血胆固醇是促使动脉粥样硬化的重要因素之一。属于饱和脂肪酸的有：猪、牛、羊的脂肪及乳脂、奶油、椰子油、棕榈油、起酥油等。多不饱和脂肪酸则相反，有助于降低血中胆固醇的浓度，但其降低胆固醇的效率不如饱和脂肪酸升高的效率，同时，多不饱和脂肪酸还可能有一定的致癌作用，因而并不主张完全以多不饱和脂肪酸来代替饱和脂肪酸。属于多不饱和脂肪酸的有：大多数的植物油和某些人造奶油。属于单不饱和脂肪酸的有：橄榄油、花生油等，它们对血胆固醇的水平几乎没有什么影响。根据脂肪种类的不同性质，对于患心脑血管疾病的人来说，主要应控制动物脂肪的摄入。

胆固醇是动脉粥样硬化症的重要因素，但是，饮食中胆固醇的含量对血胆固醇水平的影响不如饮食中脂肪那样大。为什么呢？原因是肠道对胆固醇的吸收率只有 30%，如摄入量高，则吸收率更低。不过，话得说回来，大量流行病学调查资料认为：限制膳食胆固醇的摄入量对预防心脑血管血栓凶险还是有一定作用的。权威专家主张：每日膳食中胆固醇量不应超过 500 毫克，有动脉粥样硬化症的人应减到 300 毫克以下。高胆固醇食物有蛋黄、动物内脏、鱼子等，其中以动物内脏含量最高，而在内脏中又以动物脑为高，动物的肾脏和鸡肝次之，牛肝、牛心中的含量稍低一些。

碳水化合物的种类及摄入量与心脑血管病有联系。据研究，心脑血管病发病率上升与蔗糖摄入量增加有关，心肌梗死患者的砂糖食用量为健康人的 2 倍，脑中风病人也是如此，因为食糖过多摄入后在体内可能转化为脂肪，时间久了，同样可以加速促成动脉粥样硬化。这一点对我国居民的膳食与日常生活来说意义更大，原因是对这方面知识缺乏了解，只知道多吃食糖容易坏牙齿，也知道多吃蔗糖或甜食易发胖而影响健康，殊不知，过多吃蔗糖还会影响心脑血管健康，进而使疾病加重发展成血栓凶险。因此，为了健康，宜控制食糖摄入，吃糖没错，糖也是人体需要的营养素之一，错就错在吃得过量，适量吃对健康有益，吃得过量却有危害了。同时，吃糖还要重视种类的选择，因为糖的种类很多，统称为碳水化合物，这是营养学对糖类的专用名词。专家告诉我们，碳水化合物种类对动脉硬化的影响也有所不同，促使血脂上升最明显的是果糖，次为蔗糖，淀粉最少。此外，同时摄取蔗糖和动物脂肪时，血脂升高更为明显，两者有互促作用，为此，必须引起足够重视，为了健康，既要控制脂肪（尤其是动物脂肪）的摄入量，同时也不要过多地吃糖与甜品。

食物纤维可以阻止碳水化合物的脂肪、胆固醇的吸收，因而非常适合心脑血管病者食用。日常膳食要适量吃粗粮杂粮，要吃足新鲜蔬菜与水果，把食用菌类作为餐桌上天天见面的保健食物。

各类维生素对心脑血管有更深远的影响，缺乏维生素 B_6，可使实验的猴发生动脉粥样硬化，补充维生素 B_6 后病态即消失。研究发现，维生素 B_6 如与不饱和脂肪酸同用，降血脂作用更为明显。目前医学临床上用的降脂药物"血脂平"即含维生素 B_6。尼克酸是一种强解脂物质，它可以抑制脂肪酸从组织中向外转运，常用的降血脂药物如"脉通""血脂平"这类药品中均含有尼克酸。维生素 C 可降低胆固醇，减少血脂对动脉壁的浸润，从而减缓动脉硬化的进展。泛酸也能降低血脂和胆固醇。老年人血清泛酸浓度多半较低，也是导致老年人好发心脑血管病的一个原因。临床上用的"血脂平"药品中也含有泛酸钙。维生素 E 能防止脂质过氧化，故可减少动脉壁的损害。由此可见，维生素对心脑血管的影响十分重要，所以，日常生活中蔬菜、水果吃得不多的人群，体内易缺乏维生素，也就易患心脑血管疾病。反之，多吃蔬菜、水果的人群，一般对疾病有抵抗力，因为他们体内维生素不缺乏，因此，不易得心脑血管疾病。

心脑血管病的发生及死亡率，与饮食、饮水中的镁、钙等矿物质含量有关。因为镁是一种能防止心脑血管病变的重要微量元素之一，现在已经完全充分证实，镁有扩张冠状动脉、抗凝血、调整心脏节律、控制血脂水平、维持心肌细胞完整、拮抗有害物质对心脏的损害作用等，所以，镁对心血管的保护远较钙更为重要。而且，镁对预防脑血管损害也非常重要。其他的矿物质，如钙、铁、钒、铬、锰、锌、钾、锂、硅、碘、氟等对心脑血管都有一定的保护作用。而钠、钴、铜、镉的摄入量如果过多，则可损害心脑血管。

（二）防治心脑血管病饮食管理原则

总的来说，防治心脑血管病，远离血栓凶险，重在预防，其中最重要的是健康饮食管理。总的原则是：

（1）减少总能量供应量。

（2）控制饱和脂肪酸和胆固醇的摄入量。

（3）多吃植物蛋白质，少吃动物蛋白质。

（4）多吃淀粉，少吃蔗糖、果糖。

（5）适量吃点粗粮、杂粮，饮食不宜过精过细，要吃得杂，粗、细粮混吃。

（6）要多吃新鲜蔬菜、水果，少吃油腻食物，尽量少吃垃圾食品。

（7）少吃盐，少吃油，提倡吃清淡食物，不吃高盐、高糖、高油脂食物。

（8）戒烟限酒，更不要烟酒同嗜。

（9）一日三餐定时定量（或多餐少食更好），不暴饮暴食，不饥一顿饱一顿。

值得提醒的是：动脉硬化病变在儿童期即可出现，因此，饮食管理必须从小儿时期做起。

那么，对预防心脑血管血栓凶险，最适宜日常膳食吃的食物有哪些呢？一般说来，众多专家共同认可的有土豆、甘薯、洋葱、燕麦、茄子等。尤其是土豆，含有极其丰富的维生素 B_6、维生素 B_1、泛酸等，每 100 克土豆中维生素 B_6 的含量高达 0.5 毫克，还含有大量优质纤维素，在人体肠道内被微生物消化后生成大量的维生素 B_6，因而土豆是预防心脑血管动脉硬化的优良保健食品。其次是甘薯，它含有 9 种氨基酸，人体所必需的赖氨酸比大米要多得多，适量的蛋白质和适量的人体必需氨基酸，对防治动脉硬化是有益的。甘薯中黏蛋白含量甚高，它能防止脂肪沉积血管壁，从而维持血管的正常弹性。甘薯纤维又能阻止糖类转化为脂肪，减少胆固醇及脂肪酸的吸收，这一切都说明了甘薯有良好的防治动脉硬化的功效。

洋葱，又名葱头，原产西南亚，近代传入我国。洋葱为百合科植物，洋葱中含有二烯丙基硫化物、蒜氨酸等物质，具有降低胆固醇和血脂等作用，可抑制高脂肪饮食引起的血胆固醇和血脂异常升高，并使纤维蛋白溶解活性下降，有助于改善动脉粥样硬化。此外，它还含有前列腺素 A，能舒张血管，减少周围血管和心脏冠状动脉与脑动脉阻力，并对儿茶酚胺等升压物质有对抗作用，还能促进钠盐排泄，使血压下降，对降低血脂、防治心脑血管血栓凶险有一定的疗效。

燕麦，富含亚油酸，国内外专家一致肯定它是防治心脑血管血栓凶险的重要保健食品。据北京市粮食科研所与中国农科院等单位合作对燕麦进行测定的结果：燕麦片中含亚油酸十分丰富，30 克的燕麦片中含有的亚油酸量相当于 10 粒益寿宁药丸或脉通的含量，因而认为燕麦对动脉粥样硬化、冠心病、脑出血和高血压有较好的防治作用。

茄子，原产东南业，汉晋时传入我国，古代就认为茄子具有"宽中、活血、散血"作用，将其作为食药两用植物。现代科学研究发现：茄子含有丰富的维生素 D（即芦丁），它的特殊功能可降低人体毛细血管的脆性和渗透性，增加毛细血管和身体细胞间的黏合力和修补能力，使毛细血管保持正常状态、弹性和生理功能，有防止血管破裂、降血脂和降胆固醇的作用，因此，茄子可防治高血压、脑出血、动脉硬化、冠心病猝死等，可称为强化血管保健食物。

本书就是以直观的方法，解读饮食与健康新理念，阐述饮食不节危害健康，指出饮食与心脑血管疾病密切相关，不合理的饮食是导致血栓的主要因素之一。为了详细叙述清楚心脑血管疾病的得病与病情发展过程及预防措施，本书分上、下两册，是一个专业食品营养专家对心脑血管病变与饮食关系影响的研究与感悟，用食品营养专家的思考感悟解读如何预防、远离血栓疾病凶险，怎样吃得健康，吃得健康的饮食须知与守则。本书也是一位古稀老人自我修养保健的心得体会，用随笔形式把所思所想直接叙述成文稿，愿与大家共勉。因此，用《营养专家的健身寄语》作为本书的书名，寄语中老年朋友们要重视饮食预防心脑血管血栓凶险。为了点明内容与主题，加上副标题——分别为《聚焦心血管保健》和《聚焦脑血管保健》，传播一个健康新理念：会吃才能更健康，会吃才能更寿长。

祝大家长寿健康，长命百岁！

李永海

2011 年初冬杭州城东寓所初稿

2015 年国庆修改定稿

前　言

每年的 11 月 20 日，是我国卒中教育日。

在 2006 年的这一天，偶然在媒体上看到一则消息使我震惊：世界卫生组织专家统计，全球每年约有 500 万人因卒中丧生。500 万人致残，作为一种全球性的疾病，人们却对它还是认识不足，多数人认为：卒中是西方国家常见的疾病。殊不知，目前在发展中国家，卒中的发病率也非常高，很多人因为高血压、吸烟、不良的饮食习惯和缺少体育活动而使卒中死亡的发病危险增加。

2006 年 12 月 1 日《中国心血管疾病报告（2005）》指出：我国目前有高血压患者 1.6 亿，糖尿病患者超过 5000 多万，血脂异常者 1.6 亿，烟民 3.5 亿，肥胖及超重人群达 2.6 亿。这数亿人正是心脑血管疾病的"后备军"，而且还有不断扩大的趋势。现在，高血压、糖尿病、高血脂疾病的"三高"危险因素已经越来越多地"关照"普通人，尤其是中青年人，卒死的大多是中青年人，最年轻的不到 20 岁。长此以往，冠心病真的要成为危害老、中、青三代的大病。

有感于以上触目惊心的现实，在震惊之余引起笔者深思，萌发了撰写一部《健脑、护心与饮食保健》科普图书。

我虽是小说散文作家，曾在 20 世纪 50～60 年代活跃在文坛上。但是，写得最多的还是饮食与健康的科普文稿。而且，也爱阅读和研究调理饮食的健康书刊，因为笔者是专业的食品科技人员，中国粮油学会会员，食品营养专业专家组成员，曾被农业部聘为面包、饼干品质审定委员国家级评委，同时又是浙江省民俗研究工作者、中国食文化研究学者，对饮食与健康知识略有研究。但是笔者不是医生，虽然在 20 世纪 60 年代初曾参加浙江医科大学口腔系课题组，曾与多位教授合作撰写科普读物，以后又与多位医学专家合作研究保健食品开发，并取得成功，发表论文多篇。然而笔者对医疗疾病方面知识知之甚少。为了要使撰写的科普文稿有一定的深度，必须对医疗知识有所了解与研究，为了使科普文稿能做到饮食与健康、营养、卫生与致病、防病、治疗方面的知识能够结合起来，叙述清楚饮食与健康之间的科学道理，必须充电学习，除了阅读有关医学及药理方面的专业书籍外，还对古典的、传统的、当代的有关涉及饮食与健康的知识如获珍宝地吸收其精华，并在 20 世纪 60 年代开始就与广大医务人员广交朋友，虚心地向他们学习与请教，有时还参与他们一起分析典型病案和病例，搞清楚相关疾病与饮食的关系因素，重点搞清楚饮食与疾病的病因与致病原因和防治对策，日积月累地从知之不多到略有所知，将点滴知识加以集中起来，写成科普小品或饮食与健康随笔之类科普文稿，告诉人们：怎样选择食物有利于健康长寿，为什么饮食不当能致病，怎样防止饮食不当对健康的危害。同时告诫人们：食物不当能致病，但食物又可防病与治病。战国时期的名医扁鹊，对食物治病极为重视。古代名医孙思邈所著《备急千金要方》一书，曾说："为医者当洞察病源，知其所犯，以食治之，食疗不愈，然后命药。"说明扁鹊治病，首先以食疗为主，倘不见效，第二步以药物治之，说明古人已知道食物在人体防病与治病中的重大作用。现代营养学家有句名言："食物是您最好的良药，而良药是您日常吃之食物。"由此可见，普及饮食与健康知识是十分必要和紧迫的大事。

撰稿时，确立主题：血管健康人长寿。设计框架：以中老年人饮食防病与健康为主线，串联心脑血管疾病防治为中心内容，突出饮食对心脑血管保健与防治功用。以饮食的致病与防病、治病为重点，以传统食疗学为核心，针对心脑血管的病因、诱因与防治的典型病案、病例，叙述它们之间的联系，从而达到普及吃的知识与饮食防病常识，这是我们食品营养专业科技人员所关心与追求的理念。

为了实现这个目标，就必须在科海中掏宝，阅读大量书籍报刊和资料，广泛搜集分散在民间的、口头的、书籍刊物上的各种资料，然后将点滴资料汇集起来，进行筛选、整理、提炼、归纳成集中而统一的论点，突出主题，形成具有个性的、独特见解的文稿。编著科普图书虽然允许利用别人的科研成果，但不能仅仅是照搬照抄，必须经过编者独立的思考进行再创作，用通俗易懂的语言、简单形象的叙述方式，把深奥的科学问题讲清楚，帮助读者提高认识，这便是科普作品存在与被读者所能接受的原因，也是赋予科普作家的职责。所以，必须博览群书，大浪淘沙，取其精华，创作出与社会进步相符合的全新读物，传递新的信息，树立新的观念，提倡新的概念。笔者是这样想的，本书的编著也是朝着这个方向在努力，但愿读者能从中得到启迪。

历时两年，撰写成书稿，又经两年时间的修改，辑成两册，冠以《聚焦脑血管保健》和《聚焦心血管保健》为书名。书稿经金亚城先生审阅并赋序，对本书内容进行把关。他是国家级名老中医（中西医结合），享受国务院特殊津贴的医学专家，中国中西医结合消化专业委员会委员，浙江省中西医结合临床药学专业委员会主任委员，杭州市中西医结合学会副理事长，杭州市第三人民医院专家顾问组组长、主任医师。他能为本书作序，自然是我的心愿，君子之交，情深似海，深表感谢！他是我结交的医界朋友中感情最深的老朋友。

　　然而，他走了，不再回来了，癌细胞夺去了金亚城先生的生命。很遗憾这本书稿的出版他没能见到，因为有种种原因而使书稿出版延误了。但是，今天这本书稿能够与读者见面，其中有金亚城先生的心血与汗水，是他为我提供了许多资料，是他对这部书稿的初稿一字一句地审读并指出修改方案与补充的内容，几次修改都是他审读后指出医学上的错误提法与常识性错误。为此，我曾向他提出："金医师您对我的帮助太大了，这本书稿您付出了许多心血，应该与您共同署名。"他听了就打断我的话题说："不妥，不妥，我的名字怎么署在您的大作上，不行，不行。"我仍坚持地说："这部书稿是您、我共同的产物，您三次审读，三次都提出了修改意见，还提供了许多资料，怎么不可以共同署名？我们是朋友却又是书稿的合作者。"

　　金亚城先生听了我这一说，他想了想又说："我们的共同合作并非只有共同署名的一种方式，我想不妨用编著李永海、审稿金亚城，这样的合作更符合实际，如果说我帮助把关审读了这部书稿，就要署个作者的名字上去太不像话了，我是万万不能答应的。"

　　为了尊重金亚城先生的遗愿，我以沉痛的心情悼念他，在书稿上写上"金亚城审定"，以示对金亚城先生的悼念。他走了，他不再回来了。祝他一路走好！

　　书稿即将付梓之时，得到八旬书法名家杨炳生先生题词墨宝，他为本书题写《健身寄语》书名，他是杭州市总工会宣传部原副部长、杭州市工人文化宫主任，又是我年轻时学习文学创作时的指导恩师，在此一并致谢，说声："老师，祝您健康长寿，长命百岁。"

李永海

2012年"五一"劳动节初稿

作于杭州城东寓所《品味斋书室》灯下

2015年10月修改定稿

目 录

卷首语：心血管病，重在呵护 ………………………………………… 001

第一章　了解心脏，呵护生命 ………………………………………… 005

　第一节　揭开心脏的奥秘 ………………………………………… 006

　第二节　心脏的起搏与换心术 …………………………………… 008

　第三节　心区不适与心脏瓣膜病 ………………………………… 011

　第四节　心脏早搏的分类 ………………………………………… 014

　第五节　阵发性心动过速的特点 ………………………………… 014

　第六节　心慌病人的自疗法 ……………………………………… 015

　第七节　内分泌疾病亦可出现心律失常 ………………………… 016

　第八节　心血管神经官能症的防治 ……………………………… 018

　第九节　心血管疾病，危险发信号 ……………………………… 020

　第十节　老年性冠心病的特殊表现 ……………………………… 022

第二章　防治心脏病，绝对不能等 …………………………………… 025

　第一节　心血管病报告，值得大家关注 ………………………… 026

　第二节　警惕！冠心病正在年轻化 ……………………………… 028

　第三节　心脏性猝死，我国每年几十万人 ……………………… 031

　第四节　心血管病防治 50 年，有喜有忧仍需努力 …………… 035

　第五节　防治心血管病的民间误区 ……………………………… 038

第三章　认识冠心病，确诊查什么 ························· 041

第一节　冠心病的临床类型 ···························· 042

第二节　致命性心律失常，切莫忽视 ···················· 044

第三节　房颤的病因与症状、检查与治疗 ················ 046

第四节　中年人须防隐性冠心病 ······················ 048

第五节　如何识别无痛性心肌梗死 ···················· 053

第六节　贫血伤"心"莫忽视 ·························· 055

第七节　牙痛莫轻视，警惕是心梗 ···················· 057

第八节　冠心病"五兄弟" ·························· 059

第九节　莫忽视心脏病发作的征兆 ···················· 061

第十节　冠心病确诊后该怎么检查 ···················· 063

第四章　冠心病被确诊，怎样正确对待 ················· 065

第一节　"带病生存"者，一样能长寿 ················ 066

第二节　冠心病患者要重视精神保养 ·················· 069

第三节　确诊冠心病，自我保健怎么做 ················ 075

第四节　冠心病患者学会睡觉很重要 ·················· 082

第五章　患冠心病怎么办，靠医生更靠自己 ············· 089

第一节　无病早防，有病早治 ······················ 090

第二节　冠心病患者防病变，自我保健有要求 ·········· 098

第三节　冠心病患者防猝死，重视便秘 ················ 108

第六章　冠心病很凶险，可防可控莫忽视 ··············· 119

第一节　心脏病预防四大措施 ······················ 120

第二节　代谢综合征增加冠心病风险 ·················· 121

第三节　糖尿病为什么会引发冠心病 ·················· 122

第四节　冠心病必须控制血压 ······················ 128

第七章　识别血管中的"定时炸弹"，饮食防病应对血脂异常 ········· 139

第一节　小心血管中的"定时炸弹" ································· 140

第二节　远离冠心病风险，从关注血脂开始 ····················· 149

第三节　辨证认识血脂与胆固醇，饮食防病巧选食谱促健康 ········· 158

第四节　血脂异常导致心血管病变，认识病因，正确应对 ········· 164

第八章　心脏病怎样产生，心肌梗死的原因及防治 ········· 169

第一节　如何正确认识心肌梗死 ····························· 170

第二节　造成心肌梗死的原因 ······························· 172

第三节　吃哪些食物能保护心脏健康 ························· 174

第四节　生活"十忌"防诱发心肌梗死 ························· 176

第五节　心脏病变新认识，缺硒缺铜是病因 ··················· 180

第六节　专家研究新发现，缺镁易患冠心病 ··················· 181

第七节　易诱发冠心病的体外环境影响 ······················· 182

第八节　饮食防病巧选食谱，防治"心梗"靠食疗 ············· 185

第九节　饮食防病吃出健康，食物助你保护心脏 ············· 186

第十节　抗病健身，选对方法吃对食物 ······················· 188

第十一节　好食谱防心肌梗死 ······························· 194

第九章　心脏病变结局——心肌梗死甚至猝死 ············· 203

第一节　心绞痛如何自我判断 ······························· 204

第二节　急性心梗来势凶猛，如何应对牢记妙招 ············· 217

第三节　心脏病的共同结局——心衰猝死 ····················· 226

第十章　猝死，血液中暗藏杀机 ························· 245

第一节　心脏性猝死凶险，要认识病因与诱因 ··············· 246

第二节　血液黏稠暗藏杀机，饮食防病应对危险 ············· 247

第三节　从心脏病猝死病案分析，探索遗传奥秘 ············· 250

第四节　心脏性猝死病案启发，探讨应对预防良策 …………………… 252

第五节　心血管疾病与节气影响 …………………………………………… 256

第六节　寒冷冬季是心血管病危险季节，切莫大意 …………………… 258

第七节　气象突变影响心脏病变，过冷过热均有危险 ………………… 260

第八节　时间节律与心脑血管疾病 ……………………………………… 263

第十一章　有氧运动——冠心病患者关注的体育锻炼 ……………… 271

第一节　何谓有氧运动 …………………………………………………… 272

第二节　冠心病患者对运动的误解心理 ………………………………… 272

第三节　有氧运动对冠心病的治疗机制 ………………………………… 273

第四节　冠心病患者关注的体育锻炼 …………………………………… 274

第五节　制订适宜的有氧运动处方 ……………………………………… 280

第六节　运动勿忘自我监测 ……………………………………………… 283

第十二章　心脏发病既急又凶险，可控可治预防宜早 ……………… 285

第一节　心脏性猝死可防可控，专家答疑温馨忠告 …………………… 286

第二节　心脏性猝死救治要快，日常预防不可忽视 …………………… 289

第三节　分析心脏瓣膜病案，认识食物治病的重要性 ………………… 293

第四节　冠心病患者配合医疗八项注意 ………………………………… 296

第五节　就诊心理与误区种种 …………………………………………… 298

第六节　心脏病患者慎用药 ……………………………………………… 300

第七节　冠心病患者的急救药盒 ………………………………………… 307

第八节　冠心病患者常携"救命卡" …………………………………… 308

卷尾语：远离心血管病变，饮食防病始于少年 ……………………… 311

卷首语：心血管病，重在呵护

2006 年岁末，著名相声表演艺术家马季先生因心脏病去世，让人们又一次感到了心血管疾病，这个健康"头号杀手"的威力。

这一悲剧，再次给数千万的冠心病患者和上亿的"三高"患者提了个醒：

心脏，不分昼夜地跳动着，推动着血液的循环，维持人体的生命活动。

心脏，人体各器官中最重要的器官，心脏血管的功能，在很大程度上决定人的健康状况和体质水平。

心脏，我们不仅要知道它对生命的重要性，还要将保护心脏切实付诸行动。

心脏，它的健康有赖于你日常点滴的呵护。

心脏，呵护它就等于呵护自己的生命！

——题记

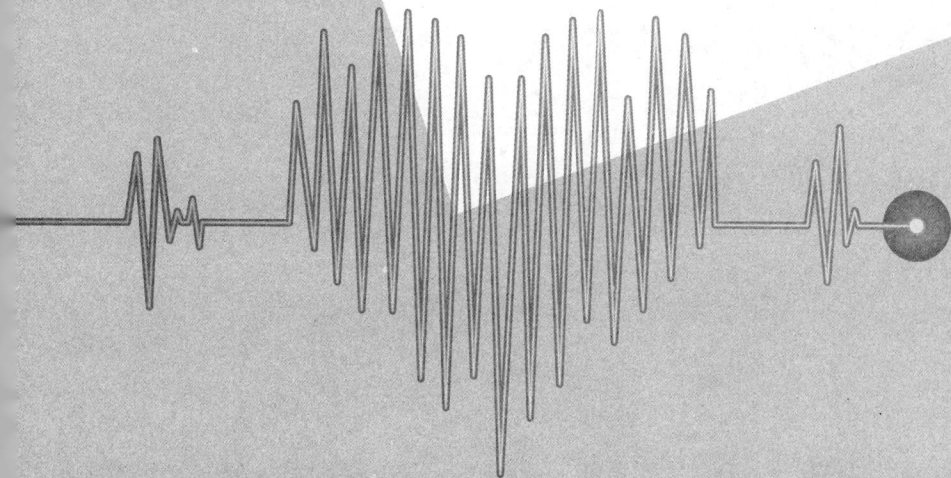

2006 年 12 月 1 日,《中国心血管病报告（2005）》指出：我国目前已经有高血压患者 1.6 亿，糖尿病患者 5000 多万，血脂异常患者 1.6 亿，烟民 3.5 亿，肥胖及超重人群 2.6 亿。这数亿人，正是心血管疾病的"后备军"，并且有不断扩大的趋势。

一、冠心病危害老、中、青三代

近 30 年来，我国的冠心病患者越来越多，但也发生了一些变化，主要体现在：首先，年轻化。现在的猝死大多发生在中青年身上，且在临床上也的确出现了越来越多的年轻病人，最年轻的不到 20 岁。其次，南方人得病的越来越多。传统上吃肉更多的北方人更易患病，但由于生活方式的改变，我国南方的发病率也日渐增高。过去，我们总认为"能吃能喝能睡"是好事，其实，这并不科学，吃得太多太好，反而会埋下隐患。

现在，高血压、糖尿病、高血脂"三高"的危险因素已经越来越多地"关照"普通人，尤其是年轻人。长此以往，冠心病真会成为危害老、中、青三代的大病。

二、心脏不能"带病上路"

对心脏的最大威胁可以说是"不重视预防"。

首先是忽视危险因素。比如一些人明明有高血压，却不注重治疗，殊不知这样发展下去，心、脑、肾等处的血管都会出现问题。一些年轻人仗着年纪还小，抽烟喝酒一个不少，完全不顾一二十年后，这些行为可能会"开花结果"，给心脏带来致命打击。

其次是有了先兆不看病。很多人心脏偶尔一两次出现不舒服，总对自己说"一会儿就没事了"，其实，这种现象往往是心梗的预兆，一旦出现，应该立刻就医，防患于未然。

专家提醒：不能讳疾忌医，发病了还不积极配合治疗。谁都知道一辆汽车如果抛锚，一定要彻底检修好再上路，但很多人对待疾病的态度却不是这样。明明发病了，照样"带病"苟活，又不肯配合医生，最后，耽误的只能是自己的病情，甚至生命。

三、急性心肌梗死重在预防

急性心肌梗死是指心肌持续而严重的缺血，导致部分心肌急性坏死。其原因通常是冠状动脉粥样硬化，斑块破裂、出血，形成血栓或动脉持续痉挛，使冠状动脉的管腔急性完全闭塞，导致接受动脉血液供应的心肌缺血、坏死。

许多患者在发病后几个小时内死亡。其中主要原因是发病初期救治不当，如家属盲目搬动患者，一路颠簸，很可能使其病情恶化。此时，家属不能忙于搬运病人，而应让患者就地安卧，不要翻身，不要让其肢体活动，不要让患者谈话。如患者身边有急救药物，应及时让其服用，同时，迅速拨打"120"急救电话，请求救护人员一起来处理，如果需要送医院，用救护车送患者最安全。

专家提醒：急性心肌梗死重在预防。心脏病患者的饮食宜少食多餐，以清淡、容易消化、富含维生素及蛋白质的食物为主，少吃肥肉、动物脂肪、动物内脏、蛋黄、海鲜等，少吃甜食。男性患者尤应戒烟，忌饮烈性酒，忌暴饮暴食。此外，应养成经常锻炼的习惯。

四、护心，靠医生更靠自己

你想拥有健康的心脏，就应当从自己做起，切实转变卫生观念，重视饮食健身，发挥自我保健作用，积极防治心血管病。

何谓自我保健？

它是人们为自身的健康利益，"自我发现，自我保护，自我管理"的一类保健方式。显然，自我保健是控制心血管疾病的有效对策，应当大力提倡。

据专家调查，人类的心血管病、脑血管病、糖尿病和癌症等慢性疾病的患病人数逐渐增加。吸烟、酗酒、不合理膳食、不规律生活、精神紧张等均可引起上述慢性疾病，也就是生活方式疾病。从心理状态来说，由于家庭不和、亲人分离或亲属死亡等所引起的忧虑、悲伤、愤怒、紧张的心理均可成为某些慢性病的诱因。研究证明：自我保健采用世界卫生组织倡导的"健康四大基石"，也就是合理膳食、适量运动、戒烟限酒、心理平衡，可以大大降低高血压、冠心病、心律失常等慢性疾病的发病率和死亡率。自20世纪90年代以来，人们由于生活节奏快，工作压力大，心理应激强，再加上烟酒嗜好多、体力活动少等因素，导致心血管病的"年轻化"倾向。

所以，自我保健的基本要求是：①转变卫生观念，重视饮食健身，对自身的健康应予以关心；②主动学习自身保健的医学知识，多阅读饮食与健身的科普读物，来指导自己的生活方式与饮食健身益寿保健；③改变不良的生活习惯和方式；④具备健全的心理状态和社会适应能力；⑤加强体育锻炼，重视预防疾病措施。

毫无疑问，自我保健是一种"投入少、见效快、效果好"的增进健康方式，人人都可拥有，人人都可参加。人们应充分发挥自我保健的作用，改善生活方式，促进身心健康，防患于未然，这样，才能使健康的心脏永远伴随你一生，让你60岁时仍能拥有与年轻人一样健康的心脏。

心脏日夜不停地跳动，每跳一次，包括一个收缩期和一个舒张期，收缩期是心脏在工作，舒张期是心脏在休息。为了使心脏运转正常，必须懂得如何保护它，这样才能健康长寿。

第一章　了解心脏，呵护生命

在人的一生中，心脏总是一缩一舒有节律地搏动着。成年人安静状态下心脏平均每分钟跳动 75 次，一昼夜就要跳动 10 万次以上，如果一个人活到 80 岁，他的心跳次数可以达到 30 亿次以上，心脏每次跳动时射出的血量约 0.07 升，每分钟就是 5.25 升，一昼夜射出的血液可达 7 ～ 8 吨，为心脏本身重量的 3 万倍。

心脏消耗的能量更大。心脏每 24 小时消耗的能量可以把 900 千克的物体升高 1.2 米，这对本身仅重 250 ～ 260 克的心脏来说，是个很惊人的数字。

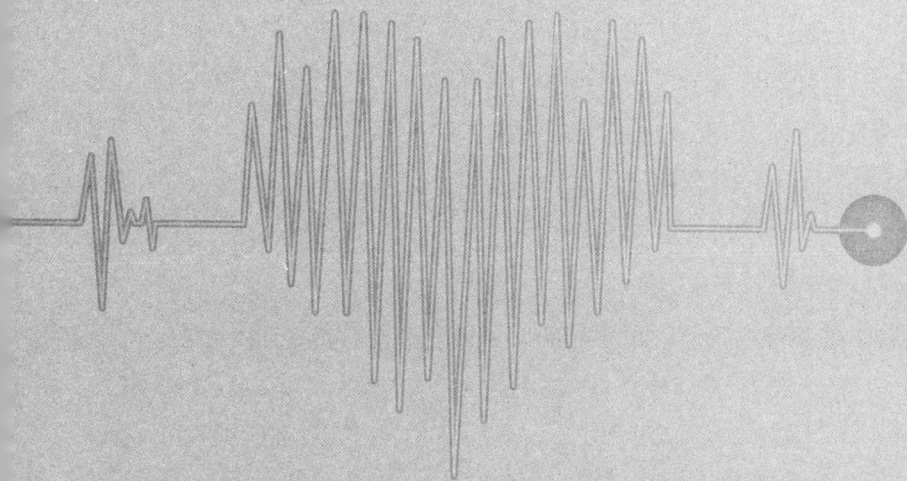

第一节　揭开心脏的奥秘

为了揭开心脏的奥秘，先从它的结构谈起。

心脏外形如桃子，大小相当于本人的拳头，心脏的内面为心内膜，中层为很厚的心肌，心脏的外面有一层膜，叫心包膜。

心脏共分四个腔，上面两个腔叫右心房和左心房，下面两个腔叫右心室和左心室。右心房同上、下腔静脉相接，左心房同肺静脉相接，右心室同肺动脉相接，左心室同主动脉相接，左、右心房之间和左、右心室之间互不相通，右心房和右心室、左心房和左心室之间则是相通的，它们中间各有瓣膜。在右心房、右心室之间的瓣膜叫三尖瓣；在左心房、左心室之间的瓣膜叫二尖瓣，这些瓣膜只能向心室一面开，保证了血液在心脏里只能向一定的方向流动。在左、右心室出口处，也各有3个半月形的瓣膜，叫半月瓣。当血由心室流进动脉的时候，半月瓣就紧贴在血管壁上，让血液顺利通过。如果血逆流时，3个半月瓣就离开血管壁，圈成一道屏障，使血液不能由动脉逆流回心室，瓣膜的作用就是防止血液的倒流。

利用听诊器可在心前区听到心脏搏动的声音，即心音。心脏搏动的节律叫心律，心脏每分钟搏动的次数叫心率。正常人心率 60～80 次/分钟。人在患病时，尤其是患心脏病时，心音、心率和心律都可能发生变化。

一、心脏工作也是劳逸结合的

心脏在人的一生中辛勤工作着，但它也是劳逸结合的。简单地说，心房、心室在收缩时就是工作，只发生在射血时；心房、心室的舒张即为休息，只发生在射血之后。心脏每收缩、舒张一次，心脏即跳动一次，所耗用的时间就叫一个心动周期，约为 0.8 秒。在一个心动周期内，心房收缩 0.1 秒，舒张 0.7 秒，心室在心房收缩 0.1 秒后，立即收缩 0.3 秒，舒张 0.5 秒。以上的"收缩"即工作状态，"舒张"即休息状态。如果累加计算一下，一昼夜 24 小时中，心房工作 3 个小时，休息 21 个小时；而心室工作 9 个小时，休息达 15 个小时。

二、心脏的始动力在哪里

提出一个问题：心脏的始动力在哪里？

这个问题经过科学实验可以验证。20 世纪初，俄国一位科学家将一个死亡 20

小时的儿童的心脏取出，放在特制的营养液中，很快，死者的心脏恢复了跳动，可见，心脏有"自动节律性"的独特本领，这是由于心脏本身有一个自动节律的"司令部"——窦房结。窦房结位于右心房的上部，它的结构中含有自动节律细胞，可以自发地产生兴奋状，这是心脏跳动的"源头"，窦房结还有一些下级机构，如房室结、房室束等，一旦窦房结产生故障，这些下级机构能主动取而代之开始工作。

三、心脏极少发生癌肿

心脏还有一个有趣的现象，极少发生癌肿。很多临床医生一辈子也没有遇见过心脏患癌的病人。这究竟是因为它永远搏动的血液流动作用呢？还是另有特殊物质？尚未定论。据说，科学家已从动物心脏中提出抗癌的物质，对心脏的进一步研究，也许能为攻克癌症另辟蹊径。

四、中老年人怎样保护心脏

人到中年，冠心病、高血压、动脉硬化、心肌病等发病率逐年增加，为了保护好心脏，中年人必须注意以下几个方面：

第一必须：避免精神、情绪紧张

长期的情绪紧张，可引起血管痉挛，血压升高，心跳加速，甚至心律不齐。

第二必须：养成心平气和的性格习惯

人在急躁、发怒时，肾上腺素的分泌增加，血压升高，胆固醇增高，心动过速，会加重心脏负担，因此，在待人接物时应养成心平气和的习惯，这样可以减少冠心病的发病率。

第三必须：注意饮食，平衡膳食

暴饮暴食可诱发心绞痛和心肌梗死等严重心脏病的发生。人在四十岁以后应适当控制饭量，多吃蔬菜和水果，少吃含胆固醇较高的食物，如猪舌、牛舌、牛心、牛大肠、鸡肝及鸡血、黄鳝、鳗鱼、肥猪肉等，禁食含胆固醇高的食物，如动物内脏、鱼子、蛋黄、蟹等，选用降血脂食物作日常保健食物吃，例如洋葱、大蒜、生姜、香菇、山楂等均有降低胆固醇作用，有利于心血管的保健与防治。少吃甜食，因过多进食甜品，会引起血脂水平异常升高，而且能增加动脉硬化的危险，多吃甜食还可促使血小板凝集，而促使血栓形成。更要节制主食，因为人体肝脏能将吃的大米和面食等淀粉类食物转变成脂肪，饭量大的人容易发胖。专家研究：肥胖者的冠心病发病率比瘦小者高 5 倍，故应限制饭量，防患于未然。

少吃咸食，严格限制食盐的摄入量，禁食高盐食物，因为盐可通过内分泌和体液等多种途径升高血压，加速形成动脉粥样硬化，增加心脏负担，故应少吃咸鱼、咸肉、咸菜，以改善心血管机能，防止发生心脏病。每日食盐的进食量约 5 克为宜。

多吃植物油，不吃动物油或少量吃动物油，一般以 3 : 1 为宜，即植物油 3 份，动物油 1 份为宜。一般而言，植物油多含不饱和脂肪酸，而动物油脂则含饱和脂肪酸，故应选用大豆油、菜油、芝麻油、玉米油、葵花籽油等，如选用米糠油等更好，既可防止血脂异常，又可使血小板聚集时间延长，能保护血管，有利于心脏健康。

第四必须：适当进行体育锻炼

生命在于运动，长跑或慢跑对保护心脏有很多好处。跑步能建立丰富的冠状动脉侧支循环，使心肌获得更多的血液和氧气；跑步又能促进全身的新陈代谢，降低胆固醇，减慢动脉粥样硬化的进程；跑步还可减肥等。至于跑步时间的长短和距离的远近，则因人而异，难以一概而论，但不论什么人切忌操之过急，应循序渐进，长期坚持，切莫"三天打鱼，两天晒网"，贵在坚持，必有好处。

第五必须：解除思想误区

有人说：到了老年才注意到要保护好心脏，似乎未免失之过晚。这个思想要不得，应当明白：亡羊补牢，对身体总有所裨益。老年人在起居、饮食等方面应更加注意，少吃荤腥，尽量避免感情激动，选择适合老年人的项目进行体育锻炼，如太极拳、练功十八法、散步、原地跑等。老年人还应注意气候变化，避免感冒。每年夏令时节，在医生的指导下，多食薏米、绿豆、红枣、赤豆等，可起到健脾、利湿、护胃等作用，有利于增强体质，对保护心脏健康也有裨益。

第二节　心脏的起搏与换心术

心脏，历来都被认为是人体最重要的组成部分，是生命和灵魂的代表，心脏停止跳动便被认为是死亡的同义词。那么，能否让停止跳动的心脏重新复跳，死而复生呢？损坏了的心脏可以换吗？这是很有趣的科学问题。几千年来的神话，在今天已经变成了现实，不信吗？请看下列事实。

一、心脏病与起搏术

早在 18 世纪末，瓦沙利等专家首先在意大利科学会上发表了他们的一项最新研究成果——采用直流电刺激断头尸的心脏，使停止搏动的心脏重新复跳。此后有专家提议用这种方法治疗晕厥病人。但直到 1932 年，专家海曼采用"心脏起搏器"使一位病人停搏 15 分钟的心脏再次起搏后，人工心脏起搏术才受到医学界的重视。由于原始的心脏起搏器体积大如皮箱，重达 7.2 千克，所以没有临床实用价值。1952 年，专家朱尔改进了装置，并利用体外电起搏器救活了两例濒临死亡的心脏传导阻滞患者，从此心脏起搏器的临床应用和研制工作有了较大的进展。

20 世纪 70 年代以来，我国开始研制和临床使用人工心脏起搏技术，挽救了成千上万名生命受到威胁的心脏病患者。随着电子工艺的发展和能源改进，起搏器的研制趋于微型化和多功能化。目前，最小的埋藏式起搏器已小于普通的火柴盒，并具有更符合心脏生理要求的程序起搏和自动除颤等性能。因此，无论是器械安全、使用寿命、起搏效能等各方面都有了显著的提高。

人工心脏起搏术，主要包括三个部分，一是起搏脉冲发放器，一般将其埋藏在病人的胸部皮下，胸大肌的表面。二是连接起搏器病人心肌内膜的导线。三是起搏导管的顶端（即接触心肌内膜的部分）。脉冲发生器发生的电刺激，通过导管和电极头，有规律地激动心脏，使其跳动，维持病人的血液循环和脏器功能。

人工心脏起搏器适合于治疗哪些心脏病患者呢？总的来说，大致用于以下情况：

（1）病态窦房结综合征，这种病人主要表现是心跳缓慢（每分钟心跳 40 次左右）、头晕、乏力、失眠、胸闷，重者可引起抽搐、晕厥，甚至死亡。

（2）Ⅲ度房室传导阻滞，表现同样是心跳缓慢，引起的症状与第一种相似。上述疾病多见于冠心病、心肌炎等。而且，药物治疗效果不满意，利用人工心脏起搏却可以获得良好的疗效，可避免出现生命意外。

（3）近年来，心脏起搏术开始用于快速、难治性心律失常。目的一是中止心律失常，二是为了用药安全，即在心脏起搏器的"保护"下，使用抗心律失常药物，以防止药物引起的心脏抑制等副作用发生。

接受人工心脏起搏器治疗的病人，需要定期去医院测试机械的工作情况，如果发现脉搏明显减少，或者出现严重的不适感，应立即找医生诊治。患者还要注意埋藏起搏器部位的皮肤卫生，防止磨破或发生感染，因为导线直接通向心脏，一旦局部感染，将会造成严重的后果。

二、换心的神话变现实

心脏停止跳动，便被认为是死亡的同义词。因此，更换心脏，给一个心脏功能极度衰竭的病人安上一颗健康的心脏，只不过是天方夜谭中的美好愿望和神话。

2000 多年前，《列子》上就有这样一段文字记载：当时有两个病人，一个来自赵国，一个来自鲁国，同时求医于扁鹊，扁鹊诊断为阴阳失调，给两人服用了一种镇痛药酒，使他们昏睡三天三夜，在此期间，打开两人胸腔，取出两人心脏，经某种药酒处理后，相互交换，放入对方的胸腔，待两人醒来疾病全除，健康如常，各自回家。

这段令人瞠目结舌的文字就是人类历史上换心手术最早的神话。

这个神话持续了数千年之久，令多少人费尽心机，废寝忘食，直到 20 世纪 60 年代，终于由一个叫伯纳得的南非医生把神话变成了现实。他给一个患有严重心脏疾病的患者换上了一颗健康的心脏，患者存活了 18 天，这就是人类第一例同种异体心脏更位移植手术。

美国、欧洲等国先后开展了对这项技术的研究，最近数十年来，由于解决了术后免疫抑制药物和供心体采取的问题，换心术，也就是医学上所称的心脏移植，已成为日益成熟并广泛应用的一种治疗措施。手术方法已规范化，许多过去认为是不治之症的患者，现在靠心脏换心移植手术已经恢复了健康与工作，世界范围内心脏移植总数已超过数万例，每年平均有 3000 例左右，术后 1 年生存率超过 80%。我国虽然起步较晚，成绩却令人鼓舞。目前，我国已有心脏移植数百例之多（包括香港和台湾地区），生存最长者超过 10 年以上，情况良好，工作正常。

换心手术是如何进行的呢？简单来说，可以分为以下几个过程。

首先，从脑死亡者身上采取供体心脏，用一种称为心肌保护液的冷冻体保存。接着，对心脏病患者施行麻醉，将主要的大血管接入称为"体外循环机"的机器上，机器运作模拟心脏跳动和呼吸，同时用冷冻技术使患者心脏停跳并切除之。这时患者可以说是"无心之人"。第三，将供体心脏放入患者心脏，称为平位移植，再利用特殊缝合技术与患者血管接通，进而恢复人体温度，使心脏恢复跳动，同时关闭体外循环机，最后是送至重症加强监护病房连续专人监护，并用大量药物抑制排斥反应和维持生命体征稳定，如此过五关斩六将，病者最终康复出院。

那么，哪些患者适宜接受心脏移植呢？

从理论上讲，所有内外科无法治愈的终末期心脏病患者，都可以更换心脏。如各种类型的心肌病、心肌炎患者，尤其是扩张性心肌病或肺源性心肌病；多发的心肌梗死、心脏功能极度衰竭、冠状动脉广泛阻塞缺血、药物或导管气囊扩张治疗无效；多个心脏瓣膜病变患者，这些病人经过长期内科治疗，心功能仍为三级或四级，影响正常的起居饮食和工作，若不更换心脏，预期寿命均不超过 1 年。可以这样说，心脏移植是目前治疗各种终末期心脏病的最后手段。

人类换心手术，是多少代人梦寐以求的事情，在科技发达的现在终于得到了实现，神话和梦想变成了现实，这是现代医学的奇迹。

第三节 心区不适与心脏瓣膜病

心脏日夜不停地跳动，每跳动一次，包括一个收缩期和一个舒张期，收缩期是心脏在工作，舒张期是心脏在休息。为了使心脏运转正常，必须懂得如何保护它，这样才能健康与长寿。那么，心脏有杂音，或者有窦性心律不齐、心动过速、早搏，这些都是心脏病吗？

一、心脏有杂音，就一定是心脏病吗

在门诊进行听诊时，经常碰到病人问道："医生，我的心脏有没有杂音？"如果得到肯定答复，病人就感到非常紧张，认为自己心脏有病。实际上，并不尽然。

一般认为，心脏杂音是由于心脏或大血管内的血液流动紊乱形成漩涡，使心室壁、心瓣膜或血管壁发生震动而产生；但也可能是由于血流经过心腔或瓣膜时，速度增快而产生的。

心脏杂音可分为两类：一是生理性或功能性杂音，也称无害性杂音，多出现在心脏收缩的时候。另一类是病理性或器质性杂音，是有害性杂音，可出现在心脏收缩或舒张的时候。

根据杂音出现的时间，又分为收缩期杂音、舒张期杂音以及连续杂音三种。

杂音按其响度又可分为六级。收缩期一级杂音多无意义，二级也可能是生理性的，三级以上则大多数都是病理性的了。而舒张期杂音多有诊断意义，即使一级也可能预示着有病。

生理性或功能性杂音的特点是音响轻而柔和，一般为Ⅱ级以下的收缩期杂音，它的出现并不一定表示心脏有病，而是心肌收缩力增强，血流速度增快的结果，一

般本人没有什么感觉，不用治疗，因此，不必介意，多发生于正常青年人，也可见于发热、贫血、情绪激动、运动后及甲状腺功能亢进的病人。

病理性或器质性杂音的特点是音响亮而粗糙，大多数在Ⅱ级以上，持续时间长，而且向其他听诊区传导，可出现在收缩期或舒张期。手掌按在胸壁上还感到像猫喘气时的那种胸壁震颤，这种感觉医学上称为"猫喘"或"震颤"。它的出现是心脏有器质性疾病的可靠诊断依据。应该根据其病因及症状，进行适当的治疗，这类杂音多见于风湿性心脏病，如二尖瓣关闭不全，在心尖区可出现像吹风一样的声音；二尖瓣狭窄，在心尖区可出现像雷鸣一样或滚筒样的声音。

先天性心脏病的杂音多以收缩期响亮粗糙杂音为主，部位因病变性质而异。如是肺动脉瓣狭窄、房间隔缺损，杂音多数在胸骨左旁第 2 肋间；如是室间隔缺损，多在胸骨左旁第 3、4 肋间；动脉导管未闭的杂音，虽也在胸骨左旁第 1、2 肋间，但杂音较奇特，听上去像火车过隧道那样的隆隆声，且收缩期杂音和舒张期杂音连在一起。

临床上还有不少病理性杂音的病人在劳累或活动后可有胸闷、气急、心慌等感觉，对这类病人应及时给予药物治疗。必要时，可考虑手术治疗。

必须强调的是，当知道心脏有杂音时，首先应请专科医生明确是生理性还是病理性的，是收缩期还是舒张期的。若为生理性杂音，则不一定是心脏有病，因此，不必太紧张。若是病理性的，则必须继续治疗，切莫大意。

二、窦性心律不齐，需要治疗吗

有一患者，年龄虽已近 70 岁，但是，平素身体很好。近来，无意中发现心律不齐，但没有自觉症状。医生说是窦性心律不齐，他很着急地挂了专科医院的专家门诊，他问专家："请问窦心心律不齐需要治疗吗？"

专家说："要回答这个问题，首先要从什么是窦性心律不齐说起。"

正常人，每一次心跳都是由心脏的窦房结发出的电脉冲向下传递引起的，窦房结位于右心房上部，它以每分钟 60～80 次的频率发放电脉冲，刺激心脏跳动。所以，正常人的心脏节律叫作窦性心律，正常心率为每分钟 60～80 次，窦房结受交感神经和迷走神经双重神经的支配，交感神经使窦房结频率增快，迷走神经使窦房结频率减慢。睡眠或呼吸时，迷走神经活动增强，因而使心率变慢。相反，处于兴奋状态、体力活动、吸气等状态时，由于交感神经活动增强，心率加快，在短时间内，心率变化一般不太明显，但是，有些人在两次窦性心搏之间的差异超过 0.12

秒，这种情况叫作窦性心律不齐。窦性心律不齐多数由于呼吸不均匀引起，属于正常变异。有些老年人或某些糖尿病患者，由于自主神经功能受损，心率变异减少，心率变得固定，这反倒不是一种好现象。

窦性心律不齐，一般不需要治疗。但是，严重的窦性心律不齐有时可使人有心悸感，这时候，心率大多较慢，体力活动或给予少量阿托品药物，使心率增快后，窦性心律不齐可能会消失。总之，无论是哪种情况引起的窦性心律不齐，都要在医生的指导下使用药物。

三、心律失常的鉴别

心律失常是指心脏活动节律不正常，几乎每个人在一生中的某个时间都发生过心律失常。临床上将心律失常分为功能性和器质性两大类。

功能性心律失常，一般不需要特殊治疗。然而，器质性心律失常多为病理性的，需要及时进行处理，否则，可能引起严重后果，甚至危及生命。因此，一般人都应当了解或掌握功能性与病理性心律失常的鉴别知识，及时进行判断，这对于预后具有重要意义。两种心律失常可以从以下几方面进行鉴别：

1.年龄：一般情况下，青年人的心律都为功能性的，这是由于青年人自主神经不稳定，影响情绪和精神因素多；儿童和老人的心律失常则多为病理性，儿童大多为心肌炎或者心肌病引起的，老年人多为冠心病所致。

2.时间：无器质性心脏病史，精神紧张，情绪激动，烟酒过量，或临睡前发生心律失常多为功能性；而体力负担加重，如劳动或体育运动时发生心律失常，可能为病理性心律失常。

3.诱因：若因发热、电解质紊乱、感染性疾病等伴发的心律失常，多为一过性、功能性，上述影响因素一旦消除，心律失常可随之消失；若心律失常发生于用奎尼丁、吐根碱、锑剂等心肌毒性类药物过程中，则多为病理性。

4.症状：正常人群健康体检中发现的心律失常，大多数是功能性的；器质性心律失常患者，自觉症状往往较少或完全无症状。

5.心脏并发症：器质性心脏病者，发生的心律失常多数为功能性；有明确的心脏病史，如风湿性心脏病、冠心病等，其心律失常属于病理性的可能性极大。

发生心律失常后，还应当请医生检查，发现问题并着重检查有无高血压、冠心病、心肌炎、风湿性心脏瓣膜病等器质性心脏病，必要时可做心电图、动态心电图、超声心动图等检查，仔细听诊心音，可以了解心室搏动率的快慢和规则与否，结合颈动脉搏动所反映的心房活动情况，即可对心律失常做出初步判断。

第四节　心脏早搏的分类

早搏，也称心脏前期收缩，是最常见的一类心律失常。人每天大约有 10 万次心搏，但并不完全规律，包括许多健康人在内，都或多或少有早搏。只是许多人习以为常，没有什么不舒服的感觉罢了。根据早搏发生的部位，可分为心房性、房室结性和心室性三种。其中以心室性早搏最为常见，心房性早搏次之，房室结性早搏较少见。

在心电图上，早搏有一个共同的特点，那就是心脏搏动比原来应该出现的时间提前发生，而早搏后的正常心搏仍按原时间发出，这样一来，早搏和下一个心搏之间，有一个较长的间歇。从脉搏上来看，早搏时脉搏提前发生，因时间与前一次心搏较近，心脏充盈不足，心排血量较少，故而脉搏较弱，早搏后紧跟着一个较长的间歇，早搏后的脉搏则较为有力。

多数早搏病人有心悸感，有些人则诉说，"心脏好像要跳出来"，或者"有坐电梯快速下降"的感觉。偶发早搏者症状仅此而已。也有许多人完全没有感觉，只是在描记心电图时才发现早搏，但是，频繁发生的早搏可能使心排血量下降，患者感到头晕、眼黑。

早搏只是一种临床表现，它既可以发生于有病的心脏，也可发生在正常的心脏，所以，有早搏时首先要检查一下，有无心脏病、风湿性心脏病、冠心病、高血压性心脏病、心肌病、心肌炎、各种原因引起的充血性心力衰竭、电解质紊乱等，它们都可以引起早搏。甲亢、糖尿病等累及心脏时，以及某些药物如洋地黄类、奎尼丁等药物也可引起早搏。如果经过比较彻底的检查，未发现器质性心脏病，那么，早搏有可能是功能性的，大多与饱餐、吸烟、饮茶、喝浓茶或咖啡、精神紧张、焦虑、疲劳等因素有关。

第五节　阵发性心动过速的特点

有个病人向医生主诉："经常感觉到心慌，发作时间不一定，有时十多分钟，有时持续好几个小时，发作时没规律，与活动也没有关系，有时在白天，有时在晚上，睡眠中发作而惊醒，犯起来想控制也控制不住，心跳得就像偷了别人东西一样。"

医生给她做了仔细检查，没有发现异常，医生告诉她，她患的病叫"阵发性室上性心动过速"。

对于这个病，患者感到陌生，疑惑不解，她问医生："是不是一种怪病？"

为了打消患者的忧虑，便向她做了解释：在正常情况下，心脏的跳动是由起搏和传导系统的最高"司令部"——窦房结发出的，所以叫窦性心律，正常成人的心跳在每分钟 60～80 次之间，如果超过 80 次，就叫心动过速。心动过速有两种类型：一种是窦性心动过速，另一种是阵发性心动过速。

窦性心动过速是由窦房结发出的。发作时成人心率每分钟在 100～150 次之间，幼儿每分钟可达 200 次，其特点是逐渐发生、逐渐消失。窦性心动过速可见于正常人，常见的诱因有情绪激动、过度疲劳、噩梦、饮酒、喝浓茶、饮咖啡、大量吸烟等，窦性心动过速亦可由某些疾病引起，如发热、贫血、甲状腺功能亢进、心力衰竭、休克、自主神经功能紊乱等，病因和诱因去除后，心率就会恢复正常。

阵发性心动过速，是由异位起搏点发动的，根据异位起搏点所在的部位，把阵发性心动过速分为三种：房性心动过速、房室交界性心动过速和室性心动过速。由于房性和房室交界性心动过速常不易在心电图上区分，因此，把它们统称为室上性心动过速。阵发性室上性心动过速，多见于心脏病的危险期，可以进一步转变为心室颤动发生猝死。而阵发性室上性心动过速，虽也可见于心脏病及甲状腺功能亢进患者，但是，最多见的还是发生于正常人。

阵发性室上性心动过速的特点是突然发作，突然停止，发作无规律，时间长短不等，短者几分钟，长者可持续数天，个别达几十天不缓解。发作时突然感到心跳加快，脉搏每分钟在 100 次以上，节律规则，病人感到不安、恐惧、乏力、头晕，此时测血压可能很低，甚至测不清楚，有的病人严重时发生昏厥。

第六节 心慌病人的自疗法

阵发性室上性心动过速发作时，用 ATP、新福林、西地兰、新斯的明等药物，都很有效，但是，多数病人发作快，恢复也快，到了医院就一切正常了，一些预防性的药物效果又不理想。所以，病人可以掌握一些简单易行的"自疗法"。

1. 突然用力咳嗽。

2. 大口进食或饮水。

3. 尽量使头部后仰或身体前倾。

4. 深吸气后屏气 30 秒钟，然后用力做深呼吸。

5. 用手指、筷子或压舌板刺激咽部，引起恶心、作呕。

6. 闭目，用自己的中指从眼眶上缘滑向眼球，用适当的力度压迫眼球，每次 10～20 秒。

这些方法主要是为了刺激迷走神经，迷走神经兴奋对控制异常心律很有效。另外，按压或针刺内关、通里、神门穴亦有效。

第七节　内分泌疾病亦可出现心律失常

眼下心律失常发病率高，诸如房性早搏、室性早搏、心房颤动性等心律失常可见之于许多心脏病疾患，但是，一些内分泌疾患，诸如甲状腺功能亢进症（甲亢）、席汉综合征也可出现明显的心律失常，临床上应给予辨别及对症治疗。

例 1：邹某，女性，36 岁。家属反映，近 4 个月来患者体力欠佳，容易感冒，神疲乏力，纳食减少，今晨突然晕厥，曾有一过性抽搐，送来急诊。

只见患者面容苍白、虚浮、疲乏、神志尚清，但有时神志不清，答非所问。体检时发现血压 90/60 毫米汞柱，心率 58 次 / 分钟，出现心律失常、休克、病毒性肠炎待排除。还考虑到有病态窦房结综合征、阿斯综合征等，遂转入心脏科病房住院治疗。

检查血糖偏低，红细胞、血色素偏低，白细胞计数正常。入院后用葡萄糖输液，抗病毒治疗，抗心律失常措施，纠正血压、血糖过低，患者神志清楚稳定，亦无抽搐，但心律失常体征无明显改善。因发现患者有贫血倾向，从病史查询到患者于 4 个月前曾分娩一足月女婴，分娩后有全身乏力、怕冷、体力渐减、头发易脱落、表情淡漠、倦怠、头晕、胸闷、心悸，曾在产科医院接受过输血，但无明显改善，有无产后出血史不详。当时以为是产后失调，后经用氢化可的松等激素药物静脉输液，血压逐渐正常，心律失常有所好转，但心率仍缓慢。患者面部浮肿，诉有怕冷，提示有甲状腺功能不足现象。查 T_3、T_4 偏低，而 TSH 正常。血清柯隆奇病毒抗原抗体阴性。为了进一步了解患者 4 个月前分娩史，去某产科医院追询病史，确切了解到产后有较大量的出血史，结合患者症状、体征，确诊为一种内分泌疾病，即垂体前叶功能减退（席汉综合征）。经用相应的激素治疗，病情得到控制，逐步好转。

点评：这是一例因产后大出血，导致垂体前叶功能减退的席汉综合征患者。因为脑垂体是主宰人体内分泌激素的重要器官，造成垂体前叶功能减退就会出现相应激素分泌不足。例如，促性腺激素不足，可表现为性欲减退或消失；促甲状腺激素分泌不足，可见面容苍白、虚肿怕冷、表情淡漠、心率减慢或心律不齐；促肾上腺皮质激素分泌不足，可产生乏力、虚弱、血压降低、低血糖、感染后易发生休克、昏迷等。患者自 4 个月前分娩后，逐步出现一系列症状，临床上容易误诊为产后失调、低血糖晕厥或黏液性水肿、肾上腺皮质功能减退，甚至精神病等。患者产后输过血，通常正常分娩是不必要输血的，患者接受过输血，但却不知道自己曾有产后大量出血，病史欠详。对于患者来说，病史完整、正确地反映也是十分重要的，对产后大量出血的病史，即使有了记录，有关医生也一定要让患者知道，决不能"既往不答"，以避免可能增加患者今后不必要的痛苦。医生如果不深入询问病史，以及必备的内科基础知识，就容易误诊为病毒性心肌炎，将患者转往有关专科诊治。本例患者有昏厥、低血糖、一过性抽搐，而体征最为明显的是心律失常、血压改变。接诊医生从昏厥、休克、心律失常来考虑，见到患者年龄不大，拟为病毒感染致心律失常而误诊为病毒性心肌炎，当引为戒。

例 2： 姚某，女性，41 岁。因心悸、胸闷伴阵发性心房颤动而就诊，心率 98 次/分钟，听诊检查为心房颤动，曾在心脏科做冠心病、心律失常治疗，但疗效不显。甲状腺未见肿大，未闻及杂音，亦无突胀，但患者自诉有易汗，体重渐减，有时较急躁，月经不规律，少寝，而做 T_3、T_4、TSH 等检查发现 T_3、T_4 增高，TSH 明显低于正常而诊断为甲状腺功能亢进（甲亢）所致心房颤动，经用他巴唑等药物治疗，逐步好转，心房颤动等心律失常显著改善。

点评：心房颤动最常见的原因是冠心病、风心病，但是，部分甲亢患者也可导致心房颤动等心律失常。本例是典型的甲亢造成心房颤动。因此，发现心律失常不能只局限于心脏病范围，在甲亢等内分泌疾病中，心律失常的发病率也是不低的，当引起医生的重视。只有查明病因，才能对症下药，药到病除。

第八节　心血管神经官能症的防治

一、何谓心血管神经官能症

这是指心血管系统没有器质性疾病，但是，因其功能失调而引起的一系列临床症状，最常见的是心悸、胸闷、怒气等，往往还伴有其他器官的功能紊乱，如胃肠功能紊乱、头晕、乏力、失眠、多梦等。心血管神经官能症虽不至于致命，但有些病人可产生很大的思想压力，严重地影响生命与生活质量。

二、怎样诊断心血管神经官能症

首先，要排除其他器质性心脏病，如冠心病、高血压、风湿性心脏病、心肌病等。但是，也有些病人器质性心脏病和心血管神经官能症同时存在，这就要区分哪些症状属于器质性心脏病，哪些症状属于神经官能症。一般来说，心电图、X线检查、超声心动图检查均有助于诊断，必要时也可做动态心电图、活动平板试验及心血管造影等，以明确诊断。

三、心脏为什么会有神经官能症

专家研究：由于焦虑、紧张、情绪激动、精神创伤等因素的作用，中枢神经的兴奋和抑制过程发生障碍，受自主神经调节的心脏血管系统发生紊乱，引起了一系列交感神经张力过高的症状，也可能由于医务人员检查不够确切，考虑不够全面，对于一些属于正常范围的"心律失常"和"生理性杂音"，错误地诊断为"心脏病"，从而给病人造成精神负担，以致产生一系列类似心脏病的临床症状。此外，身心过度劳累，平常体力活动过少，心脏血管系统缺乏适当的锻炼，以致稍事活动或少许劳累即感不能适应，容易产生过度的心血管反应而导致本病。心脏神经官能症是属全身神经官能症的一种类型，多发于 20～40 岁女性，但也有老年人，男女均可发生此病，其临床表现是多种多样的，最常见的自觉症状是心慌、呼吸不畅、心前区疼痛和全身乏力，难于胜任自己担负的工作。另外，还容易激动、失眠、多汗、发抖、头昏、眩晕、多梦等。心慌的感觉是交感神经功能亢进和心动过速所致，呼吸不畅多为一种叹息状的，需长叹一口气后才感觉舒服些。这些经常性的长叹息，可能会引起患者体内二氧化碳浓度降低，而发生过度换气，继而出现眩晕、四肢发麻，甚至手足抽搐等症状。心前区的疼痛部位不固定，且经常有变化。

四、怎样防治心血管神经官能症

治疗心血管神经官能症时，不应单纯依靠药物，而更应注重心理治疗。针对病人疑病心理，首先应去医院做详细、全面的检查，并正确告诉患者没有发现器质性心脏病，以解除病人沉重的思想包袱。例如：有些人因心悸和胸部不适，怀疑自己患了心脏病，而且认为是冠心病，甚至长期服用大量用于治疗冠心病的药物，这时候，有必要让病人做一次冠状动脉造影，结果显示冠状动脉正常，病人的思想压力可随之减轻，这样有助于消除患者的症状。其次，应当帮助病人制订规律的作息时间，养成良好的生活习惯，注意饮食调养，重视合理膳食，配合食疗食养以增强体质，建立和睦的家庭生活等，这些都有助于患者神经功能的失调康复。适当参加体育文娱活动可以减轻患者的精神压力和焦虑感。对症状较多的患者，可以适当地用一些药物，如倍他乐克可使心率减慢，心悸、胸闷、怒气等症状就可得以缓解。焦虑失眠严重者可适当用一些镇静剂，如舒乐安定片等，可有一定的效果。

如果不幸患上了心脏神经官能症，务必不要紧张，更不需要卧床休息，要在配合医生治疗的同时，不妨采取下列措施，对疾病的早日康复是大有帮助的。

措施之一：经常参加力所能及的体育活动，例如：散步、慢跑、做健身操、打太极拳、打羽毛球、乒乓球等，均有利于锻炼身体，增强体质。

措施之二：生活要有规律，合理安排工作和生活，尽量做到劳逸结合。

措施之三：要避免精神过度紧张，不宜从事持续时间过长的高度注意力集中的工作，不看刺激强烈的电视和电影。

措施之四：适当药物治疗。严重失眠者，睡前服用安定5毫克，症状改善则及时停药，切莫常服成瘾。心跳过速者，每分钟达100次或以上者，可服用心得安10毫克，1日3次。平时可选服中成药，例如天王补心丸、柏子养心丸、归脾丸、首乌丸、刺五加片等，对养心、安静等效果较好。

措施之五：注意饮食营养，合理膳食结构，宜多食用绿色新鲜蔬菜和水果，例如：青菜、白菜、油菜、番茄、青椒、洋葱、苹果、梨、大枣等。含钾与维生素C的食物多吃，含维生素E的食物更应多食。

专家研究显示，微量元素镁是心脏保健的良药，不可小看。我国饮食标准规定，成人每日需摄入镁量为200～300毫克。镁在谷类、豆类、蔬菜、蛋黄、乳、肉、蛋、海产品、花生及多数坚果的果实和种子、香蕉等水果中均含量丰富，补充镁最好通过选用上述含镁丰富的食物，必要时也可选用含镁丰富的保健食品。饮食调理对保护心血管健康非常重要。

第九节　心血管疾病，危险发信号

肥胖是诱发心脏病、中风、糖尿病、高血压等疾病的主要危险因素之一。因此，肥胖的危险性引起人们的广泛关注。那么，肥胖与心血管病之间有什么关系呢？研究人员经过仔细观察测量后发现，腰围与臀围的比值可以预测患心血管疾病危险性的大小。据测定，男性腰围与臀围的比值最高限度为 0.85 ～ 0.9，女性应为 0.75 ～ 0.8，超过了这个限度，则很可能患有与肥胖有关的高血压、高胆固醇血症、冠心病以及其他心脏功能障碍。

一、"将军肚"是危险信号

采用腰围与臀围比值来预测心血管疾病很方便，它与血压和血脂一样，可以作为心血管疾病的晴雨表。腰围与臀围比值越大，因心脏病而猝死的危险性越大。研究人员在对 855 名男性追踪观察了 20 年后发现：50 岁的男性中，有"将军肚"者在 70 岁以前 29% 有死亡的危险，而体胖腰细者只有 5% 的危险性。日本大阪大学医学院的科研人员让 26 名有"将军肚"的高血压肥胖妇女，每日服用低于 5000 焦耳热量减肥饮食，共 12 周后发现，腹部脂肪的减少与血压下降的数值明显有关，因而研究人员认为采取减少腹部脂肪的措施可以降低血压。美国护士健康调查的结果也发现，降低腹围和腰围的比值可以延长寿命。

我们知道，肥胖者的脂肪大部分贮存于腹部，产生所谓的"苹果"体型，即"将军肚"。

研究发现，"将军肚"腹部脂肪与身体其他部位的脂肪有所不同。腹部脂肪很容易以游离脂肪酸的形式进入血液，并随血流进入肝脏，当肝脏游离脂肪酸过多时，会转变成低密度脂蛋白胆固醇（LDL），并随血液流向心脏、动脉等处，其中一部分低密度脂蛋白转化为有害的胆固醇，沉积于冠状动脉血管壁上，成为斑状，血管越来越细，久而久之，血管堵塞而成心肌梗死，诱发心绞痛，严重者因此而猝死。因此说，男性腰围与臀围的比值高于 0.9，女性高于 0.8，表明体内可能有血脂、胆固醇与甘油三酯过高而患心血管疾病的潜在危险。假如腰围等于或超过了臀围，则危险性就更大了。

也就是说，"将军肚"越明显，则意味着其患心血管病的危险性越大。因此，有"将军肚"的人要警惕患心血管疾病的危险，并及早采取相应的有效防治措施。

二、要健康，稍稍饿一点

生活中，有关健康的谚语很多，往往是文字虽浅显，说明的道理却很深。随选几句，例如，"吃饭少一口，活到九十九"，"要使小儿长得好，三分饥来七分饱"，"少一口"与"三分饥"，说的都是一个意思，不要吃得太饱，"稍稍饿一点，活到九十九"。这就是说，不要吃得太饱，稍稍饿一点，才能有利于健康与长寿。由此足见，小儿与成人概不例外。

为什么吃得太饱会影响健康？

简单地说，吃得太饱会增加胃肠负担，并且会破坏储存与消耗的平衡。我们知道，原始人类生活在一个十分恶劣的自然环境之中，难免饥一顿饱一顿，而在能吃饱的时候，就要拼命多吃，把多余的脂肪及其他营养物质尽可能地储存在机体内，以供食物不足时的身体消耗。如今，千万年过去了，人们这种储存功能没有大的改变，但是，生活环境与生活方式、饮食结构发生了变化，多数人吃得精细且过量，再加上体力活动缺乏，消耗热量太少，多余的脂肪大多被储存起来，我们所看到的肥胖者的"将军肚"，仅仅是脂肪储存的外在表现，而多余的脂肪在血管壁的逐渐沉积与在组织间的长期滞留，才是影响生命的大敌。诸如心脏病、高血压、糖尿病等，从根本上说都是这个原因造成的。所以，要防止发生"将军肚"，减少患心血管疾病的危险性，最好的办法是：稍稍饿一点，不要吃得太饱，常带三分饥，保君得健康。

肥胖与"将军肚"的增多，说明不少人都吃得过多，吃过了量，储存与消耗的平衡已被打乱。

那么，如何把握这种平衡呢？

其实并非难事，偶尔进食少一点，或多一点都无大碍，机体自身是能够调节的。怕的是餐餐肥腻，天天鸡鸭、鱼肉、禽蛋、高脂肪、甜食、滋补品不间断，闲食经常吃，如此日积月累，机体调节功能超出负荷，它就无能为力了。

保健医学是一门针对性很强的科学。随着物质生活的改善，已经不能以不变应万变地把健康与长寿建立在更多的摄取上，也许是到了反其道而行之的时候了。如果每顿少吃一口，稍稍饿一点，肥胖的"将军肚"也可能稍稍少一些，患心血管疾病的危险也少一点。稍稍少一点、饿一点，以换得健康与长寿，似乎不难做到，说到底，就是要有自制力。让我们大声疾呼：减少"将军肚"，减少患心血管疾病的危险性，让我们稍稍饿一点，以换取健康与长寿。

第十节　老年性冠心病的特殊表现

"声东击西，迷人耳目"，往往是老年性冠心病心绞痛发作的特点，很容易被人忽视，以致延误诊断与治疗，甚至造成严重的后果。

老年性冠心病患者心绞痛发作时，其表现形式各种各样，除典型的心前区疼痛形式外，尚有以下几种特殊表现形式，应引起高度重视与警惕。

1. 头痛

头痛表现为头部一侧或双侧的跳痛，且伴有头晕感，往往在劳动时发生，休息3～5分钟则缓解。

2. 牙痛

牙床的一侧或双侧疼痛，以左侧为多，又查不出具体牙病。与酸或冷刺激、咀嚼无关，用止痛药亦无效。

3. 肩痛

中老年人肩痛多为肩周炎或颈椎病所致，但有的冠心病也可表现为左肩及左上臂内侧阵发性酸痛，这种肩痛与气候变化无关。

4. 颈部疼痛

颈部疼痛表现为颈部的一侧或双侧的跳痛或窜痛。疼痛多伴有神情紧张、心情烦躁、不想说话。

5. 咽喉疼痛

咽喉疼痛可表现为咽部或喉部的喉部疼痛，可有食道、气道向下放射，伴有闷堵、窒息样感觉。咽喉无红肿，扁桃体无肿大，上消化道检查无异常。

6. 腿痛

心绞痛的腿部放射痛并不少见，这种疼痛有的放射到单腿，有的放射到双腿，有的放射到大腿，有的放射到小腿。极少数患者甚至放射于腿部后，经腹股沟、腹部最后扩展到左胸部。此类病人心绞痛的另一个特点是：只放射到腿的前部，有时达到内侧的四个足趾，但不放射到腿的后部。

7. 耳痛

少数患者可表现单侧耳痛，出现麻胀感，或针刺样痛，多伴有胸闷、心悸、血压增高。

8. 面颊部疼痛

少数心绞痛患者表现为面颊部的疼痛，疼痛可为锐痛和窜痛，多有神情紧张和心前区不适感。

9. 上腹部疼痛

部分心绞痛患者可出现有上腹或剑突下及右上腹部的疼痛、跳痛、灼痛、针刺样疼痛或沉重感。

第二章　防治心脏病，绝对不能等

2006 年岁末，著名相声表现艺术家马季的去世，让"心脏病"重新成为国人谈论的热点。

据最新权威统计数据表明：中国每年死于心血管病的人数约 300 万，占死亡人数的 45%。由于此病发病突然，让人措手不及，目前已成为居民健康的"头号杀手"。此外，高血压、高血脂、糖尿病、肥胖、吸烟者还为"心血管病患者"提供了大量"后备军"。专家指出，如果对心血管病再不加以控制，必将后患无穷。

——题记

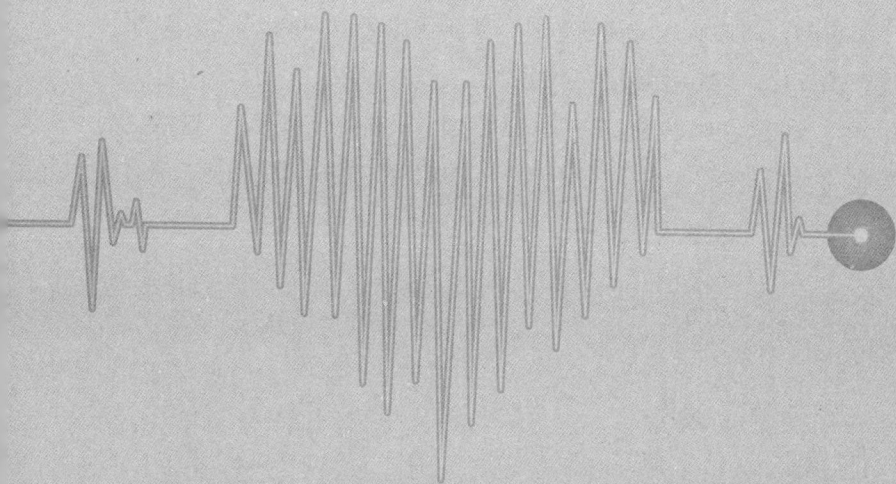

第一节 心血管病报告，值得大家关注

2006 年 12 月 1 日《中国心血管病报告（2005）》出台，"作为第一部反映我国心血管疾病流行及防治现状的报告，所有数据都来自已经公布、有充分医学证据的权威调查和研究，值得所有人关注，请详细看报告。"这是参与报告编写的中国工程院院士高润霖教授在接受《生命时报》记者采访时说的一席话，并提出"防治心脏病，绝对不能等"的号召。

一、《中国心血管病报告》的出台意义巨大

"这是第一部，以后我们会年年出。"高院士告诉记者，"早在十余年以前，美国等发达国家就已经开始每年出版心血管病现状报告，对他们的疾病防治发挥了巨大作用。而在我国，心血管病发病率虽低于发达国家，但由于生活方式急剧变化，健康观念又相对滞后，因此，发病增长呈快速上升趋势。据世界卫生组织权威估计：到 2020 年，心脏病一项就会成为中国人民致死致残的首要原因。因此，《中国心血管病报告》的出台意义巨大。"

高院士指出：报告是由心内、心外、肾、脑神经、医学统计等学科权威以及卫生部（现为"国家卫生健康委员会"，下同）的专家一起编撰而成的，主要内容涉及心血管疾病的流行及发病状况、医疗费用和防治等，非常全面。

二、心血管病后备军多以亿计

专家指出：美国等发达国家目前的心血管病发病率和死亡率与 30 年前相比，降低了大约 50%。但是，在高润霖院士看来，我国人民要享受到这样的"成果"，还有很长的路要走。

高院士指出："在我国，高血压患者有 1.6 亿，糖尿病患者有 5000 多万，高脂血症患者 1.6 亿，烟民 3.5 亿，肥胖及超重人群 2.6 亿。"

"这几个因素，可以解释 80% 的心血管疾病的发生。"高院士表示，"这数亿人，正是心血管疾病的'后备军'，并且有不断扩大队伍的趋势，国民健康不容乐观。"

三、心血管病带来的压力巨大

高院士提供了几个报告中的数字触目惊心：目前，我国每年用于心血管病治疗的费用多达 1300 亿，平均每年增加 13.35%，是同期 GDP 每年 8.31% 增速的 1.6 倍！

"如果我们现在不开始及时预防，到时产生的费用将是惊人的。"高院士指出，现在做一个心脏搭桥手术要六七万元，还不包括检查、用药的费用。病人一个月用几百上千的药很正常。对一般人来说，这无疑是个巨大的负担。但是，如果把预防工作做到前面，那么，就会产生花 1 元钱省下 100 元甚至 1000 元或几万元的作用。

除了经济压力，心血管病还会给社会造成巨大的人力损失。如果以现在的情况发展下去，二三十年后，如今的"后备军"都成为家庭、社会的顶梁柱，到时候如果心血管病大规模袭来，损失可就不能用金钱来衡量了。

四、防治心血管病，重在做好预防

"如果我们现在开始积极预防，就能避免在二三十年以后的可能出现的心血管病大流行，也能避免重蹈西方覆辙。"

高院士认为：从政府层面，应该加大对心血管病防治的投入，"现在重视得还不够"，从医疗部门的角度，应该鼓励医生们走出去，不要等病人，而是要主动宣传疾病防治知识，帮助大家"打预防针"。此外，社区医疗一定要做起来，乡村医疗要完善，因为它能够提供最基层的疾病普查、医疗保健和科普宣传。图书出版部门要多出版科普书籍，对心血管疾病的防治意义重大。

但是，更重要的是我们每个人从现在起就应自觉地行动起来。高院士指出：要加强预防，定期检查，尤其是患有高血压、高血脂、高血糖的"三高"人群和肥胖、超重、吸烟、酗酒等心血管病高危人群，都应该做到世界卫生组织提出的健康生活四大基石：合理膳食，适度运动，戒烟限酒，心理健康。

这四个都很重要，缺一不可，是健康的重要保证。尤其是"合理膳食"为什么放在第一条，因为它是健康生活的重中之重，许多疾病都与吃有关，吃得科学合理，疾病是可以预防的，如果饮食不当就会患病早亡，吃得合理能健康长寿，所以，预防心脑血管病，要重视做好"饮食防病与健身"。

第二节 警惕！冠心病正在年轻化

专家忠告：冠心病危害老、中、青三代，潜在人群多达 3 亿多，猝死多发生在中青年身上。

一、冠心病危害老、中、青三代

近 30 年来，我国冠心病患者越来越多，但也发生了一些变化，主要体现在：首先，年轻化，"现在的猝死大多发生在中青年身上"，且在临床上也的确发现了越来越多的年轻病人，最年轻的不到 20 岁。其次，南方人得病的越来越多，传统上吃肉更多的北方人更易患病，但由于生活方式的改变，我国南方发病率也日渐增高。过去，我们总认为，"能吃能喝能睡是好事"，"发胖是发福"，其实，这并不科学。吃得太多太好，反而会埋下隐患，肥胖是患心血管病的特殊"信号"。

现在，高血压、高血脂、高血糖"三高"人群大幅度增多，原因就是"会吃会喝"造成的现代生活病。吃得太多，吃得不合理是患心血管病的主要祸根。而且，这些危险因素已越来越多地"关照"普通人，尤其是年轻人，长此以往，冠心病真会成为危害老、中、青三代的大病。

"30 岁主编梦中猝死，一位中年记者脑死亡。心梗增幅，35 ~ 44 岁男性最大。"

这是 2009 年 5 月 26 日《钱江晚报》的"科教新闻"专版上刊登的一则新闻报道："35 ~ 44 岁男性，10 年间心肌梗死增幅最大，达到了 111%。"我国著名心血管病专家胡大一教授在卫生部召开的"冠心病血脂干预技术推广项目 5 年回顾活动中警示"大会上说："作为社会和家庭顶梁柱的中青年，患心血管疾病的大幅增多是向人们敲响警钟，我们要行动起来，积极干预，做好预防、科普宣传和教育工作，让大家都懂得怎样预防心血管病。中青年人要避免心血管意外悲剧。"

二、病例数一天抵过一年

卫生部"冠心病血脂干预技术推广项目"浙江负责人之一、浙江医院金宏义教授告诉记者："尽管采取胆固醇教育、戒烟、高血压控制三大战略，但冠心病引发的心梗仍快速增长，原因是中青年人忽视疾病隐患、压力过于集中等综合因素。"

据悉，在 20 世纪 90 年代初，浙江医院与美国合作涉及冠心病、心梗的一项临床研究时，都找不到足够的病例数，而现在往往一天的专家门诊中，就能遇到以往一年的病例总数。心梗患者中最年轻的仅有 20 多岁，病者年轻化。

例如：一位健康网络媒体主编梦中猝死，年仅 30 岁。前不久，北京一家报纸 44 岁的编辑发生心梗，同一天一位中年记者脑死亡，因为他女儿要高考，没让医院撤呼吸机，至今仍在维持治疗。"媒体人与医生一样是心脑血管疾病的高危人群。"金宏义教授提醒："如果有肥胖、吸烟、高血压、高血脂的就更加危险。"他介绍说："随着心血管病发病率的增加，10 年间，心脑血管病医疗费用的增长速度高达 17.3%，成为主要的疾病负担，当前，加强预防迫在眉睫。"

三、胆固醇扣动猝死"扳机"

心肌梗死虽然突如其来，但仍然可以预防和控制。"6 个心梗患者 5 个可以预见，比如可以提前干预血脂，因为有调查显示，冠心病死亡的原因中，77% 是由于胆固醇水平的增高。"

"对 35 ～ 44 岁增长最快的一类人群，你有什么建议？"金宏义教授回答，首先是提高他们的健康意识，卫生部的教育计划意义也在于此。现在，老年人比较重视自己的健康，但是，关键是目前那些在岗位上的领导、专家，包括医生和文化宣传工作者在内，尤其是中青年人，他们不仅自己的健康意识不强，做群众的宣传、教育工作更少。健康与防病没有得到足够关注，因为现在他们的工作状态是"5+2"和"白 + 黑"，即五天工作日加上两天的休息日，也都在加班，白天加黑夜连续工作在 10 小时以上。他们总觉得心血管疾病离自己太遥远，没有症状就不去就诊看病，可是，到了有不舒服的症状时就来不及了。就像上面提到的"30 岁主编梦中猝死，一位中年记者脑死亡"的教训，再一次唤醒人们：预防心血管病，绝对不能等，要自我预防，积极干预，把疾病消除在萌芽状态，时刻关注自己的健康，多检查预防，重视健康保健，要关注饮食防病与健身，吃得合理，适度运动，戒烟限酒，防止肥胖，保持体重，劳逸结合，心理健康，心脑血管病是可防可治的，护心、救心，靠医生，更要靠自己。

"卫生部开展冠心病防治，血脂干预技术展示"这一项目活动的宗旨：目的就是告诉大家，控制冠心病是一项长期工程。美国这个心血管病大国通过 30 年的干预、教育、预防战略，心脏病死亡率下降了 52%，脑中风死亡率下降了 63%。然而，我国冠心病血脂干预技术推广刚过去 5 年，还处于起步阶段；我国高血压干预工作已做了 50 年，但现在高血压控制率还只有 10% 左右，高血压患病率还在增加。因此，慢性疾病控制是很漫长的，需要几代人的努力。

专家忠告：中、青年人为了自己，为了下一代，改变有损健康的生活方式，降低自己的家庭疾病负担，也有效降低国家整体的医疗负担，请关注健康，重视饮食防病与健身，坚持体育锻炼，增强体质，活过百岁不再是梦。

四、不重视预防仍然存在

对心脏的最大威胁可以说是"不重视预防"，这种对自己健康不负责任的人仍然存在，他们主要是忽视危险因素。比如：一些人明明有高血压、高血脂，却不注重治疗，殊不知这样发展下去，心、脑、肾等处的血管都会出问题。一些年轻人仗着年纪过小，抽烟喝酒一个都不肯少，完全不顾二十年以后，这些不良生活行为很可能会"开花结果"，给心脏带来致命的打击。

其次，有了先兆不看病，仍然不重视病情的控制而让其发展，很多人心脏偶尔一两次出现不舒服，总对自己安慰："一会儿就没事了。"其实，这种现象往往是心梗的预兆，一旦出现，应该立刻去医院就医，防患于未然。

专家忠告：为了自己的健康，不要讳疾忌医，发病了要积极配合治疗。谁都知道一辆汽车如果抛锚，一定要彻底检修好再上路，但是，有的人对待疾病的态度却不是这样。明明发病了，照样"带病"活动。心脏与汽车一样，汽车有病没修好"上路"会又抛锚或出大事故。人的心脏如果有了病，"带病"的心脏是难以正常工作的。汽车出毛病是抛锚，心脏出毛病就会使人死亡。所以，心脏有病，不积极配合医生治疗，最后耽误的只能是自己的病情，甚至生命。

五、冠心病治疗有哪些变化

至于冠心病治疗，目前主要还是集中在药物、介入和搭桥上。药物是治疗的基础，但它"却通不了血管"，不能解决根本问题。所以，医学界发现，血管会不会出事，关键在于斑块"稳定"与否。即使狭窄度很轻，如果斑块外层很薄，斑核大，一样很容易破裂，导致血栓，引发心梗甚至猝死。因此，现在都选用他汀类药物稳定易损斑块，再进行治疗，所谓"稳定压倒一切"。

介入疗法，虽然相对费用较昂贵，但确实能解决实际问题。如果能做支架，即使是危重病人，问题也不会很大，那些复发的病人大多都是以为吃药就能救命的。现在，给病人放支架，特别是用在急性心梗病人身上，而且是越快越有效，使用范围也越来越广泛，它能使血管的再狭窄率从20%下降到5%～10%。

至于搭桥，技术一直在进步，一般医院的成功率都在99%左右，成功率很高，说明我国已普遍掌握了心梗救治搭桥技术，进入国际先进水平。

除了这几种主要疗法外，其他的观念和技术也得到了应用，比如：以前人们总担心冠心病转院会影响病情，但是，现在强调，一旦所在医院不能进行介入疗法时，必须立刻转院，否则，反而会耽误病情。在技术上，由于自体干细胞移植可以再造心肌细胞，因此，可以帮助晚期冠心病患者恢复心功能。另外，心脏移植技术也在不断推陈出新，效果很好。但是，我们不希望患者的病情发展到"这一步"。当然，换心术是一种高难度医术，不但费用大，而且总有危险性，为此，我们仍然要大声地呼吁：防治心脏病，绝对不能等，预防重于治疗。

第三节 心脏性猝死，我国每年几十万人

专家警示：我国每年有近 50 万人死于心脏病急性猝死，无论男女，发病年龄都呈现出年轻化趋势，为此，防治冠心病，绝对不能等。

一、心脏性猝死日益增多

近年来，各行各业里的名人因心脏病猝死而辞世的事件频频发生。

1997 年，著名作家王小波因心脏病突发猝死，终年 45 岁。

2001 年，著名喜剧作家梁左，因心脏病突发在家中去世，终年 44 岁。

2004 年，爱立信（中国）有限公司总裁杨迈，由于心脏病骤停在京突然辞世，终年 54 岁。

2005 年 7 月，以出演毛泽东而闻名的特型演员古月，因突发心肌梗死去世，终年 68 岁。

2005 年 8 月，著名喜剧小品演员高秀敏，在家中突然心源性猝死去世，终年 46 岁。

2006 年 12 月，曾经给亿万观众带来无尽欢笑的我国著名相声艺术家马季，因心脏病突发，心脏骤停去世。

青岛啤酒集团公司前总裁彭作义，因心脏病突发猝死。

麦当劳前掌门人吉姆·坎塔卢波，在中国市场视察工作时，突发心脏病猝死。

……

这一长串"猝死"背后的名单，一时间让"猝死"成了大家议论纷纷的话题。我们在为这些杰出的名人扼腕叹息的同时，不由联想到心脏病给人们带来的危害。

心脏性猝死成为警惕的对象，那么，什么是心脏性猝死？它为何如此可怕？我们应如何应对？

所谓心脏性猝死，是指健康者或者原有疾病正在恢复的患者，因为各种心脏病原因所引起的突然意外死亡。不过，心脏性猝死的具体诊断标准目前国际上还没有统一。有的把症状出现后 24 小时内死亡作为猝死。也有以 12 小时，还有以 6 小时、1 小时作为标准的。各有各的标准，各说各的理由与理论依据，但是，不管如何定义，心脏性猝死的发病率都在逐年递增。

有资料显示：心脏性猝死的两个高发年龄段是从出生到 6 个月内，以及 45 ～ 75 岁之间。男性猝死的风险是女性的 4 ～ 5 倍，但女性在绝经之后患病风险会增加。不过，无论男女，当今猝死的年龄都呈现出年轻化趋势，30 岁就发生猝死的比例正在增加。

在一天当中，猝死好发于夜间 11 ～ 12 时及清晨 5 ～ 6 时。在一年当中，猝死好发于冬天寒冷季节。从社会构成上看，工作、生活压力较大者，发生心脏性猝死的概率较高。

二、猝死的先兆不明显

据一些心脏性猝死的幸存者描述，这种病的先兆很不明显，少数人表现为胸痛、心悸、呼吸困难，更多表现为乏力、胸部不适，没有特殊的先兆。因此，极容易被忽视。

甚至有相当多的猝死者根本就没有先兆，也无法预测。所以，这种疾病日常的预防十分重要。首先，要控制好各种冠心病的危险因素，包括高血压、高血脂、高血糖、肥胖、吸烟等。具体方法是：多运动，合理饮食，不吸烟，少饮酒，劳逸结合。其次，定期体检，尤其是有上述危险因素的人，正处于心脏性猝死高发年龄段的人，更要注意体检，查查有否不正常病变，并在医生的指导下进行预防。

至于治疗，因为心脏性猝死的发作十分迅速，存活率很低，很多患者送到医院时已经出现了不可逆的损伤，甚至死亡。

有研究显示：正常室温下，心脏骤停 3 秒钟后，人就会因脑缺氧而感到头晕；10 ～ 20 秒后，人就会意识丧失；30 ～ 45 秒后，瞳孔就会散大；1 分钟后呼吸停止，大小便失禁；4 分钟后，脑细胞就会出现不可逆转的损害。所以，猝死的治疗效果相对有限。

治疗要根据患者的具体情况。如果患者的心率太慢，就要安装起搏器；如果心率太快，就要施行电击除颤；如果患者有冠状动脉阻塞，就要用支架、搭桥等手段来疏通冠脉。不过，我们还是主张在日常生活中预防，这才是应对心脏性猝死的最佳方法。

三、早诊早治不如早预防

冠心病是中老年人常见的心血管疾病，但却不是中老年人的专利，近些年来，在三四十岁的年轻人中此病的发病率正在逐步上升，临床上有很多年轻的冠心病患者，有的还发生了心脏性猝死。这些人以城市白领阶层居多，尤其是一些工作紧张、压力大的忙碌人。例如：公司职员、外企高管、公安干警、文化人士、教师及私营老板等，都是由于工作性质的原因，长期处于高度紧张的工作状态，生活没有规律，现在社会竞争激烈，工作节奏快，年轻人的压力也越来越大，同时，生活又散漫，夜生活多，深更半夜还吃宵夜，喝酒、吸烟、劳累过度、熬夜，再加上不重视饮食防病与保健，饮食吃得不合理，肥腻油炸食品吃得太多，又不肯锻炼，致使越来越肥胖，早饭也不吃，中午只吃工作餐马马虎虎吃一点，晚餐却大吃大喝，殊不知这种饮食习惯对健康的危害。慢慢地，血压升高，血脂增多，胰腺也被高脂肪、高糖饮食吃坏了，发生了糖尿病，血液黏稠度增高，动脉硬化，仍然不知自己身上已埋下了"定时炸弹"，一旦血栓形成就发生心源性猝死或脑中风。从冠心病症状来看，青年人容易走极端，要么特别轻视，往往只有轻微头昏脑胀、心胸不适症状，容易被忽略而不重视就诊，一旦发展成大病才去就诊，为时已晚，只能上急诊科救治，有的失去生命，有的虽经急救夺回了生命，却留下后遗症，生活质量大大下降，弄不好生活还不能自理。如果急救及时，年轻人一旦发生心脏病能渡过急性危险期，预后一般都不错，但如果并发脑中风就严重了。由此可见，防病健身十分重要，如果一旦发现胸背部胀痛，沉重或气短，阵发性呼吸困难，气短急促，不能平卧，咳嗽，咳白色黏痰或粉红色泡沫痰，突然心慌，恶心，面色苍白，出冷汗，四肢发凉，糖尿病患者出现昏迷者，突发不明原因的晕厥或抽搐，就更应引起注意。上述症状只要有 1 ～ 2 项就应重视，马上去医院就诊。

"早诊早治，不如早防"，这是心血管病专家对年轻人的忠告。如果平时注重防病保健，关爱自己的健康与生命，合理饮食，吃平衡健康膳食，不吃垃圾食品，注意饮食防病与健身，加强体育锻炼，就能保持健康的体魄了。

小贴士
怎样预防心脏性猝死

所有的成年人群都应定期进行体检，一般每年一次。因为心血管疾病、心脏性猝死最易找上貌似健康的人，特别是中青年人，都有可能患病。同时，中老年人在常规体检时，如发现高血压做心界增大、心电图异常等，应进一步做检查，化验血流变、血脂、血糖，做心脏彩超和动脉检测，包括查颈动脉有否狭窄或动态心电图等项目，以明确病因，及时治疗。

预防措施如下：

1. 戒烟

吸烟者的冠心病发病率较不吸烟者高 3.6 倍。因为吸烟与高血压、高胆固醇有协同作用，可以使冠心病的发病危险成倍增加。

2. 平衡膳食

多吃粗制粮和杂粮，天天吃蔬菜和水果，而且要吃新鲜的，控制甜食和油腻食品的摄入，不吃肥肉、动物内脏，远离垃圾食品，吃低脂、低糖、低盐健康饮食，不多吃，更不要大吃暴吃，每餐只吃七八分饱，腌制、盐渍、煎炸之类食品不宜吃。

3. 自我保健

控制体重，适当运动，防止肥胖和超重。积极治疗高血压、高血脂、高血糖，发现有冠心病危险因素要积极治疗，控制病情的发展。避免精神过度紧张，注意劳逸结合，因为高血压、高血糖、高血脂是会受情绪变化而骤然升高的，所以，要保持平稳心态，凡事切莫急躁动肝火，往往激动会诱发心血管危险事故。人们常因激动而使心跳加快，或心律失常，更能使血压猛然上升，使血管破裂，十分凶险。情绪激动是诱发心脏性猝死、脑出血、脑梗死的常见因素。

四、规律生活，起居有常

按时起床，早起早睡，定时定量进餐，天天运动，多走路，少乘车，步行是最简便的体育锻炼。

按时睡眠，确保睡眠充足，有条件能午休的人一定要午休好，因为午休可弥补夜间睡眠不足，也可缓解疲劳，防止过度劳累而诱发心脏不适症状，也是预防心脏性猝死的简便方法之一。

要注意天气变化，感冒可诱发心脏性猝死。人们往往是因天气变化而先患感冒，继而诱发心脏性猝死。

第四节　心血管病防治 50 年，有喜有忧仍需努力

我国心血管病介入性诊断和治疗的奠基人之一，中国工程院院士、上海市心血管病研究所所长陈灏珠院士，深有感触地说："我国心血管病防治 50 年，有喜有忧，仍须努力。从不治之病到能及时预防，从治疗手段匮乏到接近国际水准，但是，目前民众对自己心血管患病的知晓率低，仍是目前最大的难题。"

一、心血管病是"头号杀手"

在今天的世界上，心血管疾病比其他任何疾病都能杀死更多的人，并使千百万人致残，被称为人类健康之"第一杀手"。早在 20 世纪 90 年代，世界卫生组织（WHO）前总干事中岛宏博士就已经这样指出。如今，这一情况似乎并没有好转的趋势，甚至已演变为每年都要夺走约 1200 万人的生命。数字接近世界人口总死亡数的 1/4，仍然成为人类健康的头号敌人。

然而，在我国，近年死于心血管疾病的统计数字已高于美国、加拿大、法国、日本、瑞典、瑞士。这是陈灏珠院士在接受《生命时报》记者采访时说的话。

他说："在 20 世纪 50 年代，高血压病作为我国心血管病最重要的危险因素，不仅导致脑中风超规模的发生率，更是掀起了以其为特征的中国心血管、脑血管病的第一次浪潮。而随着近几十年经济的快速发展，人们胆固醇水平因脂肪摄入过多而增加，再加上吸烟、高血压等以往就很严重的危险因素的综合作用，我国正面临着心血管疾病的第二次浪潮的袭击。"

"目前，中风的发生率居高不下，心肌梗死发生率也迅速上升，中老年高血压

患者的中风和心肌梗死的发病率从 20 世纪 80 年代的 1/8 增加到 1/2。此外，心脑血管疾病也呈年轻化趋势，45 岁以下的患者占到了相当比例。"

2006 年出台的第一部反映我国心血管病流行及预防研究现状的《中国心血管病报告（2005）》也显示：我国心血管病的危险因素呈明显的增长趋势，每年死于心血管疾病的人数达 300 万。尤其需要警惕的是：国内高血压、血脂异常增高、糖尿病患者发病率全面增加，构成了数亿计的心血管病的"后备军"。《报告》显示：高血压患者 1.6 亿，血脂异常 1.6 亿，超重者有 2 亿人，肥胖 6000 万人，糖尿病 2000 万人，烟民有 3.5 亿人，还有大量饮酒和缺乏体力活动者，吃得多动得少的高危人群，再加上我国已步入老年化社会，如果再不积极干预，再不采取全民预防心血管疾病的有效措施，再过十年二十年，后果不堪设想。预防心血管疾病如同防洪灾，是人命关天的大事啊！

二、长期积累小病，不医必成大疾

可能有人还记得，50 年前，由于医疗条件的限制，心血管病一直都属于"不治之症"，等到确诊，已经很难救治了。然而现在，心血管病则几乎都是可以事先发现并及时预防的。昔日的"不治之症"，今天变成了"可防可治"的常见病、多发病，重在做好疾病的预防，俗话说"早治不如早防"。

随着健康教育的普及，出版部门加强对健康教育读本的出版发行，民众自我健康保健意识增强，如今，国民大众对心血管病的重视程度越来越强了。很多人都意识到"长期积累小病，不医必成大疾"的道理。尤其对于年轻人来说，更应该早点开始预防，人类的血管从 20 岁以后就开始退化了，功能开始减弱，而且现在发病年龄越来越年轻化。如果等到年龄大了，问题出来了再治疗，可能就晚了。为此，要大声呼吁：关爱自己，呵护心脏，保护血管，预防胜于治疗。

三、治疗方法，几乎与国际同步

近年来，心血管病的急剧上升，给心血管病医生也提出了更高的要求。

从 20 世纪 50 年代开始，各种诊治心血管疾病的方式就依次出现，如血压计、降血压药、介入（微创手术）、搭桥、放支架，以及 CT 扫描、核磁共振检测等。而且，治疗心血管病在儿童期甚至婴幼儿期即可施行，高血压患者只要坚持服药，合理治疗，并重视饮食合理，吃得科学平衡，不发生营养过剩或某些营养素不足，适当控制体重，情绪稳定，不过分劳累，定期复查，便可以相安无事。冠心病的治疗方法也很多，除药物保守治疗外，介入、手术以及基因疗法都是有效的治疗途径。心律失常的治疗，从使用药物发展到电学治疗、病灶介入消融和外科手术等治疗，有些甚至已能达到治愈水平。而在此之前，仅仅只能用镇静药来降血压。

过去，国外由于发病率高等因素，对于先进的治疗方法都会较早地涉及。然而，我们国家一般都要晚几年，但是，近些年来，随着信息时代的到来，电子信息的发展，信息传媒速度的加快，几乎达到了同步发展。当然，我们从国外引进先进的手术方法，会依据我国的国情进行创新、改进，具有自主创新的发展，对引进的技术有所改进，在许多方面都有自己的创新，但是，问题是大部分自主创新的项目都没有申请专利，这是要改进的。

四、知晓低是目前最大难题

我国在心血管疾病防治方面，与国外最大的差距，主要体现在知晓率低上。这也是我国此领域目前面临的最大难题。即有多少心血管病人最终能得到治疗？有多少病人能够严格按照医嘱来做？据统计，全球对此疾病的知晓率一般在50%左右，然而，我国不到30%。当然，这主要是跟整体生活水平有关。国外基本都有条件做到定期检查，体检十分重视，而且医疗保险制度等比较完善。

其实，不论是发展中国家还是发达国家，积极预防是最实际、花钱最少、不用药物就能达到防病的最好办法。因此，提高心血管疾病知晓率的关键，就是把防治的科学专业知识，转化为老百姓能听得懂、记得住、用得上的科普语言，如出版《聚焦心血管保健》《聚焦脑血管保健》之类的科普大众读物，向社会、向高危人群、向全民大众宣传防治心脑血管病的知识。

这些向群众普及防病健康教育，事实上，我们国家已经制订了不少措施，如"35岁以上的病人首诊测血压"制度，把高血压教育引进社区、企业，建立高危人群健康档案，社区分片开展家庭保姆式保健，对高血压、高血脂、高血糖"三高"人员进行日常健康监控，重点进行心脑血管病防治教育。市级以上大医院与社区卫生院建立包括心血管科、神经内科、内分泌科、老年科和肾脏内科的不同学科横向联盟，培养社区卫生院的全科医生，强调高血压、糖尿病、高血脂患者降血脂、胆固醇治疗的首要目标，要与冠心病患者一致同等重视，积极治疗与监控。

这些群众性防治心血管疾病措施，在50年以前，真是想都没有想过。如今，社会上对防治心血管病的认识有所提高，自己防病与健康的意识有了增强，的确发生了天翻地覆的变化，有理由相信：让心血管病低下"高昂"的头颅已不是难题。

然而，当今社会上尚有一部分人群对防治心血管病仍然有误区，应予重视。

第五节 防治心血管病的民间误区

只要患了心血管病，人们就觉得这一辈子也甩不掉医院了，终身吃药治疗，搞不好还会发生脑中风或心肌猝死等凶险，这就让他们不堪其忧。为了治好病，于是，他们就搜集各种信息，并逐一施行。然而，专家强调，对心血管病民间流传的一些说法，不能"照单全收"，要分清真伪，因为有许多说法是一种"误区"，随便相信，会深受其害。

误区 1：心脏病是老年病

心脏病虽然多在老年人身上发作，但是，病根可能在儿童、青少年时期埋下。所以，从青少年时期就要警惕动脉硬化，可能开始时只是动脉内壁出现"脂纹"，经过几十年的发展，就可能演变成斑块，乃至血管狭窄。现在，有很多"小胖墩"中，青少年患高血压、糖尿病的儿童增多，这是值得引起关注的社会健康问题。主要都是饮食不当吃出来的凶险，吃肉多，吃蔬菜少，吃甜食多，吃清淡食物少，使营养过剩和某些营养素不足。比如：缺乏微量元素，缺少维生素和粗纤维，营养过剩，他们可能就是不久将来的"冠心病接班人"。为此，希望家长们引起关注，救救孩子，救救心脑血管，让自己的孩子健康成长，远离心脏血管疾病，所以，要让孩子吃平衡膳食，吃健康饮食，从小就懂得食物既可防病健身，又可危害健康，从儿童期就进行饮食防病与健身教育，吃得合理，既不使营养过剩，又不至于某些营养素不足，少吃垃圾食品，不抽烟，多运动，使他们茁壮成长。儿童、青少期健康，为长大成人直到老年期打下坚实的健康基础。

同时，要大声疾呼：中青年人要关注自己的健康，呵护心脑就是呵护生命，不要把自己的生命当"赌注"，因为由于生活习惯的改变，从吃得贫乏到今天吃得丰富，想吃什么就能得到什么，物资的极大富足，带来了吃得过多的弊病，营养过剩而导致体重猛增，加之运动量不足，结果变成大腹便便的"胖子"，挺着显眼的"将军肚"，患上高血压、高血脂、高血糖，成了冠心病的"候选人"。三四十岁患上冠心病也变得不再是稀奇的"新闻"，犯上心脏性猝死的不幸者也不在少数。据统计资料显示：目前，50 岁以下的冠心病患者已经占到 1/3。因此，冠心病的预防必须从青少年抓起，年轻人更是预防的重中之重，这是健康与防病的战略基本方针。

误区 2：高血压、高血脂病人，只要指数降到正常值，就不用服药了

不少人觉得，既然任何药物都有副作用，当然是病好了就要停药了。然而，所谓已降到了"正常值"，却并非病已好了。

高血压和糖尿病患者大部分人需要终身服药。而血脂高的人，则首先要弄清楚什么标准才是正常值。比如，对于尚无动脉粥样硬化者，其理想低密度脂蛋白浓度应该在 120 毫克 / 升以下；但冠心病患者，要在 100 毫克 / 升以下；患有严重冠心病的人，则要降到 70 毫克 / 升以下。

误区 3：忽视心梗的紧张信号——胸痛

很多平时身体不错的人，对于突然出现的轻微胸痛、胸闷症状常常不在意，然而，这很可能会将自己送向"鬼门关"。因为突发心肌梗死的死亡率高达 20%，但是，如果能得到提前治疗，则近期死亡率的可能性降到 1% 以下。

其实，要提前发现心肌梗死并不难。因为有 60% ～ 70% 的人会在发病前的 1 ～ 2 天或几小时之内出现胸闷或不典型的胸痛先兆，而在平时，只要中年男性有过一次超过 20 分钟的胸闷，就要警惕可能患了严重心绞痛或冠心病即将发作。

误区 4：心脏病检查只做心电图

对于心脏病患者，除了做心电图外，最好也做一下"活动平板"检查运动后，看心肌是否缺血。很多病人普通心电图无异常，单做心电图，往往不能准确反映病情。上述两种检查是最常见的，"活动平板"做一次目前大约花费 200 元。

对冠心病进一步的诊断，还可以做 CT 冠脉造影、同位素心肌动静态扫描。这几种检查的费用相对要贵一些，但是，确诊冠心病，目前行之有效的还是冠状动脉造影，此方法被称为冠心病诊断的"金标准"。

误区 5：心梗患者要少运动

临床上发现，很多心梗和心衰患者不敢动，动了怕刺激病情再次发作或继续恶化。其实，冠心病的运动康复治疗早已被研究证实是有效而无害的。全国最新出版的《心衰治疗指南》也将适量运动作为辅助治疗方法之一。心脏病患者容易疲劳无力，自信心差，适度运动可以提高病人的外周肌肉的代偿能力，有助于控制其他危险因素，改善病人的生活质量。

一般的心肌梗死患者，病情稳定后，根据病情可以逐渐采取有氧运动，比如：步行、慢跑、踏自行车、游泳等，1 周 3 ～ 5 次，每次 30 分钟左右。

抗阻训练也是近年来专家推荐的冠心病患者适合的运动项目。不过，适量运动是针对每个个体而言，要征求平时经常诊治的主管医生意见，在医生的指导下展开适度运动才安全可靠。不要看别人运动多久，自己也跟着运动多久，殊不知，各人病情不同，体质也不相同，不能把别人看作是自己的榜样，要因人而异，可到心血管病专科向医生求教，获得运动评估和运动处方。

误区 6：速效救心丸代替硝酸甘油

有些人一感到胸口痛，就去吃 1～2 粒速效救心丸，很快感觉"心脏不痛了"，其实，这些患者可能并非是真正的心绞痛。

硝酸甘油才是心绞痛发作时的急救药。医学证明，心绞痛发作时，硝酸甘油含片、喷雾剂等的缓解作用不可替代。

对于其他因精神紧张、焦虑、睡不着觉等导致的"心病"患者，最好还是看看心理门诊，从心理上解决问题。

误区 7：放上支架就万事大吉

毫无疑问，支架是冠心病患者的福音。急性心梗的人，如及时放入支架，就可以将死亡率降低到 5%～6%；非急、重症的心绞痛患者，如放入支架也能缓解症状，并提高体力活动的能力。但是，放支架毕竟只能算是一种急救治疗的手段，而不是"保命符"，按时服药，坚持合理健康的生活方式才是最重要的。

第三章 认识冠心病，确诊查什么

猝死的白领越来越多，年龄越来越轻，大多数是心源性的。他们可能有心脏病，或是动脉中已有斑块，只是自己没有察觉、没有症状罢了，一旦太过疲劳，太过兴奋，悲剧也就接踵而至。但是，如果检验他们的血液，大多数逃不过"三高"指数，三者中必居其一的在80%～90%，所以，所谓"血液中暗藏杀机"，指的就是这类容易犯心脏性猝死的人群。要防猝死，首先要认识心脏，搞清楚冠心病的几种临床表现，心脏病的几种先兆，急性心梗的先兆，心脏病的预防措施，确诊心脏病查什么，一旦发生心脏性猝死怎样急救等。总之，防范猝死，最好的不是医生也不是药物，而是公众都能意识到这一健康危害，真正行动起来。

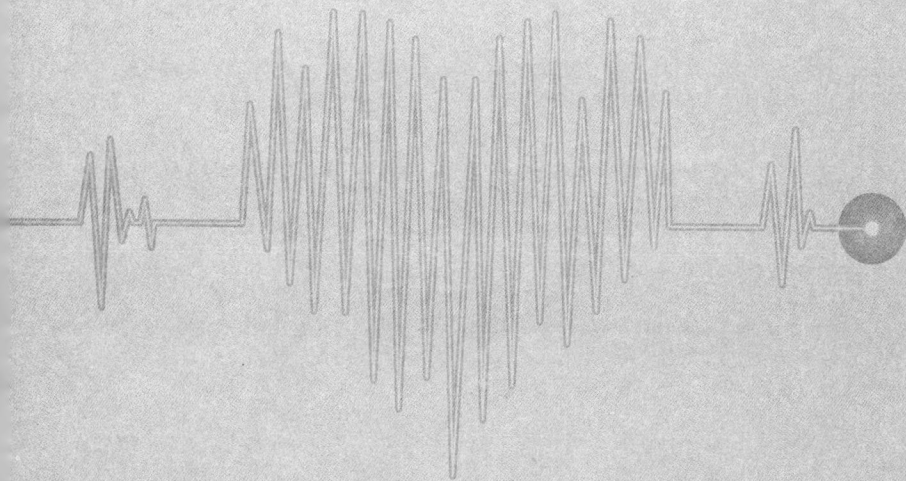

第一节　冠心病的临床类型

临床分型是以世界卫生组织规定的分型为标准，即心绞痛、心肌梗死和猝死。心绞痛又可分为劳力性心绞痛和自发性心绞痛。

劳力性心绞痛又分为三类：①新发生的心绞痛；②稳定型劳力性心绞痛；③恶化劳力性心绞痛。

自发性心绞痛，一般指休息状态下发作的心绞痛。其中，将心绞痛发作时伴ST波段抬高者，称为变异型心绞痛。

一、什么是心绞痛

胸痛是一种常见的主观症状，许多疾病和因素均可引起胸痛。心绞痛是心肌暂时性缺血引起的一种临床综合征，其典型表现主要包括以下 5 个方面。

1. 诱因

主要有自发性或劳力性，劳力性心绞痛多与用力、疲劳、激动、饱餐有关。

2. 部位及放射

主要位于胸骨后或心前区，一般疼痛可放射到上腹部，少数报告有放射到大腿侧。发作时，病人常因疼痛逐渐加重而不敢继续活动。

3. 性质

可为胸骨后压榨感、紧缩感、烧灼感或窒息感，一般针刺样、刀割样或触电样疼痛。

4. 持续时间

心绞痛一般很少超过 15 分钟，如超过 30 分钟应考虑急性心肌梗死的可能。

5. 缓解方式

除去诱因，休息或含硝酸甘油后 3 分钟之内即可缓解。

专家点评：心绞痛发作的部位及疼痛性质常不典型，所以，极易与其他病症相混淆。如有的心绞痛发作不在心前区，而是在颈、牙床、咽喉、背、肩、臂或腹部等处。也有病人心绞痛可表现为臂或腕部麻木、沉重等不适感。另外，由于胸痛部位主要取决于痛觉神经的分布，因而任何刺激，如缺氧、炎症、肌张力增加、癌肿浸润、组织坏死以及物理化学因素等均可引起胸痛。一般来讲，针刺样锐痛，特别是出现在左乳房下区者，往往非心绞痛表现。胸部持续性憋闷、深吸气后症状可减轻，含硝酸甘油无效，往往多见于心脏神经官能症。极短促的疼痛也很少是由于心肌缺血引起。此外，心绞痛也并非冠心病所特有，主动脉瓣狭窄或关闭不全、贫血、特发性肥厚性主动脉瓣瓣下狭窄、心肌炎等疾病均可有之。而且，冠状动脉疾病也并不仅限于冠状动脉粥样硬化，遗传与先天性畸形、外伤和胶原病以及其他血管炎症性疾病，均可引起冠状动脉病变。

二、什么是心肌梗死

心肌梗死是指因持久而严重的心肌缺血引起部分心肌缺血坏死。发生心肌梗死的病人，可有剧烈的胸痛、急性心衰、休克、意识障碍、严重心律失常等症状。同时，由于心肌损伤与坏死，可引起特征性心电图及血清酶学改变，病人还可有体温轻度升高、血常规白细胞总数及中性粒细胞增高及血沉增快改变。心肌梗死根据心电图诊断可分为 Q 波梗死和非 Q 波梗死。按病情发展过程又可分为急性梗死（指发病后 4 ～ 8 周）和陈旧性梗死。心肌梗死的病因，多数是冠状动脉粥样硬化斑块或在此基础上血栓形成，造成血管腔堵塞，少数病例是由于单纯血管痉挛或冠状动脉炎症闭塞所致，偶尔也可因心腔瓣膜上的栓子脱落，造成冠状动脉梗死。

三、什么是心律失常

正常心脏的激动起源于窦房结、结间束、房室交界组织、房室束、左右束支及浦倾野纤维，心室肌使全心肌激动。

正常情况下，心脏激动的起源来自窦房结（为正常起搏点）的激动，不仅能以一定的频率规则地按上述顺序传导，而且，激动在各个部位传导的时间都有一定的限度。如果窦房结的激动不能按正常顺序和频率规律地发出或激动的起源不在窦房结，而是在窦房结以外的其他传导组织形成"异位起搏点"，或是激动的频率、节律不正常，或其传导不依正常顺序进行，或是激动的传导异常，使心脏活动的频率和节律发生紊乱，称为心律失常。

小贴士
心脏什么样

心脏位于胸腔内，略偏左侧，大小相当于本人紧握的拳头，其外形似倒置的圆锥体。

心脏是一个中空的器官，有4个腔：左心房、左心室、右心房、右心室。心房位于心脏的上部，心室位于下部；两房之间以房间隔分隔，两室之间以室间隔分隔；左心房、左心室间有二尖瓣，右心房、右心室间有三尖瓣。心脏每分钟跳动60～100次。每次跳动，全身血液经上、下腔静脉回流到右心房，再进入右心室，由右心室进入肺动脉；肺内循环后，血液经肺静脉回流到左心房，再进入左心室，最后，由左心室射出，从主动脉供应全身。

供应心脏营养的动脉，遍布心脏表面，如同一顶帽子，故而叫冠状动脉。

如果新生儿未发育完全，房间隔、室间隔、三尖瓣、二尖瓣都可能出现缺损，这是最常见的先天性心脏病原因。如果冠状动脉出现问题，可能造成心脏局部供血障碍，这就是冠心病。如果心脏跳动不规律就属于心律不齐。心脏病的症状常为心慌、胸闷、心绞痛等。

第二节　致命性心律失常，切莫忽视

心脏是一个特殊器官，除了收缩期（工作）、舒张期（稍息，喘口气），从不休息。它自身有特殊的传导途径，从起源于右心房壁近上腔静脉进口处的窦房结起，经由右心房与左心房、房室结、房室束、左右束支及其分支，分布于左、右心室的心内膜下。

窦房结的起搏细胞是自律性细胞，是指心肌细胞在没有外来刺激（激动、兴奋）的条件下，自发地产生节律性兴奋的特性，并通过特殊的传导途径，引起整个心肌群的兴奋，使心脏有节律地收缩和舒张。在生理条件下，正常窦房结的自律性最高，控制着整个心脏的活动，称为窦性心律。

心律失常，是指心脏激动起源异常，传导异常，或二者兼而有之。

如激动（兴奋）发自窦房结以外的心肌组织称为异位心律，心肌细胞是一种机能合胞体，任何部位单个心肌细胞膜产生的兴奋都可以传导至整个心肌群而引起兴奋与收缩。如激动的传导速度和传导途径改变，为激动传导异常，都是心律失常。

重点是要特殊关注致命性心律失常。简而言之，致命性心律失常，就是因为心脏原因，突然中间向全身供血，因血液供应不上，供血不足，脑贫血瞬间即丧失意识。一般心脏停搏（包括心室颤动）5～10秒钟，就会引起昏厥，停搏15秒钟以上，就会发生昏厥和抽搐，形成所谓的阿-斯综合征，停搏时间超过3～5分钟就会造成猝死，即大脑和生命中枢（呼吸心跳中枢）得不到血液供应而死亡，所以称为心脏性猝死。

一、什么是病窦综合征

心律失常中并不都是致命性心律失常，主要是那些可能造成心脏供血突然明显减少或中断泵血的心律失常，如"统帅"心脏特殊传导系统的"窦房结"，患了病态窦房结综合征，简称"病窦综合征"。

这种疾病，就是由于窦房结本身及周围组织的器官病变，导致窦房结起搏（冲动、兴奋）形成障碍和冲动传出障碍而产生的心律失常，以窦性心动过缓、窦房传导阻滞为主。主要症状为心动过缓导致心排血量减少，出现心、脑、肾供血不足的临床症状。严重者发生窦性停搏，心脏骤停，心脏泵血突然停止，发生阿-斯综合征和猝死。

这是一种致命性心律失常，切莫忽视。

二、什么是房室传导阻滞

在特殊传导系统中的房室传导阻滞，即窦房结的冲动通过心房传到心室的过程中受阻。房室传导阻滞、药物毒性作用或迷走神经抑制作用所致者，多发生在房室结。器质性病变所致者，多发生在房室束。

房室传导阻滞，依据阻滞部位、程度的不同，分为三大类：一度阻滞（P-R间期延长型）、二度阻滞（不完全性房室阻滞，分为Ⅰ型和Ⅱ型）、三度阻滞（完全性房室传导阻滞）。二度Ⅱ型阻滞的部位是在房室束的远端或双侧束支，容易发生阿-斯综合征、猝死，预后较差，也容易发展成三度房室阻滞。三度房室阻滞：心房和心室各自受各自节奏点的激动（控制），心房与心室之间激动的传导无固定的规律。心室节奏点如在房室束分支上，预后相对较好；心室节奏点如在房室束分支以下，预后很差，极易发生猝死。

这又是一种致命性心律失常，要警惕。

三、什么是心室性心动过速、扑动及颤动

以上说的是传导系统本身发生的致命性心律失常。心脏无论从任何地点开始起搏（发生冲动、激动、兴奋等）都可以引发心脏跳动（收缩）一次。除了窦性心律以外，其他地点开始起跳的，都称为异位起搏点、节奏点等。如果这次心跳是从心房开始起跳的，就是一次房心早搏；如果是从室性开始起跳的，就是一次室心早搏。如果连续两次室性早搏，就叫成对的室早；如果连续三次以上的室性早搏，就是短阵室性心动过速。

那么，室性心动过速包括哪些类型呢？

非阵发性室性心动过速，预后相对较好。阵发性室性心动过速，常伴有严重心肌病变，且容易引起休克与心力衰竭，或发展为心室颤动。

心室扑动，这是一种介于阵发性室性心动过速与心室颤动之间的心律。心室扑动发生后，往往迅速地转为心室颤动。心室扑动与心室颤动，是最严重的异位性心律失常，心室肌进行快而不协调的乱动，心室已丧失了有效的整体收缩能力，完全失去了泵血功能，相当于心室停顿。

专家点评：以上是致命性心律失常的梗概。

"猝死"，就等同于"地震"一样可怕，也不能准确地预报。猝死给予人类的几乎就是死亡，因此，预防猝死就像预防地震一样，要做到未雨绸缪。

现代医学科学发展到今天，临床心电图学、动态心电图学、心脏电生理学等检查，不仅完全可以办得到，而且预防猝死的技术也非常完备。除包括药物在内的综合性干预外，还有非药物疗法，比如各种消融术治疗、各种起搏治疗。只要记住：所有的"心脏病"，都是猝死的原因。猝死的基本原因是"致命性心律失常"。由此，做好预防，就可以避免猝死。

第三节　房颤的病因与症状、检查与治疗

随着人们生活水平不断提高，社会医疗保健制度的改善，人的寿命越来越长，但是，同时患心脏房颤的病人却越来越多了，这种房颤疾病与年龄的增加明显相关，在年轻人中间不常见，但在老年人中却很多。七八十岁以上的老年人，10 个

人中就会有 1 个房颤病人。据调查显示：我国目前至少有 1000 万以上的房颤患者。

一、房颤的病因是什么

心脏就像一个很大的肌肉泵，每搏动一次都向全身的组织和器官输送氧气和营养，心脏的这种机械活动、电活动来源于位居右心房的窦房结，每分钟以 60～100 次的频率发放电脉冲，这些冲动沿着心脏内存在的特殊传导系统，传导到心脏的各个部位，使心脏有规律地收缩，心房的收缩使部分血液排入心室。当各种原因出现房颤时，心脏的电活动不受窦房结支配，被心房内外快速而又杂乱无章的电活动代替，心房和心室均出现快速而没有规律的收缩和舒张，此时，心房频率为 400～600 次/分钟，幸好有房室结在把关，心室的收缩频率不会过快（110～180 次/分钟）。心脏上半腔（心房）的电信号极为快速且不规则，通常大于每分钟 300 次，心房不能收缩和将血液排空到心室，结果，心脏流向外周器官的血液减少，导致心脏扩大、心力衰竭、心肌病、血栓栓塞。

二、心脏房颤有哪些症状

对多数房颤病人来说，房颤可引起不适的感觉，危害不大，但房颤引起的并发症将威胁患者的生活质量和生命安全，如能有效治疗，这些危险性将大大降低。

不同的房颤患者为什么不适感觉差异很大，原因尚不十分清楚。但是，多数患者最常见的感觉是心悸，特别是阵发性房颤患者，以至于一些患者产生焦虑情绪，担心心脏会停止跳动，此时，应及时就医明确诊断。持续性或永久性房颤的患者，心悸的症状反而减少。可能由于适应了这种不规则的心律，患者的表现症状多为一些非特异性的表现，比如体力下降、气短、呼吸困难、虚弱无力、行走困难，初次发作时，会感到紧张或恐惧，严重的患者，尤其是合并有器质性心脏病的患者可出现心力衰竭等凶险症状。

三、房颤应怎样检查与治疗

当老年人出现房颤时，应及时做心电图或动态心电图，以明确诊断，还要进行相关的检查，比如超声心动图等，寻找房颤的原因。

房颤的病因主要有：风湿性心瓣膜病、高血压、心肌病、冠心病、心包炎等，还有其他系统疾病的心脏表现，比如甲亢。其中，老年人常见的原因为高血压、甲亢等。也有少部分房颤患者找不到原因，即心脏的结构是正常的，称为孤立性房颤，多出现在年轻的患者身上。根据房颤发作的特点，可分为阵发性、持续性、永久性三种。

房颤最重要的治疗方法，包括两个方面：一是控制心室率或转复窦性心律；二是抗血小板和抗凝血治疗。针对不同的情况，可采取以下治疗措施。

1. 电击恢复窦性心律

通常静脉给予镇静药物，比如安定，然后电击，短期的效果很好。但复发的概率较大，同时，服用抗心律失常药物，可能减少复发。

2. 控制心室率

通过减少下传的心率，改善患者症状。

3. 抗心律失常药物

对阵发性房颤者，应用后可减少房颤反复发作的频率和时间；持续性房颤患者，可在电击转复前服用，减少复发率后房颤的发生。

4. 起搏治疗

对由于窦房结功能减退而发生房颤的患者来说，植入起搏器可能会减少房颤发生的概率，应用房室结消融加起搏器治疗房颤，能明显地改善症状，但需要长期的抗凝和起搏治疗。如果在房颤的发作中有长间歇，即两个相邻的心室激动距离超过2 秒钟以上时，是否需要起搏器，要根据具体情况。有的病人症状只出现在夜间睡眠状态下，没有出现过晕厥等与长间歇相关的症状，可能不需要安装起搏器。

目前，可通过射频消融、手术方法治疗房颤。在过去 10 年中，射频消融成为许多快速型心律失常的治疗方法，但用于房颤的治疗还是最近的新技术。目前，适合手术治疗的患者仅占很小一部分，手术过程中相对复杂，成功率不高，如果药物治疗房颤效果不好，部分患者可考虑施行手术。

5. 抗凝或抗血小板药物

抗凝或抗血小板药物，可使血液不易形成血栓，从而降低脑卒中危险，常用的抗血小板药物包括阿司匹林、噻氯吡啶、氯比格雷等，抗凝药物为华法林，但一定要 INR 监测。部分没有心脏病的年轻患者，发生血栓的危险很低，可不用抗血栓药物。

第四节　中年人须防隐性冠心病

提起冠心病，人们往往会联想到心绞痛、心肌梗死、心力衰竭、心律失常，这些都可以是冠心病的症状表现类型，但是，临床上还有一种情况更应引起人们的关注，这就是"隐性冠心病"。

隐性冠心病又叫无症状性冠心病，患者虽具备了冠心病的病理基础，但是，平日却又不表现症状，自己也不知道已经患病，可是，当跑步、饮酒、疲劳、激动、过度吸烟、严重失眠、突遭雨淋、长途旅行、房事过频，即可诱发冠心病发作，导致动脉痉挛、栓塞，引起心肌缺血、缺氧、坏死，出现严重心律失常，甚至心脏骤停、猝死。

隐性冠心病是"健康人"的大敌，常能引起"健康人"的猝死。专家在总结国内外猝死尸检所见，一致认为猝死的主要原因是心血管病患，尤以隐性冠心病最为常见。据资料显示：近年来，隐性冠心病的发病率呈上升趋势。目前，美国有400万～500万隐性冠心病患者，有学者调查了挪威2014名40～50岁的办公人员，发现隐性冠心病的发生率为4%。在我国，据权威部门在某地调查显示，在347例中年人中查出了51例，患病率为6.8%。其中，平日无症状的竟占79.4%，可是通过"医学蹬车"运动试验，心电图异常者则上升为46.5%。所以，在平时做心电图正常者，并不一定没有冠心病，必须引起关注，必要时应加做"医学运动负荷试验"，查查有否"隐性冠心病"。

隐性冠心病平日多无症状，自认为是"健康人"，故而不予重视，没有任何防范措施，甚至照常超负荷工作，超出自己体力和精力的事仍然在进行，所以，"隐性型"较"显性型"更具有潜在的危险性。一旦爆发，往往防不胜防。近年来，随着对隐性冠心病病因的广泛研究和社会调查，陆续发现和归纳了一些可诱发隐性冠心病的所谓"危险因素"，这些危险因素主要包括年龄、性别、高血压、高血脂、糖尿病、吸烟、肥胖、缺少活动、情绪紧张、过度激动和过度劳累等。

隐性冠心病平素无不适感觉，但在检查时常显出一丝蛛丝马迹，如静息或负荷试验心电图有ST段压低、T波倒置等心肌缺血表现（其他原因除外）。为了使本病尽早被发现，得到及时治疗，建议处于冠心病心脏病高发年龄的中年人，一定要定期到医院进行心脏检查。对有冠心病高发因素的人群，如40岁以上的中年男性，绝经期后的妇女，有高脂血症、高血压、过多吸烟、糖尿病或冠心病家族史者，除了进行常规心脏检查外，还要进行心脏运动试验检查，必要时可配合动态心电图、核素心肌灌注显影以确定诊断。

本病应采取综合防治措施，包括吃低脂肪、低胆固醇、低糖饮食，控制体重，控制高血压，降低血脂，戒烟限酒，适当进行体育锻炼和活动身体。据调查，在早晨参加锻炼的人群中，中年人较少，这说明多数中年人还舍不得在健康上下功夫，应当引起高度重视，关爱健康要重视自我健身运动。

中年人为了健康，要避免超负荷运动，要学会调节生活节奏，不要将"发动机"的指针总是指向"全速前进"。总之，中年人要做到动而不过，思而不忧，食而不腻，壮而不胖，乐而不极。

病案一：42 岁男子应酬后猝死

42 岁的李某，平素身体都很好，自认是"健康人"，临近年关，参加了几次应酬之后，一天，他觉得有点胸闷，没有重视，继而突然在家里倒地不醒，妻子和女儿悲痛万分，原本幸福的家庭，猝不及防遭遇重击。120 接诊的急救医生说，他是典型的中年隐性冠心病患者，平日看似"健康"无症状，但是，一旦发起病来很凶险。其实，他胸口有点闷就是心肌梗死时发出的"强力信号"，而病人和家属都没有意识到，发现胸闷要尽快上医院急救。

"我根本不懂医学，人突然倒下去，怎么敢动呀！要是动出了后果，会一辈子难过的。"妻子的几句话显得非常无奈。

小贴士
急救，抓住"黄金 5 分钟"

像李某妻子这样无奈的家属有许多，那么，怎样急救？在 120 救护车到来之前，抓住急救"黄金 5 分钟"，让患者平安渡过生命危险期。

首先学会做出准确判断。

怎样判断突然昏倒的人到底是什么症状？

对于家属来说，首先要考虑到病人的基础疾病，比如：冠心病或是高血压、高血脂等控制不好，年事已高，以往有过脑卒中或心肌梗死等病史。如果这样的病人突然呼吸、心搏骤停，在一旁的家人、路人就要大声呼救，同时呼叫 120 急救，在救护车到来之前，马上施行现场急救。因为大脑的耐缺氧极限时间只有 5 分钟，缺氧造成的脑损伤是不可恢复的。像李某这样突然昏倒，平日没有冠心病症状，但他有隐性冠心病存在，家属没法知道，但是，急救方法是一样的，首先呼叫 120，然后马上进行现场急救。

现场可以这样做：

心肺复苏 A、B、C。

猝死，有心性猝死与脑性猝死，现场急救是一样的，无论哪种原因导致猝死，其现场抢救的心肺复苏术都是一样的。对没有专业知识的人来说，心肺复苏可以概括为 A、B、C 三个步骤。

A：开放气道。迅速将病人仰卧于硬板床或地上，抢救者跪于病人一侧，撤掉枕头，清除口腔、咽喉异物，头部充分后仰，使下颌角与耳垂连线和身体水平面呈 90°角即可。

B：口对口吹气。打开气道后，经检查证实无自主呼吸，立即用放在患者前额的拇、食指捏紧双侧鼻孔；深吸气后，用嘴严密包绕患者的嘴，勿使其漏气，首次连续向患者肺内吹气两次。每次吹气后，松开紧捏鼻孔的手指，使患者呼出气体。同时，必须观察其胸廓是否起伏。成人吹气量 500～600 毫升/次，以患者胸部轻轻隆起为度，频率为 12 次/分钟。

C：胸外心脏按压。用一手中、食指并拢，中指沿抢救者一侧的肋弓下缘向上滑动，至胸骨体与剑突交界处。另一手掌根部大鱼际外侧紧贴前一手食指，掌根部置于胸骨上，即胸骨下 1/3 处。成人按压 100 次/分钟左右，按压与放松时间的比率为 1：1。按压应稳定而有规律地进行，不得间断，不得猛压猛抬。

提供常规急救药物，联系熟悉病情的社区家庭保健医生。

在做这些急救的同时，如果患者有长期服用的药物，例如硝酸甘油急救药，应马上给患者含服。在向 120 呼救的同时，也应立即通知社区卫生服务中心的医生（平日的保健医生，为患者建立家庭健康档案的负责医生），因为他们熟悉患者的病情，由他们向急救医生介绍病情，对抢救患者赢得时间有好处。一些有基础疾病的中年人，事前要向家属或同事告知自己的病况，一旦发病即可及时救治。对于像上述所讲的李某，平时没有症状，但有隐性冠心病，只能靠平日坚持定期体检，发现问题就应立刻进行治疗。

病案二：吃饭突发心脏病

和家人共进晚餐，共叙天伦时，43 岁的俞先生扩张性心肌病突发，心跳、呼吸骤停，生命危在旦夕。

幸运的是，与他们同楼吃饭的客人里有一桌特殊的客人，一桌子用餐者都是浙医一院的医护人员，他们齐心协力，接力抢救，把几乎一脚踏进鬼门关的他拖了回来。

2008 年 10 月 26 日晚上，俞先生和家人正在杭州西湖国宾馆吃饭，正聊得开心，俞先生突然眼皮一翻，手一抖，就栽倒在地上，家人和周围的食客都吓得乱了手脚，赶紧把他抬到椅子拼成的"硬板床"躺好。

这边的骚动，迅速引起了同在国宾馆聚餐的一批医护人员们的注意。

"不好，恶性心律失常！"出于职业的敏感，护理部主任徐林珍一看到病人的症状，就忍不住叫了起来。

几乎在同时，另外两名护士长已经合力把身材魁梧的俞先生抬到地面上躺平；一名护士长立刻动手，替俞先生做胸外按压，为他建立体外人工循环。

所有在场的医护人员默契地排开，轮番给俞先生进行按压，每分钟按压频率达 100 次。

而在这样紧急的情况下，光是通过胸外按压只能保证病人体内供血能够正常循环，但如果病人脑部长时间缺氧的话，还是有生命危险。

现场没有任何医疗器械的情况下，医护人员们的第一反应是：人工呼吸！

他们立刻开始口对口地为病人吹气，一个医生吹到眩晕的时候，下一个医生立马接上。

在这样不间断地按压和吹气后，俞先生的意识一直处于清醒状态。

20 分钟后，"120"救护车终于赶到了，浙一医院的医生和护士长们立即协助急救医生为俞先生插上气管，抬上救护床，推上救护车，保证病人呼吸畅通，赶送去医院的途中安全无事。

据了解，俞先生被送往西湖边的浙江医院继续抢救。次日，他的生命体征趋于平稳，神志清醒，但仍躺在重症监护室。专家说："俞先生即使捡回一条命，以后还是可能发生心搏骤停。"

"我们知道他有扩张性心肌病，平时倒还平静没啥体征，身体也魁梧健壮，没想到发起病来吓煞人，这么厉害。"俞先生的姐姐说："幸好碰到浙一医院的医生们与我们同室邻桌吃饭，胸外按压，口对口吹气，徒手插管，一场'幸会'的现场急救，使我弟弟突发心脏病得了救，赢得了发病后最宝贵的抢救时间。"

专家提醒：像俞先生这样的扩张性心肌病，平时没啥大的不适，身材也魁梧，一旦发起病来吓煞人，令人束手不及，如果抢救不及时便会猝死。但是，这种病是心律恶性失常发作，是心脏病中最危险的病症，目前也只能通过换心才能治愈。平时无事，一旦发作，在4～6分钟内没有及时、正确地抢救会猝死。因此，这类心脏病患者平时不宜情绪激动，吃饭的时候不能吃得过饱，更不能饮酒。俞先生就是这样诱发疾病的。

第五节 如何识别无痛性心肌梗死

心肌梗死是导致中老年人死亡的主要疾病之一。提到心肌梗死，不少人往往想到胸痛。的确，在心肌梗死发病时，常有剧烈的心前区压榨性疼痛。但如果以为心肌梗死病人必有胸痛，那就错了。有专家曾统计300多例65岁以上的急性心肌梗死病例，发现有胸痛症状者仅19%，而81%并无典型的胸痛，这在医学上称为无痛性心肌梗死，其原因与老年人痛觉反应低下有关。由于老年人心肌梗死在临床上表现不够典型，故给临床观察带来一定的错觉。就这样的病例而言，病人全身乏力、左上肢麻木及多汗都是无痛性心肌梗死的表现，可惜没有引起医护人员的警惕。对病人而言也缺乏知识，不懂这些表现症状就是无痛性心肌梗死，所以，往往得不到救治而发生猝死悲剧。

医学专家提醒，无痛性心肌梗死的病人常有以下表现：突然上腹痛，反复呕吐，人体虚弱，面色苍白，精神萎靡，脉搏微弱；突然面色苍白，出冷汗或多汗，口唇苍白或青紫，脉搏极微弱，呈现濒死状态；突然出现心悸，胸闷，说不出话，脉搏极弱；突然出现气急，不能平睡，吐大量泡沫状或粉红色痰；出现类似中风的症状，如神志不清，半身麻木，全身无力等。凡是中老年人突然出现以上现象时，要警惕发生无痛性心肌梗死，这是性命交关的凶险疾病，马虎不得，应赶快送医院急救。

病案一：60岁老朱胸闷未治，错失良机

60岁老朱，平素身体一向都很"结棍"。上周五开始他觉得胸口发闷，但他并不在意。拖了两天，到了昨天中午他突然觉得透不过气来，呼吸都困难，身体一阵阵发虚汗，于是，才由家人送往医院。在市中医院心内科经过一系列检查，确诊是无痛性冠心病发作、急性心肌梗死。专家很惋惜朱先生错过了最佳的介入治疗时间。虽经全力抢救，仍然没有夺回生命。为此，专家呼吁：心脏病来势汹汹，一定要平时多加保重身体，发现不适立即就医，不要拖。

病案二：孝子陪游西湖，父亲心梗去世

这天凌晨，在浙江省中医院急诊室里，30多岁的广州人雷先生，面对父亲的猝然去世，无法接受现实，跪在床边久久不起。

雷先生是个孝子，他和妻子专程从广州陪伴68岁的父亲到杭州旅游。前天整整一天游玩西湖后，直到晚上10：30才吃晚饭。雷先生说，在吴山广场一饭店就餐，10：40左右，正在吃饭的父亲说是要上厕所，可刚起身时，走了几步，突然就摔倒了。虽经120救护人员送医院全力抢救，12：05医生宣告老人死亡。

急症医生点评：老人突发阿－斯综合征，估计是死于急性心肌梗死。他是典型的无痛性冠心病患者。发病前没有胸痛，由于长时间从早到晚不休息，旅游劳累诱发心脏病突发。每年旅游季节，我们急救中心都要接受一些突发心脏病的旅游者。为此提醒：老人外出之前，自己有什么毛病要心中有数，不要劳累，可去医院检查一下，随带急救药。

相关链接
心脏病专家告诉你真相——生死掌握在自己手里

"10个人中，至少4个人最终死于心脑血管疾病。"这是在杭州召开的国际长城心脏病学会会议上，我国著名心血管病专家胡大一教授告诉人们的一个真相："通过改变生活方式等到位的预防措施，可以降低45%～76%的心脑疾病突发死亡风险，而若仅仅依赖医生来救你，挽救死亡的可能性只有3%～5%。"这个悬殊的数据差异，说明了绝大部分生死掌握在自己手中，而不是由医生主宰。

为此，胡大一教授严正指出："在过去20年中，单纯依靠治疗的保健策略是失败的策略。"他呼吁：目前要转变策略，采取预防、预测和个体化医学的综合措施，而不再仅仅是针对疾病终末期进行治疗。

参加此次心血管国际盛会的浙医二院王建安教授对此也深有感触。他忧心地说："目前的形势十分严峻，突发严重心肌梗死越来越年轻化，心律失常恶性事件增多，猝死只是一瞬，但却是由不良的生活方式慢慢累积的。只有改变不良的生活方式，才能降低心脏病的发病率，避免猝死。有资料表明：欧美国家2/3的心脑血管疾病死亡率下降归功于健康教育后生活方式行为改变。"

据悉，浙医二院心脏中心遵循国际化的诊治流程和标准，推出了心肌梗死抢救生命圈，为病人争取最大的生存机会。"但是，如果严重心梗伴心搏骤停的患者发病现场无人懂得心肺复苏急救，病人到医院生还的可能性仍然很低。"

心血管疾病是个慢性病，可防可控。10个心肌梗死9个可被解释和预测，6个心肌梗死可被预防。然而，令人遗憾的是，人们自主选择的许多不良生活方式把自己逼入了绝境。王建安教授介绍：心肌梗死危险大多由血脂异常、吸烟、高血压、糖尿病、腹部肥胖、心理压力、摄入蔬菜水果少、饮酒过多、规律的体力活动少所致。这9种危险因素分别可解释男性和女性心肌梗死原因的90%和94%。

"仅仅拿吸烟来说，要改变也不容易。医生总该懂得吸烟的危害吧，但是，调查表明，男性医生有45.5%吸烟，心血管医生有29.8%吸烟。"据悉，此次国际心脏病学会议，大会主席胡大一宣布："进入预防心脏病学时代，重视戒烟和改变生活方式，把今年心内科医生集聚的学术会办成一次'无烟长城会'。"

第六节 贫血伤"心"莫忽视

老年人由于平时进食量较少，咀嚼功能减退，肠道消化功能也较差，再加上还较多地患有某些慢性消化道疾病，对铁、维生素 B_{12} 和叶酸等营养素的吸收利用低下；老年人因生理机能的减退，骨髓造血功能也相对下降，或因服用某些药物等因素的影响，都可由此而引起贫血。因此，贫血是老年人较常见的病症。

专家统计显示：无明显疾病的老年人中，贫血的检出率为5%～20%；住院的老年人中，因患有各种疾病，贫血的检出率为 20% ～ 40%。国内有权威机构做过研究：60 ～ 70 岁患者中贫血的发生率为 35.5%；80 岁以上的高龄老人中，营养、医疗条件较好的，也有近 30% 的人患有贫血症；而条件较差者的贫血发生率则为 49.3% 之高。

人到老年后，心脏功能会发生退行性改变，而且大多患有心血管方面的慢性病变，由于人们高度重视对心血管疾病的诊治，忽略了对贫血的发现与治疗。殊不知，心脏功能的退变和心血管方面的慢性疾病，都可使心脏对贫血的耐受能力降低，就会加重心血管疾病的病情。这是因为发生贫血以后，红细胞数量明显减少，红细胞的携氧能力大幅度下降，心脏只得靠加强收缩力增加搏出血量来代偿，从而加重了心脏的负担。如果贫血进一步加重，心脏的负担也会加重而形成恶性循环，就会引起心肌肥厚、心室扩大，心肌缺血缺氧状态进一步恶化，随时可促发心绞痛、心律失常，严重时可引起心脏性猝死。

因此，老年人在重视心血管等慢性疾病的时候，一定要重视贫血问题。其实，这些影响心脑血管病的诱发因素的预防，对年过三十的中年人来说也应当引起重视，因为当今冠心病发病年轻化，在预防胜于治疗、以预防为主的新医疗时代中，不论是老年人还是中青年人，都要认识到"预防疾病"的战略对提高人口素质、增强民众体质、延长人类寿命的重要性与紧迫性。为此，要大声呼吁，谨防贫血伤了"心"。一旦患有贫血症，一定要在医生的指导下进行治疗。除了按医嘱服药外，在日常生活中，可适当多摄入一些富含铁、维生素 B_{12} 和叶酸等营养素的食物，比如黑木耳、海带、紫菜、水果及新鲜蔬菜等，对预防和辅助治疗贫血，对维护和改善心脏功能，预防心脑血管疾病等，都是十分有益的。请牢记：谨防贫血伤了"心"，中老年人贫血伤"心"莫忽视。

小贴士

预防心血管病，多吃三种食物

一、多吃鱼，胜于多吃药

长期规律地多吃鱼，远比单吃心脏病药要有效果，而且安全。

长期吃富含长链多元不饱和脂肪酸的鱼类，对预防心血管病有很好的效果。近年来，已经有很多的学术研究证明，特别是吃那些生活在寒带水域的深海鱼类，比如鲑鱼、金枪鱼等，不仅可以预防心血管疾病，降低胆固醇，还可以减少心血管病的发病率达 52% 以上。另一项研究也指出：常吃鱼的心脏病患者，两年内的死亡率比不吃鱼的人要减少 30%。

二、多吃苹果，可防血管硬化

研究显示：每天吃两个苹果能够减少人体血液中的脂肪含量。吃苹果还会增加血中维生素 C 的含量，平均可提升 34%。每天吃苹果可以减少肠内不良细菌数量而帮助有益菌群繁殖，从而改善人体的消化和吸收功能，也同样可以预防高血脂和血管硬化等与生活习惯有关的疾病。

三、多吃富钾食物，可以降血压

香蕉和酸奶中含钾量较高，有助于控制高血压。专家对 2600 人跟踪研究结果表明：1 周中有 6 天，每天吃含 1 克钾的食物，比如 1 个土豆、1 只香蕉和 225 克牛奶，连续吃 5 个星期以后，检测血压可降 4 毫米汞柱。还可多喝些橙汁，因为橙汁富含维生素 C。血液中的维生素 C 含量越高的人，其血压越低。研究认为：维生素 C 有助于血管扩张。每天服用维生素 C 制剂 60 毫克，或者多吃些新鲜蔬菜、柠檬、山楂、猕猴桃之类的酸味水果，也可起到同样的防病作用。

为了预防心血管病变，饮食防病莫忘多吃以上三种食物。

第七节　牙痛莫轻视，警惕是心梗

赵先生近期一运动，或者一着急、一激动，就会发生牙痛。吃了多片止痛药也不见好转。后来，他上医院就医，牙科医生检查了牙齿，听了赵先生的主诉后，牙医要他转诊到心血管专科就诊。心血管医生听了主诉后，做了全面检查，医生认为赵先生是心梗，有针对性地药物治疗一段时间，牙痛终于消失了。

赵先生很纳闷："都说心梗的信号是心口痛、心慌、胸闷、气短，难道牙痛也是心梗的表现？"

专家解答赵先生的疑问："这种现象的确存在。心梗的常见表现是劳累、情绪激动或饱餐后出现胸骨后或心前区疼痛，并向左肩和左臂放射。疼痛可能会持续几分钟，在休息或舌下含服硝酸甘油后会缓解，这被称为"心绞痛"。专家说："如果出现了胸闷、气短、呼吸困难、压迫感、紧缩感或其他说不清楚的难受感觉，而且它们的发作诱因、持续时间、缓解方式跟上述情况一样，也是心梗的信号。”

“但是，有一些表现跟心脏的联系比较小，大家可能会忽视它，比如牙痛。”

据专家介绍：心脏本身是没有痛觉神经的，一旦心肌因为心梗而缺血，积聚了很多代谢产物，如乳酸等。这些代谢产物刺激心脏的自主神经，刺激信号再传输到脊髓中枢，脊髓中枢就会认为身体的某些部位有不适感。大部分情况下，传入的节段会引起左胸部、左上肢的疼痛感，但是，如果传入节段偏高就可能表现为牙痛、下颌痛。

因此，专家提醒大家：“如果在体力活动、饱餐、冷空气刺激、情绪变化的情况下，出现上述部位的疼痛症状，而这种疼痛会在诱因消失后的几分钟内也随之消失，那就很有可能是心梗的信号了。”

专家忠告：“这些发现有心绞痛的人，要尽快去医院接受全面检查，要把自己的症状跟医生说清楚。如果检查后确诊是心梗，就要尽快治疗。”

此外，专家还提醒男性朋友们，有时候性勃起功能障碍（ED）也是心梗的信号，这虽然很特殊，但也需引起重视，切莫忽视。这是因为阴茎区域的血管与心血管十分相似，如果阴茎区域的血管发生了粥样硬化，那么，心血管可能也会存在问题。

小贴士

硝酸甘油最好随身带

硝酸甘油通过舒张心脏的血管、增加心脏的血流和氧气供应而发挥作用，是冠心病患者尤其是心绞痛病人常用的一种急救药。为使硝酸甘油更好地发挥疗效，病人及其家属应了解服用硝酸甘油的注意事项。

一、硝酸甘油怎样使用

心绞痛发作时，应立即将硝酸甘油片含于舌下，而不是放在舌面上。因为舌下毛细血管丰富，药物有效成分能很快吸收进血液而发挥药效。舌下含化，是缓解心绞痛的最佳途径。如果心绞痛发作来势凶猛，疼痛严重，可用门牙将药片咬碎，用舌尖舔咂，以加快药物的吸收，一般在2～5分钟内即可起效。

二、舌下含药时为什么不能平卧

舌下含药时不能平卧，是为了防止回心血量增加。否则，心肌耗氧量增加，会减弱药物的作用。舌下含药时也不能站立，因为舌下含药时，既能快速扩张冠状动脉，又能扩张全身动脉，最终导致血压下降和脑供血不足，易猝然跌倒或晕厥，从而发生危险。

正确的姿势为：采取坐位含药，最好是靠在椅子或沙发上，含药后静坐15分钟。

三、硝酸甘油用量过大的危害

硝酸甘油用量过大时，可使血压过度降低，反射性地引发交感神经兴奋，使心率加快，心肌收缩力增强，这反而增加心肌的耗氧量，诱发或加剧心绞痛发作，因此，宜从小剂量开始含服。如果不见效，隔5分钟再含化1片。如果仍然无效，应怀疑是心肌梗死，须将病人立即送往医院急救。

硝酸甘油用量过大，还可使血压及冠状动脉灌注压过度降低，从而引起面色潮红、心率加快和搏动性头痛等副作用，严重者反而会诱发或加剧心绞痛的发作。此时应减少用量，加服其他心血管药物。

四、硝酸甘油药片的保管

硝酸甘油药片的特性是不太稳定的，所以，应保存在褐色小瓶内，避光、防潮、防热，同时须注意药品的有效期。

五、硝酸甘油最好随身带

心绞痛多发生在排便、赶路、劳累或情绪激动时，对有冠心病的人或常发心绞痛者，应提前半小时用药，这样可以及时预防发作。

心绞痛和冠心病是中老年人的常见病、多发病，发作时不分时间和地点，因此，为了安全，应随身携带硝酸甘油急救药片，以备不时之需。

第八节　冠心病"五兄弟"

对门邻居何先生，在6年前的一次体检中被告之得了冠心病，当时没有任何不适，也没有把它当回事。老何去年开始出现左边胸部隐痛，休息后就不痛了。到医院检查，医生说是心绞痛，老何便按医嘱服药。可前几天发病也是左边胸痛，但程度重，难以忍受，休息后症状也不减轻，舌下含服硝酸甘油片也不缓解。家人急忙送他到医院，被诊断为急性心肌梗死。这下老何可糊涂了，开始说我得了冠心病，接下来变成了心绞痛，这次又说是急性心肌梗死，难道我患有 3 种心脏病吗？其实，老何不了解冠心病"家族"里有 5 个"兄弟"呢！

冠心病是由营养心脏本身的冠状动脉发生粥样硬化引起的，多发生在中老年人。根据病人的表现、心电图改变、血清酶变化、冠状动脉病变的部位和范围、血管阻塞程度、心肌缺血的发展速度及程度不同，可将冠心病分为以下五种临床类型。

一、隐性或无症状型冠心病

这类病人无不适症状，经心电图、运动试验等检查发现有心肌缺血。急性心肌梗死病例约有半数在发病前无心绞痛病史，还有不少病人以往无心绞痛或心肌梗死史，从未诊断为冠心病，然而，突然因急性心肌缺血而发生心脏停搏或猝死，都说明了冠心病有一个隐性或无症状期。

二、心绞痛型冠心病

由于心肌暂时性缺血而引起的一种发作性胸痛或胸部紧闷和不适感，以胸骨后为典型部位，休息或舌下含服硝酸甘油片后可以缓解。根据其发生的不同条件，心绞痛可以分为以下三型：

（1）劳力型（或慢性稳定型）心绞痛：由于劳动或相当于体力劳动的因素而引起（如情绪激动、紧张脑力劳动等）。

（2）变异型心绞痛：仅休息时有心绞痛，劳动时不引发，主要是因冠状动脉痉挛所致。

（3）混合型心绞痛：劳动和休息时均有发作，这类心绞痛大多属于不稳定型，休息时出现心绞痛，但在此之前先有劳动引发较重的心绞痛现象。

三、心肌梗死型冠心病

因心肌缺血未能及时改善，导致心肌坏死。表现为发作性心前区绞痛，持续时间在 15 分钟以上，休息或舌下含服硝酸甘油片不能缓解。实验室检查可发现反映心肌坏死的心电图改变和血清酶增高等反应，还可由超声心动图、放射性核素显像显示梗死部位的心室壁运动障碍。

四、心肌硬化型冠心病

因心肌坏死后，引起纤维组织增生，导致心肌硬化，出现心脏扩大，引起各种心律失常，包括早搏、阵发性室性或室上性心动过速、心房颤动、窦房结功能不全及房室或束支传导阻滞。心肌硬化还可引起心肌局部收缩功能障碍，从而导致心力衰竭。

五、猝死型冠心病

指在冠心病基础上，自然发生的出乎意料的迅速死亡。急性心肌缺血可使心脏突然停搏，停搏的直接原因绝大多数为心室颤动。由于心脏复苏技术的改进，有相当一部分这类病人经过恰当的抢救而得以幸存。因此，用"心脏突然停搏"取代惯用的"猝死"一词，对于生存者而言，似乎更为合理。

以上就是冠心病家族中的 5 个成员。

作为病人，正确区分心绞痛和心肌梗死尤为重要。对心绞痛采取一些措施后可以缓解，然而，心肌梗死则一定要去医院抢救，它们的识别并不难。

心绞痛的特点：心前区收紧样绞痛，持续时间不超过 15 分钟；休息后绞痛逐渐减轻；舌下含服硝酸甘油片后，绞痛迅速缓解。

急性心肌梗死的特点：心前区绞痛更剧烈，常伴有烦躁不安；绞痛持续时间超过 15 分钟，可达半小时或更长时间；休息后绞痛不减轻；舌下含服硝酸甘油片后，绞痛不能缓解。有这些表现就应立即就近诊治，或呼叫 120 急救车送医院急救。

第九节　莫忽视心脏病发作的征兆

心脏病发作最常见的症状是：胸口有强烈的受挤压感或疼痛，疼痛由胸部蔓延到左臂或颈的左边；出汗，呼吸短促，疲倦，有时还会头晕目眩和恶心。但是，不论有没有胸痛，如果出现下列情况时，便应引起警惕。

一、消化不良

大多数人胃里都会不时咕噜咕噜作响，所以发生消化不良时，往往不加理会或不予重视。但和一般胃痛不同的是，心脏病突然引起的胃部不适很少有剧烈的刺痛。病人可能会有气胀和"饱"的感觉，有时还有隐痛、灼热感或想呕吐。服用抗酸药、打嗝或大便后也许能减轻，但不适的感觉不会完全消失。

二、下颚疼痛

这种疼痛会蔓延到颚部两边，有时还会向下延伸到颈部的一侧或双侧。有时候，疼痛主要发生在颈部。

三、臂肩疼痛

尽管左臂和右肩受到影响最为常见，有疼痛和沉重感。但是，疼痛严重时也可能反射越过肩膀蔓延到右臂。疼痛一般为钝痛，而不是剧痛。通常在手臂内侧延伸，觉得手臂比平常沉重，似乎难以抬起。当心脏病发作严重时，患者自己很难确定疼痛产生的具体位置。

四、呼吸短促

有些心脏病患者除了常见的症状外，稍微多干点活，劳累以后便会气喘吁吁，出现呼吸急促，或一呼一吸拉长，或喘不过气来。静坐几分钟以后，呼吸便似乎恢复了正常，但只要站起来再走，便又气喘不已，呼吸短促是常易被人忽略的症状，尤其是老年人，更认为只是"人老了就这样气喘吁吁"。

五、严重疲劳

紧步急走后严重疲劳，疲劳得连伸直身子的力量都没有。疲劳并不局限于身体的某个部位，而是全身性的。呼吸短促与疲劳一起出现。如果你现在走 20 步便觉得很疲倦，但以前绝不是这样的，就要赶快上医院看医生了。

六、觉得不适

有人曾对"事前无征兆"的心脏病突发者进行统计，有多达 20% 是有先兆的，只是较轻微罢了。所以，患者和医生都没有注意到这种"轻微征兆"。事实上，很多曾经心脏病发作过的人说，他们在病发的前几个星期，甚至几天或几小时前，会"觉得不舒服"。其实，这种"不舒服感"就是先兆。

约有 20% 的心脏病患者在发作前有一段相对"平静"期，这个时期常常不引人注意，就连医生有时也如此。很多幸存者回忆说："在心脏病发作前几小时或几天前，身体就有一种说不出的异样感觉。"对此，专家们警告说，除了发现自己有上述种种征兆外，也要重视自己突然发生的说不出的异样不适，积极去医院找医生。

第十节　冠心病确诊后该怎么检查

心电图、运动试验、多普勒彩超、心肌核素扫描、冠状动脉造影……面对林林总总、名目繁多的冠心病诊断检查，人们往往会无所适从，不知所以。到底该选择哪种检查好呢？哪种检查的诊断准确率最高？如何检查危险最小？不知本文所示的几个病例能否提供一点启示。

——题记

一、心电图未必能反映出冠心病

病例一：王先生近来常常觉得胸口发闷，干点体力活就心慌、气短。到医院检查，医生先让他做了心电图，只发现轻度心律失常。可鉴于王先生的症状，医生没有大意，又让他做了运动试验和动态心电图，结果真的被确诊为冠心病。

点评：人们对心电图肯定一点也不陌生。即使没有心脏病，许多人在常规体检时也做过。心电图记录了从心脏发出的生物电信号，是诊断心律失常、心肌梗死、心肌瓣膜病的有效方法。

当心脏因缺血受损或坏死时，其变化能及时地反映在心电图上，为医生提供诊断疾病的依据。但是，我们平时做的心电图，也就是静息心电图，描记的时间只是短短的几分钟，有时并不能反映冠心病的真实面貌，甚至有时心电图即使正常，也不能完全排除冠心病，这时就要寻求动态心电图和运动试验的帮助了。

动态心电图像一只小小的"随身听"，非常方便患者随身携带，可连续进行24～72小时的心电记录，以捕捉心律失常、心肌缺血信号。而运动试验则是在身体情况允许的情况下，诱发心肌缺血试验，从而更准确地诊断病情。

二、心肌核素扫描很灵敏

病例二：张先生近来感觉心脏总有点不舒服，但在安静状态下检查心电图，并没有发现任何异常，可是做运动试验时，却有明显的心肌供血不足。医生建议他再做个超声心电图以确诊冠心病。

点评：在负荷状态下进行超声心电图检查，可以通过超声发现心肌缺血，从而帮助诊断冠心病。它还能评价心肌梗死的预后、非心脏手术的风险及再灌注手术效果，同时，判断所有急性心肌梗死的并发症。

此外，可能有人说，医生还曾建议做CT、核磁共振或心肌核素扫描检查，其实，这些都是心脏扫描的常见类型，特别是心肌核素扫描，由于其对冠心病诊断的灵敏性和特异性均高于各项心电图检查，因此，在冠心病确诊的诊断中很常用。

三、冠状动脉造影是"金标准"

病例三：陈女士最近心绞痛发作频繁，而且持续时间很长，药物治疗的效果也不好。为了确定冠心病的严重程度，寻求更进一步的治疗，医生决定为其做一次冠状动脉造影检查。

点评：前面提到的检查有一个共同的优点，那就是检查方法安全，对人体基本上没有伤害。但也有一个共同的缺点，即诊断冠心病的敏感性和特异性均不够理想。然而，冠状动脉造影却恰恰能弥补这方面的缺陷，已经被业界专家们公认为是诊断冠心病的"金标准"。

不过，由于冠状动脉造影是一种"创伤性检查"，因此，如果要做，必须符合一定的适应证。首先，有冠心病高危因素或怀疑冠心病需明确诊断；其次，冠心病患者寻求进一步有效治疗时，需更详细地了解冠状动脉病变情况；最后，判断冠心病的病情严重程度，评价预后。做冠状动脉造影时，并发症一直是患者踯躅不前的重要原因之一。其实，据有关统计数据表明：其发生率仅为1%左右，完全没有必要过于担心和害怕。不过，最好还是选择一家正规的医院进行检查，能确保安全。

第四章　冠心病被确诊，怎样正确对待

美国哈佛大学医学院赫伯特木森博士，提出了现代医学靠第三条腿走路的理论。他认为第一条腿吃药，第二条腿做手术，第三条腿则是自己防病治病。第一条腿和第二条腿的理论人们自然早已在运用，而第三条腿的理论，却有许多人并不信服，也不知道如何去做。其实，我们中国有位健康教育家在《健康讲座》上提出一句名言："真正的医生是自己。"另一位心血管教授说得更明白："护心，靠医生更靠自己。"国外专家与国内专家说的是同一个道理："发挥自我防病治病的积极作用。"对于冠心病患者，一旦被确诊，就要积极治疗，按医嘱服药，更要加强自我保健，正确对待疾病，战胜疾病。"带病生存"一样能够长命百岁。

——题记

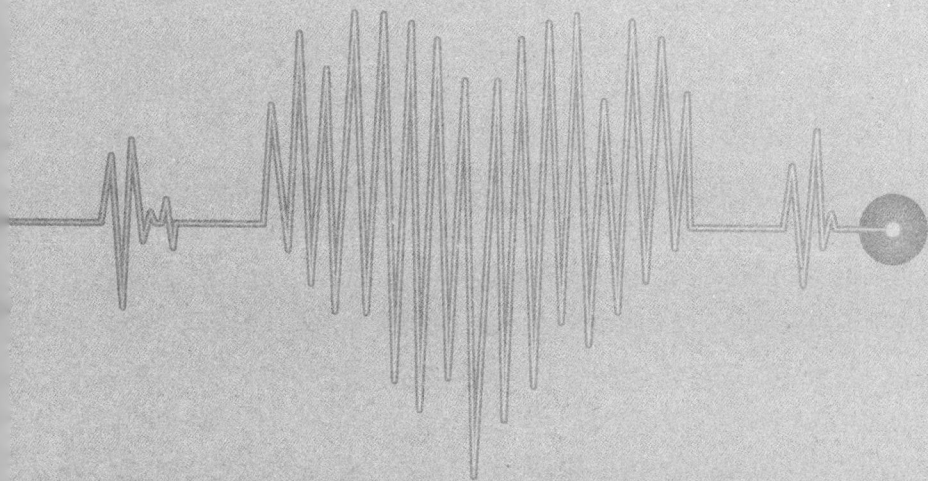

第一节 "带病生存"者，一样能长寿

无病状态下的长寿，是人人都向往的境界。然而，这种境界，世间又有几个能达到呢？有病的人还是大多数吧。

据报道，欧洲的某家权威卫生组织曾解剖了 6000 位本以为是"无疾而终"的 90 岁以上的老年高寿者的遗体，发现这些老人身上都或多或少地患有疾病，甚至其中 10% 的老人身患恶性肿瘤。但这些老人的死因，却并不是痼疾，而是由于整体的功能衰竭，确实是通常意义上的"无疾而终"。

这件事说明了什么呢？它说明了"病"，有时并不能左右我们的寿命。

那么，左右我们寿命的是什么呢？事实上，很大程度上是你对待疾病的态度。

如今，且不说上了岁数的人，即使是不少中青年人，身上有点这毛病那毛病的，也很普遍，这些毛病绝大多数是所谓的"慢病"，比如脂肪肝、高血压、高血脂、高血糖、冠心病、颈腰椎疾病等。然而，这些疾病并不妨碍好好地活着，更不妨碍我们活得精彩。

以常人眼里最可怕的癌症为例，北京抗癌协会曾做过统计，我国癌龄最长的患者，癌龄高达 70 余年之久，他 4 岁被确诊为恶性肿瘤，做过手术后，一直健康地活着，至今已近 80 岁高龄。

如今，你经过多种先进的医疗手段检查，被告知冠心病已确诊，病来了，仅仅意味着从此病与我们的生活结下了难解之缘。从无奈，到宽容，到和解，到共处的快乐，不管你愿意与否，慢病将伴你一生。慢病，似乎就是这样的一种状态。

"与病共处"吧，不要妄想去压制它、征服它，甚至是所谓的"治愈它"。因为它会一直潜伏在那儿，就算一时不发作，以为好了，可终究没有断根，心脏病也很难根治的。精确地说，如果说病好了，那也是指患者懂得与病和平相处，安抚它不再作乱。

与慢病相处，"不靠医生，靠自己"，"护心，靠医生更靠自己"。自我保养，自我预防，自我治疗，自我康复，时间长了，你会发现，自己只不过比健康人多了那么点"注意"，除此之外，咱们和健康人一样，照样能愉悦地生活，快乐地长寿。

慢病，不单是一种病，更是一种状态。在我国，约 25% 的城市居民患有各种慢病。在慢病患者越来越多的同时，我们也非常清醒地认识到：慢病与急性传染病不同，慢病的控制，除了靠医生的积极有效治疗外，我们自身的积极参与和科学地掌握日常保健同样重要。

俗话说："久病成医。"你得了慢病以后，有哪些防治心得和体会呢？在这种状态下，你有什么人生的感悟与思索呢？

一、什么人能够长寿

1. 有长寿的前辈。父母、祖父母和外祖父母6个人总共活过475年者。
2. 脾气好。不易激怒、不忧愁、心里平静、心胸开阔的人。
3. 无烟酒嗜好。
4. 身体不太健壮。相当多的长寿者，一生都是体弱多病的人。

二、体弱能否长寿

体弱多病者因深知自己有病，常能珍惜和保养自己多灾多难的身体。他们常能坚持体育锻炼，也没有"本钱"去放纵，对糖、烟、酒、脂、盐类食品必斟酌再择优选用，适当限量，不敢贪嘴多吃，日复一日，调养得当，体弱者终能健康起来。

体弱多病者的延年并非苟且残生，其中常不乏乐观、积极、奋发向上、同疾病做斗争的顽强精神，他们每"拼搏"一次，都可能为自己留下一笔宝贵的财富。就普通的感冒而言，那些频频感冒的"病篓子"比不常伤风感冒的"壮汉子"往往少得癌症。研究者认为：感冒能刺激人体免疫系统产生较多的干扰素，这是一种防癌、抗癌的重要物质。体弱者在抗御其他疾病时，也会产生这种效应，使之在突发疾病时能应付自如，少出意外。

另一方面，体弱者一般不争强好胜，不做力不从心的事，生不起无聊小事的气，生活得比较仔细。这样，能量消耗相对缓慢，为长寿节约了可贵的能源。

总之，有人体格健壮，有人弱不禁风。强壮者不宜自恃其"壮"而忽视自我保健，体弱者也不宜因其"弱"而忧心忡忡。

三、能否带病延年

许多长寿老人健康状况并非如人们想象的那样好，相反，他们大多数有不少慢病，比如冠心病、动脉硬化、高血压、糖尿病、骨质疏松症、胆结石、神经性耳聋、便秘等。但是，即使如此，他们依然能够长寿，这表明某些老年人退行性病症并不影响寿限，"带病延年"是完全可以做到的。"带病延年"并不是要老人苟且残生，相反，活在世界上仍然要"老有所为"，使晚年生活充满生机和乐趣，正是这种"乐观、积极、奋发向上"的生活态度，才使不少老人能够延年益寿。难怪有位长寿老人说："死神去找胆怯者。"在"生"与"死"的两者相争中，看来也是勇者胜。

四、冠心病患者"十乐"能增寿

1. 知足之乐：行也安然，坐也安然，富也安然，贫也安然，名也不贪，利也不贪，恬淡寡欲，知足赛过长生药。

2. 天伦之乐：赏心于夫妻之情，父子之情，母女之情，手足之情，则飘飘欲仙。

3. 运动之乐：生命在于运动，运动创造了人的各种智慧、技能，选择时机，适当运动，乃长寿之道。

4. 助人之乐：把帮助别人当作最大的乐事，则心情爽快，胸襟开阔，无疑会体健寿长。

5. 忘年之乐：要不拘年岁行辈而多和青年人交知心朋友，这能使年长的人收到"忘年"的奇效，产生愉快、轻松、乐观、充满希望的情绪，从而保证健康，延缓机体衰老的进程。

6. 忍让之乐：在不触犯原则的小事上，忍让可贵，吃亏是福。

7. 宽容之乐：严于律己，宽以待人，豁达乐观，可使人心情舒畅，青春常在。

8. 读书之乐：博览群书，丰富知识，增强智慧，不断更新观念，接受新的事物，是人类认识世界的精神动力，也是生命之最快乐的追求。

9. 想象之乐：想象能使人沉浸在快乐和幸福的追忆之中，如能将此种思维稍做延伸，勾画未来社会生活的美景，勤于幻想，不是空想，乐于跳跃思维，是成功之母。

10. 平静之乐：静则天地宽，情绪稳，生活中，任凭东西南北风，稳坐钓鱼台，心情静，健身体，人长寿。

五、冠心病患者益寿靠"十伴"

1. 夫妻为伴：每天至少要有一小时聊天，不可轻易分居。老年失偶，有条件的应该再婚。

2. 与儿孙为伴：尽量不与儿孙分居，使代与代之间充满爱意。

3. 以好友为伴：老年人要有知心朋友，有忘年交更好，以交流思想，增加活力。

4. 以邻为伴：使居住氛围活跃而和谐。

5. 以宠物为伴：闲养一些观赏鱼鸟花虫等或饲养猫、狗小动物，但要注意卫生防病。

6. 以工艺收藏为伴：使生活津津有味。

7. 以艺趣为伴：练书法、学画画、写回忆录、吟诗填词、制作盆景等，平添生活乐趣。

8. 以花木为伴：适当参加园艺劳动，绿化、美化环境，有益健康长寿。

9. 以图书报刊为伴：常读书看报，听广播，看电视，防止大脑老化，培养高雅的生活情趣。

10. 以名山秀水为伴：定期结伴出游，以便互相照顾，旅游增加情趣，健身益寿。

第二节　冠心病患者要重视精神保养

我国历代养生家都十分重视对精神的保养，认为精神因素对健康长寿有很大的关系。

在对精神保养的具体方法中，我国古代养生家特别强调心情的宁静、愉快和排除杂念，即所谓"恬淡虚无，精神内守"。保持心情的宁静，就需要专心致志，驱逐烦扰，避免贪欲。现代医学研究表明：暴怒会使中枢神经系统处于激奋状态，血液运行突然加快，严重影响神经体液的正常功能。暴怒，会导致高血压病人脑血管意外、心脏病患者心力衰竭。暴喜，也容易引起心脏病患者发生意外，如使心脏骤然停止跳动等。思虑、忧愁、苦闷，也会使人的情绪发生变化，这些变化对人体健康都会产生较持久、沉重的影响。倘若一个人的精神长期处于忧愁、苦闷之中，体内的各种生理功能也会随之发生抑制，这样会对人体健康产生极大的危害。悲哀、惊恐，也是一种对人体健康有害的情绪。

小贴士

怎样才算心理健康

1.认识自己：人贵有自知之明，一个人如果只看到自己的短处与缺点，就会丧失信心、缺乏朝气；如果只看到自己的长处与优点，又会自以为是，自我欣赏。这种自卑与自负皆不利于自我成长，只有正确认识自己才算是心理健康。

2.悦纳自己：自己对自己是喜欢还是讨厌，是衡量心理健康的又一条标准。

3.调适自己：个人的行为总要受社会规范和环境的约束，而个人的需求又往往与规范和环境不符，并发生冲突。因此，个人必须经常调适自己，以促使个人和环境和谐的关系。

一、冠心病患者如何保持心理平衡

1.对自己不苛求：有些人抱负不切实际，欲求不得，便认为自己倒运而终日忧郁；有些人做事要求自己十全十美，结果受害者还是自己。

2.对他人期望不过高：很多人把希望寄托在他人身上，假如对方达不到自己的要求，便大感失望。

3.疏导自己的愤怒情绪：当我们勃然大怒时容易做错事，与其事后后悔，不如事前自制。

4.小处学会屈服：一个做大事的人，在小处有时不必过分坚持，以减少自己的烦恼。

5.暂时逃避：在受到挫折时，应该暂时将烦恼放下，去做自己喜欢的事，待到心情平静时，再重新面对自己的难题。

6.找人倾诉烦恼：把内心的烦恼告诉自己的知己好友，心情会顿感舒畅。

7.为别人做些事：帮助别人可使自己忘却烦恼，并且可以确认自己的存在价值。

8.在一段时间内只做一件事：这样可以减少自己的精神负担，以免心力交瘁。

9.不要处处与人竞争：处处把他人作为竞争对象，会使自己经常处于紧张状态。

10. 对人表示善意：在适当的时候，主动表现自己的善意，能够交更多的朋友，心情会自然变得平静。

小贴士
冠心病老人的养心之道

冠心病中老年人，讲究养生之道，注意心理调节，保持精神愉快，这就是健康长寿的活化剂。专家研究：约有80%的老年性疾病与各种精神因素的刺激有关。您若是年过花甲的冠心病患者，学一点养生之道，有利于控制病情，"带病生存"求长寿。您可以从以下诸方面做起：

七情不可偏盛，欲望不可苛求。

注意随遇而安，坚持老有所学。

讲究心理调节，发挥老有所为。

正确对待疾病，"带病生存"求寿。

二、冠心病患者要重视心理疲劳

心理疲劳如同体力劳动一样，本身是一种阻遏性机制，迫使机体进入休息状态，从而避免受到继续伤害，对机体起着一定的保护作用。但是，如果此时人们未能正视这一点，而是任其一再发展下去，那么，过度的心理疲劳，便会威胁到机体健康，成为心脏病、高血压、肠胃病乃至癌症等慢病的致病因素。

因此；对心理疲劳不可忽视。尤其对冠心病被告知确诊者，更应重视心理疲劳的危害。对于心理疲劳，首先要找出导致心理压力的原因，针对原因探求合理的解决方法，以放下思想包袱，减轻心理压力。如果一时找不到解决办法，也应采取一些回避措施，尽可能先将那些恼人的事丢开。待心理状态平复之后，再考虑对策。其次，要学会自我调节心理平衡，无论是谁，生活中总难免遇到许多不顺心的事，产生一些心理上的压力。每逢此际，重要的是善于自我调节而使心理压力减小。要做到这一点，关键在于平时养成开朗乐观的性格，遇事有信心、有主见，同时，还应处事待人随和，这样方能避免钻牛角尖、生闷气、无端发怒等而引起心理疲劳。

小贴士

适合冠心病患者的心理健康处方

1. 精神胜利法：在你的事业、爱情、婚姻不尽人意时，在你因经济上得不到合理对待而伤感时，在你无端遇到人身攻击或不公正的评价而气恼时，在你因生理缺陷遭到嘲笑而郁郁愁眉之时，在你因疾病缠身而痛苦之时，你不妨用阿Q精神调适一下失衡的心理。

2. 难得糊涂法：这是心理环境免遭侵蚀的保护膜。在一些非原则性的问题上，"糊涂"一下，以恬淡平和的心境对待各种生活紧张的事件。

3. 随遇而安法：生活中，每个人总会遇到一些不愉快，生老病死，天灾人祸都会不期而至，用恬淡的、随遇而安的心境去对待生活，你将拥有一片宁静清新的心灵天地。

4. 幽默人生法：当人受到挫折或处于尴尬紧张的境况时，可用幽默来化解困境，维持心态平衡，幽默是人际关系的润滑剂，使沉重的心境变得豁达、开朗。

5. 宣泄积郁法：心理学家认为，宣泄是一种正常的心理和生理需要。当你为疾病痛苦而悲伤忧郁时，不妨与异性朋友倾诉，或进行一项你所喜爱的运动，也可做一次附近风景点的旅游，改变闷郁的心境。

6. 音乐冥想法：当你因被确诊为冠心病而出现焦虑、忧郁、紧张等不良情绪时，不妨试着去做一次"心理按摩"自我理疗，如听听愉快的音乐，在美妙的音乐声中去冥想，使心情放松，得到愉快，忘却烦恼。

三、心脏病人怎样保持乐观心绪

心脏病人一定要保持乐观的心情，对疾病的控制才能稳定，减少急性发作的风险。那么，怎样才能保持乐观的心绪呢？一般说来有下列几种方法：

1. 放松自己

不要因为自己被确诊得了冠心病而苦闷不乐，愁眉苦脸，总把自己围在自我的小天地里，困惑于世人眼睛，常常担心别人的背后议论，自怨自艾，患得患失。要多给自己一些机会，放下包袱，树立起"带病生存"能长命百岁的乐观心态，自己的路怎么走，主要在于自己。护心，靠医生，更要靠自己。顾虑太多，束缚太多，只会淹没自我的力量，要下定决心，靠自我保健求长寿。

2. 走进自然

大自然的奇妙造化，能陶冶人的情操，也能治疗"带病生存"者思想中的创伤，荡涤一个患心脏病者胸中的郁结。登上高山，去感受一下"会当凌绝顶，一览众山小"的气魄。无奈，心脏病患者不宜登高山，只能举目远眺。放眼大海，去感受一番烟波浩渺的广阔。心脏病患者出门旅游，宜量力而为，并要随身携带硝酸甘油片，以备急用。走进森林，去寻找一下"天街小雨润如酥，草色遥看近却无"的清新。心脏病患者去游山玩水，更应防止过度疲劳，诱发心绞痛，切莫不自量力殃大祸。抬头望去，看明月当空，去大自然享受一下"月色似柠檬般悠然自得"的宁静。心脏病患者在大自然中，都会感到心旷神怡，好似疾病已痊愈了一半，这是走进大自然健身之妙处。

3. 苦中寻乐

人生不如意者常有八九，难免会经历坎坷，陷入困境，遭遇痛苦。一个健康的人被告知确诊得了冠心病，这是随时有心脏骤停猝死的凶险疾病，虽是慢性病，一旦发作却又是危急重症，致死致残，命运难定，怎能不痛苦呢？但是，抱怨是没用的，这时候应振作精神，寻找一些有乐趣的事做，想一些能唤起美好记忆的东西，调节自我意念，尽快排除心中的苦恼，维持乐观的心态。

4. 潇洒做人

天地悠悠，过客匆匆，人类积累的经验告诉我们，假中有真，恶中有善，丑中有美，宽以待人，才能发现生活中的真、善、美。认真品味生活，认真品味人格，潇洒对待人生，潇洒对待名利，潇洒对待被确诊的疾病，才能看到鲜花，看到珍珠，看到自己"带病生存"求长寿的希望。

小贴士
老年冠心病者开创第二青春

1. 老要少：平时多回忆高兴的往事，多接触青少年，让他们的活跃、好动、充满探索与理想的个性感染你；多参加文体活动和集体活动，开阔眼界，丰富自己的生活。

2. 老要俏：平时注意修饰和穿着，经过打扮会显得大方潇洒有风度，穿上一套合体又富有时代感的服装，更是美的享受，能使自己产生"我还年轻"的心理，忘却"我是被确诊的冠心病患者"的自卑心理。

3. 老要跳：积极参加迪斯科、交谊舞及学练太极拳。通过跳的锻炼，能使神经系统得到良好的训练，增强大脑的灵活性和记忆力，促进血液循环和新陈代谢，使心脏供血充足，降低心脏病突发心脏性猝死的风险。并能使全身关节、韧带都得到很好的锻炼，达到健身壮体获得长寿之目的。

4. 老要笑：笑，能令人神采飞扬；笑，能令人精神愉快。当放声大笑时，整个身体都像在做体操般地运动。笑，是一种化学刺激反应，它能激发人体各器官，尤其是激发大脑和内分泌系统的活动。笑，能使血液加快流动，使血液迅速供应到人体各部位，血液畅通无阻地流入各个器官，循环周身，使血管健康，减少斑块瘀积，使心脏搏动正常而减少骤停风险。笑，还能给人一种愉快的心情。笑对人生，忘却疾病。

四、冠心病患者养生，治心为上

心为神主。古人养生重在治心，主张心平气和，精神愉快为养生上策。治心，去心中之愤恨、抑郁、焦虑、烦躁、邪念，置身于无忧无虑之坦荡中。

冠心病患者"带病生存"求长寿，在心理上应从以下方面着手加强自我保健。

1. 善息怒，去愤恨

怒则中枢神经活动异常，导致内分泌紊乱，心跳加剧，血压升高，心脏病患者易出现血管意外事故，心脏骤停猝死风险增加。怒则气上逆，严重者可呕血致死。怒则伤肝，是为养生求寿之大忌。

息怒之策，乃"带病生存"求寿之上策。重要的是在于去愤恨，少私心，知安闲，为人处事通情达理，能自解自慰，宽容有肚量。

2. 施仁爱，去抑郁

古人有"仁者寿"之说，"凡气质温和、性情慈祥、神貌厚道者长寿"，处世主张宽以待人，严于律己，与人和睦相处。

3. 讲道德，去邪念

中医养生讲究道德修养，"有德则乐"，认为有邪念则神驰以外，气撒于内，有疾相攻。不要整日想到自己冠心病缠身，有朝一日发起病来凶险可怕，邪念在脑中阴影不离，人去邪念则心正神宁。"既来之，则安之"，古今许多长寿者不也是疾病缠身？他们可以"带病生存"求得长命百岁，为什么我就不能？坚定信心，去邪扶正，心安理得，以理顺气，气和形和。

养生治心，心平气和，人体阴阳才能得到调和平衡，才能与天地大自然息息相通相和，达到祛病保健、延年益寿之目的。

为此，"带病生存"求长寿的冠心病患者，要常常高唱《心理保健歌》。

心无病，防为早，心理健康身体好。

气平和，要知晓，情绪稳定疾病少。

调心理，控疾病，"带病生存"可求寿。

练身体，动与静，自我保健病情稳。

重饮食，八分饱，饮食防病与保健。

七情宜，不暴怒，怒则伤心病加重。

人生气，易发病，心脏发病病情凶。

事不急，想得宽，心胸狭窄气出病。

不要怒，不急躁，按时吃药控疾病。

慢步走，勤锻炼，活动身体可健身。

冠心病，莫轻视，稳定病情靠自己。

既重视，又不怕，"带病生存"求长寿。

第三节　确诊冠心病，自我保健怎么做

心血管病患者中的高血压、高血脂、高血糖、高黏血者及肥胖、吸烟的人群都是冠心病的高危人群。冠心病患者分为确诊冠心病者及可疑冠心病者。一旦被确诊是冠心病者，必须正规治疗，除按医嘱坚持服药外，加强自我保健十分重要。一是控制情绪，防止突发病变；二是适当体育运动，增强体质，稳定病情；三是合理饮食，改变饮食结构，转变不良的生活习惯，使冠心病患者"带病生存"求长寿。这三条基本原则是自我保健的重点与难点，说起来容易，真正做起来却并不是那么容易做到。

——题记

一、为了你的心脏，请忍一忍

人的情绪对人体各器官都将造成一定的影响，其中，对心脏的影响最明显，特别是患有心脏病的人，情绪波动能导致心脏病发作而加重病情。

据专家研究，心脏病患者的病情可以受到其脾气的影响，而使心脏病发作次数增加。若能很好地控制自己的情绪，将使心脏病发作的次数大大减少。

有人指出，一种叫作"A类型行为"被认为与心脏病的发作有关。这类型的人会有一系列的行为举动，比如不冷静、不成熟、霸道、要求别人很多，不愿意耐心聆听别人说完话，性格怪异，考虑问题偏激易怒，很难相处。另一方面，心脏病的确与人体承受的压力有相当密切的关系，精神压力将给心脏造成严重的负担。如果一个人能够学会改变自己的"A类型行为"，学着控制自己的情绪和脾气，病人的心脏情况会得到很好的改善。专家研究，通过对1000多名心脏病患者的观察表明，病人在改变情绪、脾气和生活方式后，心脏病发作的概率可以减少近一半以上。

医生和病人家属应该协助心脏病患者认识自己的不良性格和习惯，并加以改正。有人一定会说："江山易改，本性难移。"对待有这种偏见看法的人，我们不强迫你改变自己的性格，但是，你是不是可以学习一下如何让自己在激动的时候冷静下来。在今天这个社会里，人多、车多、地方窄小，为了工作和生活而奔忙的人们，难免会相互碰撞，相互有些摩擦，往往为了一星半点鸡毛蒜皮的小事而大吵大闹。这不仅耽误了许多时间，还会造成心理上的许多负担，没有人因为大叫大闹后还会心情愉快、饭香睡美。为了社会的安定，为了人类的文明，为了你的心脏，请忍一忍。为了你的心脏病少发作，请你忍忍，再忍忍。

小贴士

心脏病患者常唱"不气歌"

他人气我我不气，我本无心他来气。

倘若生气中他计，气下病来无人替。

请来医生将病治，反说气病治非易。

气之为害大可惟，诚恐因病将命气！

这就是清朝光绪年间东阁大学士闫敬铭的著名《不气歌》。

人生在世，难免生气，但是，生气对健康大有害处：伤肺、伤心、伤肝、伤脾、伤胃、伤脑、伤肾、伤内分泌、伤神、伤肤、伤命。

因此，为了你的健康，为了你的心脏，请君常吟《不气歌》，学做乐观者，争做长寿人。

二、患了冠心病莫焦虑

被确诊告知患了冠心病的人，很容易引起心烦意乱，坐卧不安，有的病人为了一点点小事就忧心忡忡，提心吊胆，甚至紧张恐惧，有时怀疑自己得了冠心病已到了晚期而焦躁；有的病人担心自己有朝一日心脏病发作起来，心脏骤停猝死。为此，心情烦躁、焦虑，甚至看到晚辈的一举一动就大发脾气，怒气冲冲，听到晚辈无意的话语就会感到反感而发怒、焦虑，甚至看到天气不好，也会情绪低落，或是恼火发怒。这种现象，医学上叫作"焦虑症"。

轻微焦虑的消除，主要是依靠自我调节。当出现焦虑时，首先要意识到自己这是焦虑心理，要正视它，不要用自以为合理的理由来掩饰它的存在。其次，要树立起消除焦虑的信心，充分调动主观能动性，掌握注意力转移的原理，及时予以消除。

还有一种方法就是，当你感到焦虑不安时，可以用自我意识放松的方法来进行调节。具体地说，就是有意识地在行为上表现得快活、轻松和自信。比如说，可以端坐不动，闭上双眼，使自己全身处在一个松和静的状态中。随着周身的放松来消除焦虑，如闭上双眼，在脑海中创造一个优美恬静的环境，忘却一切烦恼，心境良好，荣辱皆忘，焦虑心理也会消失了。

至于因病而焦虑，因焦虑而引起发怒，要认识"怒是长寿之天敌"，并以此作为自己战胜它的准则。怒，伤害心脏，伤害健康。

一个人大发脾气或生气，极伤身体。为控制发怒，一般可采取下列诸法：

1. 转移

当你遇到生气的事时，最好的方法是快快离开现场，去散散步，逛逛公园，或看看电视，听听音乐，使自己的注意力从发怒的人或事上，转移到另一面去，借以获得情绪上的稳定。

2. 稳定

在你生气时，为了不让你怒气更加上升，可以找找你的老伴、朋友等知心人尽情地倾诉，以减轻不快乐之情绪，并获得他们的劝解与宽慰，使心情舒畅起来。

3. 忘却

一旦发生了不愉快的事，最好能暂时忘却它。方法有两种：一是致力于事业或工作；二是尽量多做些家务劳动。通过手脚不停地忙着做事，脑子不闲而忘却烦恼。

4. 想象

当遇到不称心的事时，要姿态高些，心胸宽些，能从宽容处着想，进行自我安慰，自我解嘲，怒气也就随之烟消云散。

5. 运动

运动能使人体内的内啡肽含量增加，内啡肽是一种天然的止痛物质，能使人精神产生欣快感。

牢记名人的一句健身名言："怒是长寿的天敌，也是过失的先导。"

制怒能健身，制怒能长寿。为了制怒，请记牢民间流传的《戒怒歌诀》。

> 调和怒气时，忘却我有病。
>
> 生气催人老，舒心变年少。
>
> 遇事不发怒，争走长寿路。
>
> 气是下山虎，莫做它俘虏。
>
> 勿盛怒我言，免得动肝火。
>
> 忍得一时气，免得百日忧。
>
> 久怒生疾病，久气伤心肝。
>
> 气气病加重，笑笑能长寿。

小贴士

信心与信念

信心——半个生命

老年人健康长寿的因素很多，而信心却是很重要的一条。古往今来，靠坚强信心使自己健康长寿的例子不胜枚举。

看我们周围的"老寿星"，哪一个不是心胸开阔、寡欲乐观，对生活充满信心的！

医学家认为：坚定的信心，可以令人精神经常处于比较平静的状态，使内分泌和免疫系统功能维持正常功能，从而可以减少疾病的发生。对于已经被确诊患了冠心病的人来说，应坚定信心，相信自己能战胜病魔，能"带病生存"求得长寿，有了坚定信念，就能减少心脏病发作而住院救治的次数。

良好的心境有利于调节脑细胞的兴奋和血液循环，能鼓起人们与疾病、衰老做斗争的勇气与力量。一位诗人说得好："信心是半个生命，淡漠是半个死亡。"中老年人由于精神与肉体方面逐渐走向衰退，这是自然规律，但是，更需要坚强的信心：健身，防病，治病，长寿。

信念——灵丹妙药

据医学家认为：信念，是老年人的精神支柱。信念，是老年人患病后与疾病斗争的武器。信念，是"带病生存"求长寿者的灵丹妙药。

科学家同样认为：人的信念，如果是非常坚定而又能持之以恒的，就可以提高他们抵抗疾病的能力。这是由于坚定的信念可以令人的精神处于比较平衡的状态，使内分泌和免疫系统维持在正常功能，从而减少疾病的发生。即使被确诊已患了冠心病，也能控制病情稳定，减少心脏发病住院的救治次数，达到"带病生存"求得长寿之目的。

在现实生活中，老年人由于生理及机体方面的衰老退化，那些不可预测或不可抗御的疾病也会接踵而来，再加上生、死、离、别等，致使老年人的精神受到极大的刺激和伤害。对于这种刺激和影响，如果没有足够的信念来抵御，必然会郁郁寡欢、悲观失望而致百病缠身，从而损害健康，甚至过早地结束生命。

信心，是战胜疾病的"灵丹妙药"；信念，是"带病生存"求得长寿的"长寿仙丹"。

三、心血管病者，炒股谨防发病

前几日，沪深股市全面暴跌，遭受了本轮牛市首个"重创"。几个月来，看着股票起起落落，如坐过山车一样，不仅新股民心惊胆战，一些老股民也坐不住了。

医生提醒，在高血压、糖尿病、心脏病患者中，20%是不堪外界刺激而发病的。对他们来说，"炒股""炒基"波动太大，一定要慎重入市，做好心理调适。

专家指出：以往出现心脑血管病的，多是50岁左右的人，50岁以上者较多见，但是，现在30～40岁发病的中年人群正在增多。究其原因，是因为人们的心理压力太大，长期处于紧张、焦虑之中，易诱发心绞痛等心脏病。在各大医院住院治疗的病人中，两成以上的心血管疾病患者，都是因为心血管意外事故而住院急救的，他们都是不堪外界刺激，情绪失控，不少都是因"炒股""炒基"而诱发心脏病急性发作，有的甚至出现心律恶性失常或猝死。

为此，高血压、糖尿病、心脏病患者"炒股""炒基"宜慎重，应尽量保持开朗的心态，不要患得患失。此外，提醒老年心脏病患者，为了自己的心脏安全，为了"带病生存"求长寿，一般不宜"炒股""炒基"。对于中年人或身体健康无明显疾病的老人来说，应从以下几方面做好预防：

首先，时刻关注自己的身体健康状况，定期检测量血压、血脂、血糖等，如感觉不适要及时就医。

第二，遵照医嘱，按时按量吃药。有些患者经常自己停药，导致血压、血糖忽高忽低，造成心、脑、肾严重病变。

第三，每天后半夜到凌晨是人体应激能力最弱的时段，股民患者尤应重视，一般心肌梗死或脑梗死在此时段发生凶险较多。

第四，心脏病患者应随身携带硝酸甘油等心脏急救药，一旦感到不适应立即含服，以防发生意外。

四、心脏病发作，情绪波动是诱因

春节过后，心脑血管病已成为高发疾病。专家提醒：患有心脑血管疾病的老年人，一定要防止情绪波动，以免诱发心脏病发作，发生心肌梗死或心脏骤停猝死。

冬春季节，是心脑血管疾病的易发季节。春节来临，家人聚会增多，老年人生活规律被打乱，这些都会使心脑血管疾病的发病率提高。特别是春节期间，许多老人的后辈陪老人过节，老人的心情一般比较好。然而，春节一过，子女儿孙们纷纷离开老人而去，此时，老人会感觉冷清，心情比较抑郁，又会想到自己老了，疾病缠身不中用了。这种情绪波动，很容易诱发心脑血管疾病突然发作，严重的会导致高血压患者血压骤然升高而诱发脑出血中风；有的会诱发心肌缺血而梗死，心绞痛和猝死均可发生。

所以，老年人要避免冬病春发的心脑血管病凶险。首先，要稳定情绪，保持心情舒畅，生活要有规律，避免过于劳累和情绪过于激动。其次，饮食要适当清淡些，少吃油腻食品和动物脂肪，高血压患者应适当摄入蛋白质，以一天或两天吃一个蛋为宜。再者，要随时增减衣服，防止受凉。特别要注意脚的保暖，脚受凉会伤及全身，尤其会危及心脏，使心脏病发作而引发悲剧。所以，如果心脏病患者出现胸闷、气短、心慌、心悸、心绞痛、心律不齐等不适症状时，应及时就医。一旦发生心肌梗死或恶性心律失常，或心搏骤停、猝死，应立即呼叫 120 送医院抢救。有病史的老年人要按时服药，不能自己停药或减药，以防心脏病突然发作而酿成大祸。

小贴士
冠心病患者怎样安全过节

节日期间，人来人往，亲朋好友相互聚会、串门和聊天，往往会使日常生活规律被打破，生活节奏被扰乱。特别是白天缺乏休息，不能午休，晚上又睡得晚，早上又比往日起得更早，加之节日期间事务多，易劳累，这些都会让冠心病患者感到精力不足，疲乏吃力。然而，疲乏劳累又是诱发心脏病发作的重要诱因之一。所以，春节期间注意安排好自己的日程，尽量减少不必要的应酬，维持日常生活规律，并保证午休和睡眠充足，防止过度疲劳，以免冠心病急性发作。

以下几招可以帮助冠心病患者过好春节：

一、饮食有节

过度饱食、大量脂肪餐和便秘是冠心病患者的大忌。节日期间难免比平日摄入的脂肪量增多，加之应酬多，有时要吃好几顿饭，连续几天都是吃丰盛的菜肴，这些都是对冠心病患者极为不利的诱发病因。所以，春节期间，心脏病患者仍应坚持少吃多餐原则，防止饱餐，管住自己嘴上的阀门，防止多吃，尤其是防止油腻食物吃得过多。避免吃过多的高脂肪食物，对诱发心脏病发作极为重要。多吃些水果、蔬菜，多喝些白开水，防止便秘，是防止心脏病突发心性猝死的重要保证。

二、戒烟少酒

烟草中的尼古丁和一氧化碳可加重冠心病患者的冠状动脉病变，增加血小板聚集，促使血栓形成。资料表明：大量吸烟可成为冠心病发作的独立危险因素之一。所以，冠心病患者必须戒烟。少量饮些红葡萄酒并无大碍，春节期间按传统礼节必须喝点酒，冠心病患者不妨喝点红葡萄酒，但要控制饮酒量，每日喝 2～3 两足够，不可过量，更不能喝白酒，烈性酒应禁忌，否则会加重病情，促使悲剧发生。

三、注意保暖

寒冷是冠心病发作的危险因素之一。春节期间，虽已进入初春季节，但是气候仍然寒冷多变，一旦遇到气温骤降，或是寒潮来临，冠心病患者要注意保暖护"心"。同时，尽量减少外出机会，以避免因寒冷而诱发冠心病突然发作。

四、乐观情绪

春节期间节奏较快，易产生疲劳，而劳累又会使人情绪易波动，特别是焦虑、紧张和烦躁等不良情绪，可导致冠状动脉痉挛、心肌耗氧量增加等，成为冠心病发作的诱因之一。因此，冠心病患者要注意调节自己的精神状态，以保持乐观的情绪，平和心态，安度节日。

第四节　冠心病患者学会睡觉很重要

一、得了冠心病，别再患"睡眠紊乱症"

一旦被确诊得了冠心病，人的情绪会出现波动，一开始难以接受，恐惧、害怕、忧郁、担心、焦虑，许多不良情绪一起涌来，日思夜想，导致失眠。由于夜间睡眠不好，白天精神不佳，食欲不振，吃得少，睡不着，致使人感到疲劳，失眠，不思饮食，终日警惕，害怕心脏病发作，胆怯恐惧，急躁易怒，忧思多虑，焦躁不安，头晕目眩，心悸气短，胸胁胀满，恶心口苦，腰酸腿软，注意力不集中，健忘，痛苦不堪，没办法只得上医院就诊，被告是"睡眠紊乱症"。

专家点评：得了冠心病的人易患"睡眠紊乱症"，原因是恐惧、焦虑、多想，使人失眠疲乏。当人体过度疲乏时，全身肌肉处于高度紧张状态，身体就会产生大量代谢物，比如乳酸、疲劳毒素等有害物。这些废物随着血液到达全身甚至大脑，就会侵袭正常器官，如不及时消除，长此以往，就易引起病变，受损器官就会出现诸如胃溃疡、心力衰竭、循环功能障碍。神经系统受到损害，则出现自主神经失调症、神经官能症等。这些都是"睡眠紊乱症"的病因与症状。

出现"睡眠紊乱症"后一定要及时治疗，若延误不治，失眠症状会更严重，此时再要治好它就很难很难了。所以，一定要治病趁早，尽量去除致病因素。一旦被确诊患冠心病后，不要恐惧，怕也没用，要积极正规治疗，遵医嘱服药。同时，进行自我保健，用坚强的信心与信念和疾病斗争，树立起"带病生存"同样能长命百岁的心态。让心神安定下来，中午小憩一会儿，晚上争取早睡，心情放松，别胡思乱想，意念"睡着睡着快快睡着"。一般来说，自我心理干预调整后，结合中医治疗，1～2周后即可恢复正常。

为了预防和治疗"睡眠紊乱症"，下列自测失眠的方法可供参考。

对于以下列出的问题，如果在过去的1个月内，每星期在你身上至少发生一次，就请你圈点相应的自我评估结果。

1. 入睡时间（关灯后到睡着的时间）

　　0：没问题。1：轻微延迟。2：显著延迟。3：延迟严重或没有睡着。

2. 夜间苏醒

　　0：没问题。1：轻微影响。2：显著影响。3：严重影响或没睡着。

3. 比期望的时间早醒

　　0：没问题。1：轻微提早。2：显著提早。3：严重提早或没有睡着。

4. 总睡眠时间

　　0：足够。1：轻微不足。2：显著不足。3：严重不足或没有睡着。

5. 总睡眠质量（无论睡多长）

　　0：满意。1：轻微不满。2：显著不满。3：严重不满或没有睡着。

6. 白天情绪

　　0：正常。1：轻微低落。2：显著低落。3：严重低落。

7. 白天身体状况（体力／精神，比如记忆力、认知功能和注意力等）

　　0：足够。1：轻微影响。2：显著影响。3：严重影响。

8. 白天思睡

　　0：无思睡。1：轻微思睡。2：显著思睡。3：严重思睡。

【自测标准】

1. 如果总分小于4分为无睡眠障碍。

2. 如果总分在4～6分为可疑失眠。

3. 如果总分在6分以上为失眠。

小贴士

冠心病患者午睡能防病变

　　患有冠心病的老年人睡觉比较轻。夏天，夜短天亮得早，天一亮老人就睡不着了。据专家研究，坚持午睡除能弥补夜间的睡眠不足外，还能预防冠心病发作和病变。研究发现，美国人的冠心病发病率是周围国家的 4.5 倍。美国和周边国家的人生活习惯基本相同，只是没有午睡的习惯，每天中午照常工作。然而，周边国家的人们，夏季有坚持午睡或午休的规律生活。

　　专家认为：坚持有规律的午睡生活，让跳动的心脏在午睡时跳动减慢，使供给心脏本身营养的冠状动脉在平卧的姿势中，血液流动更加畅通，营养供给更加充足，从而使冠状动脉血管保持一定的弹性，防止因缺乏营养而变得硬化形成冠心病，已经确诊得了冠心病的人也能使病情稳定，降低恶化病变风险。但是，午睡要注意三点：一是睡前不要吃东西，不要吃得太饱，以免影响心脏跳动；二是午饭后不要立即躺下，应该活动 20 分钟再睡；三是午睡时间不要超过 1 小时，以免影响夜间正常睡眠。另外，老年人不要对着风睡，以免受凉感冒。

二、冠心病老人要早睡早起

　　大多数老人喜欢早睡早起，尤其是患有心脏病的老人更应早起早睡，这是一个好的习惯，对健康大有益处。因为老年人睡眠中间容易惊醒，连续睡眠时间不长，睡觉醒来又比较早，根据这些特殊情况，老年人可以培养早起早睡的生活习性。

　　俗话说："每天起得早，八十不觉老。"这是很有道理的。老年人睡觉前不要用脑过度，对于确诊患了冠心病的老人，睡觉前不要老想到自己是心血管病人，思想要放松。吃晚饭不要吃得太饱，尤其是冠心病老人更要管住自己的嘴巴，吃得少些，吃得素点。睡觉的环境尽量安静点，睡得稍微早些。清晨醒来后，不要立即下床，冠心病患者要醒后睁眼静默半分钟，然后坐起来在床上坐半分钟，再把脚放在床下，不急着下床，等待半分钟后再下地，这样的三个半分钟后下床走动，可以防止心脏病患者突然下床因心脏或大脑供血不足而发生意外，轻则头晕，重则诱发缺血性心脑血管事件，后果严重。冠心病老人一定要在起床安全上慎之又慎。起床后，到室外活动一下，锻炼身体，早晨室外空气新鲜，环境安宁，呼吸一些新鲜空气，可促进新陈代谢，使血液循环流畅，对心脏有利，能使旺盛的生命得到充足的氧气。

早起必须早睡，早睡为了早起，两者密切相关。早睡早起是冠心病老人自我保健、"带病生存"求长寿的保健措施之一。

三、睡眠的最佳时间

午睡，最好从下午的一点钟开始。因为这时候人体感觉自然下降，很容易入睡。

晚上，睡眠以 10 ～ 11 点上床为佳。因为人的深睡时间一般在夜里 12 点至凌晨 3 点钟，这时候人的体温、呼吸、脉搏及全身状态都进入最低潮，人在睡后一个半小时即进入深睡眠状态。

四、冠心病老人睡什么床铺

冠心病老人睡的床铺，一般以木板床或竹床为好。冬天，床上可铺两层褥子或者一层 2 ～ 3 厘米厚的塑料泡沫床垫。不宜睡过软的沙发床或席梦思床，因为床太软会限制老年人睡觉的姿势舒展，导致腰背部的肌肉、骨骼受到挤压，对健康不利。当然，老人睡棕绷床也是适宜的，但棕绷床一定要紧而硬的，如果松弛向下沉的则不适宜老人睡，否则也会影响健康。

床铺的摆放位置也有讲究，以在房间的里边角落为宜，不要靠近窗口和门口，以便被出入门窗的风吹着。床上的被褥，以质软、轻柔、冬暖夏凉的棉毛天然织品为最好，并要经常在阳台或庭院中晒晒太阳，保持清洁与干燥，使老人睡得舒服，方能睡好觉，有利健康长寿。

五、冠心病老人居室应通畅

居室空气畅通有利于老人健康长寿。有些老人居住条件较好，居室面积大甚至有庭院、阳台等，做到室内空气充分流通，自然不成问题。如果居室条件不太好，如何使室内空气畅通呢？

设法多开一两扇窗，小一些也行，可以增加空气流通。减少室内家具、杂物，要"忍痛割爱"，使狭小的居室相对多些空间，也给人以一种明亮、宽敞的感觉。居室小、家具杂、物多，就会使老人感到沉闷、压抑，影响睡眠质量。

老人的居室内可用些绿色植物来美化，选择盆栽植物要轻而小，放置位置要适合，布置得恰当，不仅净化室内空气、美化环境，也使老人睡觉增加舒适感，有利于提高睡眠质量。

小贴士

失眠老人的食物催眠法

1. 糖水催眠

若因烦躁发怒而难以入睡时，可饮一杯糖水，人喝了糖水以后，体内产生一系列化学反应，最后生成大量的血清素，使大脑皮层受抑制而进入睡眠状态。

2. 面包催眠

吃了面包，胰腺就会分泌胰岛素，对面包所含的氨基酸进行代谢，其中有一种叫五羟色胺的氨基酸代谢物，能镇静神经。

3. 牛奶催眠

牛奶中含有一种使人产生疲倦感觉的生化物质色氨酸，它是人体不可缺少的氨基酸中的一种，失眠症患者临睡前喝一杯热牛奶，有良好的催眠效果，而且其催眠作用逐渐加强。

4. 百合粥催眠

取百合15克，与粳米、糯米各50克，共煮为粥，加适量冰糖，调味后食用。

功效：百合性味甘寒，含淀粉、蛋白质、脂肪、无机盐以及水解秋水仙碱等成分，具有清热润肺、宁心安神之功效。

5. 水果催眠

因为过度疲劳而造成的失眠者，睡前吃些苹果、香蕉或梨等水果，可缓解肌肉疲劳。若把橘橙一类水果放在枕边，其香味也能促进睡眠。

相关链接

失眠患者的食疗食物

1. 莲子 20 粒，水煎，加食盐少许，临睡前食之，能治失眠多梦之疾。

点评：治失眠之莲子宜选睡莲，这是龙胆科植物，食后令人好睡，故名睡莲。性味甘、微苦、寒。睡莲治失眠症，有安眠镇静的作用。有文献记载，即使佩带睡莲叶，也有促进睡眠之功。因为睡莲叶中含有睡茶苦苷、多种生物碱、黄酮类、脂肪油等成分，主治入睡困难。

2. 酸枣仁 25 克，鲜百合 50 克，共煮烂，睡前吃，治失眠有显著功效。

点评：酸枣为鼠李科落叶灌木，果实较枣小，味酸，子称为酸枣仁，是治虚烦不眠的要药。性味甘、酸、平，有养心安神、益阴敛汗之功，主要用于血虚或虚火引起的心悸、失眠等症。汉代名医张仲景所著《金匮要略》中记载的酸枣仁汤，即以本品为主药，主治虚烦不得眠及盗汗。酸枣仁中含有多量脂肪油、蛋白质、植物甾醇、皂苷等成分。药理实验证明：酸枣仁水溶性成分有镇静、催眠的作用。前人有"熟用治不眠，生用治好眠"之说，但是，现代医学实验证实，本品不论生用或炒用，都有良好的治疗失眠作用。

百合属百合科多年生草本植物，地下有扁形或近圆形的鳞茎，鳞片肉质肥厚，因由许多花瓣型鳞茎组成，故名百合。中医学认为，性味甘、微寒，具有清心安神之功效，有镇静、催眠的作用，可治疗失眠。古人常用百合治疗失眠，并有"难以入眠，用百合治疗"的记载。

酸枣仁与百合配伍，两者均是药食兼用之治疗失眠的要药，有显著的疗效，故而应作为治疗失眠之首选食物方笺。

3. 桂圆肉 30 克，酸枣仁 15 克，水煎服，治心悸、失眠有效。

点评：桂圆肉即龙眼肉，自古以来就视为珍贵的滋补品，可鲜食，又可加工成干品。以干果入药，可以补心血、益智、镇静，治失眠等症。古籍《名医别录》记载："龙眼肉久服轻身不老。"老年人食龙眼肉后，可补脾养心血，补虚长智安神，治疗贫血、心悸、失眠、健忘、神经衰弱等症。

龙眼肉与酸枣仁配伍，两者都是安神养心血、治失眠之药食两用之品，古人就常用它们治疗失眠，在民间一直流传至今，故宜选用。

4. 核桃仁 30 克，黑芝麻 30 克，蜂蜜适量，捣烂作丸，每丸 3 克，每服 1 丸，日服 2 丸，治心悸、失眠有效。

点评：核桃仁与黑芝麻虽然都不是安神镇静之品，但两者都是"久服能轻身"的滋补要药与天然补品，都含有对心血管病患者有益的营养成分。它们含脂肪量极高，而且主要成分都是油酸、亚油酸，都是不饱和脂肪酸，还含有丰富的维生素 C 和 E 等物质，故对动脉粥样硬化有益。所以，营养学家们认为，核桃仁与黑芝麻的营养比牛奶、鸡蛋还要高。

中医学认为，失眠是身体虚弱，尤其是血虚所致。通过适当补益，增强体质，调节神经系统功能，自然能安神入睡，血旺气足，自然能镇静安睡。

5. 牛奶。

点评：牛奶不仅是滋补佳品，而且具有养心肺、补气血等功效，对神经衰弱、失眠患者有较好的安眠之效。临睡前饮上 1 杯温热的牛奶，可帮助失眠者安然入睡。

6. 藕粉。

点评：藕粉是由鲜莲藕加工而成的食品，含有大量碳水化合物和丰富的钙、磷、铁等营养成分，具有清热、养血之功效，可治心虚失眠之症。

食法：取鲜藕适量，用小火煨烂，捣碎后加适量蜂蜜，可随意食用。亦可购买市售真藕粉（假藕粉无治失眠功效）。

藕与藕粉具有生津、开胃、清热、养血、滋阴等多种功效。睡前冲一碗藕粉，加适量白糖，食后能促进睡眠，因为藕与莲心形似，含有 β - 谷甾醇，能使人安神入睡。

第五章　患冠心病怎么办，靠医生更靠自己

　　被确诊患了冠心病，当然，应当积极地正规治疗，靠医生按病情开具药方。作为病人必须遵照医嘱按时按量服药，如发现不适应立即与医生沟通，并要定期复查各项指标，如有异常请医生诊治，调整或更换药物或剂量。在此基础上又要依靠自己，也就是自我保健意识要增强，不能完全依靠医生和药物，应当靠自我保健来增强体质，控制病情，使疾病得到稳定和康复，实现"带病生存"求得长寿。

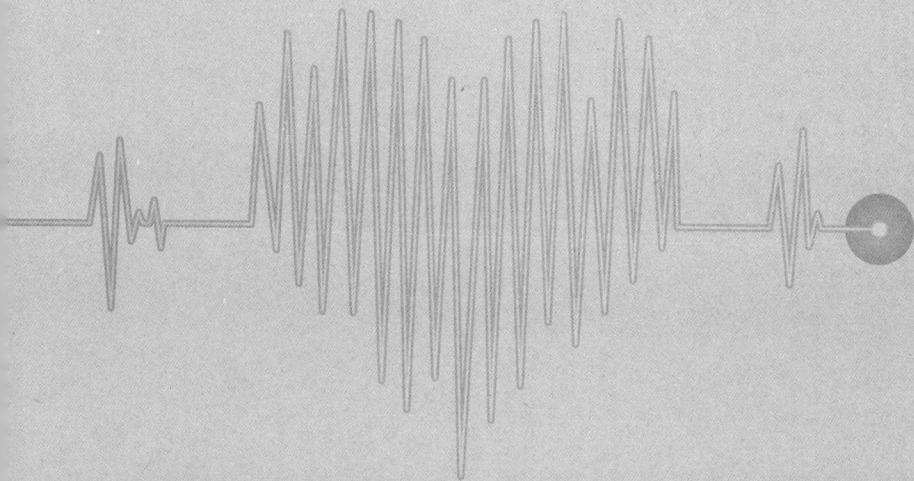

第一节　无病早防，有病早治

什么是自我保健?

自我保健又叫自我保养，它是依靠自己，用自我的力量跟虚弱、疾病、衰老做斗争，通过主观的努力，采取主动措施保护自己的健康，增强体质，增长寿命。

自我保健能使许多疾病在早期被自己察觉而能及时治疗，以增强体质，消除某些病患或延迟疾病的到来。加强自我保健，并与医疗和药物作用结合起来，靠医生又靠自己，会收到健身延年的效果。冠心病老年患者坚持自我保健，就能做到"无病早防，有病早治"。

一、自我保健的内容有哪些

中老年人自我保健的内容十分广泛，主要包括以下几方面：

1. 制订有节奏的生活制度。

2. 建立节制饮食的习惯。

3. 养成良好的卫生习惯。

4. 参加适当的有益劳动。

5. 坚持科学的健康锻炼。

6. 学会心理健康自我控制、调适的方法。

7. 勤做各种保健按摩方法。

8. 坚持各项保健运动训练。

9. 掌握自我查病的方法。

10. 培养健康的生活情趣与爱好。

二、中老年冠心病患者要防止发生意外

1. 洗澡

中老年冠心病患者洗澡时发生意外者相当多，这主要是体质差、病后虚弱、体温调节和血管舒缩功能较差，故在热水或冷水的刺激下，血压易发生波动，诱发心脏病发作或脑血管意外。所以，长时间洗热水澡，容易引起虚脱。另外，浴池地面较滑，很易摔倒而发生意外。

2. 排便

不要以为排便是小事，对于中老年冠心病患者来说，常是发生心、脑血管意外事故的重要诱因，往往发生猝死的祸根都是排便引起的，因为排便时腹压加大，可使血压增高，引发心脏或大脑病变。

3. 看电视

近年来，中老年人在看电视节目时发生意外者增多，尤其是被确诊患了冠心病的人群，持续长时间看电视，不仅会引起视力疲劳，颈部、腰部、下肢亦会引起疲劳，特别是观看那些场面惊险、情节紧张的电视节目，还可导致血压骤然升高、心率加快，是诱发心、脑血管意外的重要因素。

4. 吸烟、酗酒

吸烟可使血压升高，大量饮酒或酗酒，不仅能使血压波动、增高，还会抑制呼吸及损害肝脏、胰腺，对冠心病患者来说危害很大，常成为心脏病突然发作的诱因，而且来势汹汹，一般病情会很严重，有可能发生心源性猝死。

5. 极度兴奋

冠心病患者易发生情绪极度兴奋、激动，大喜大悲时有发生。但是，愤怒、悲伤、恐惧以及大喜时，都可使血压骤然升高，心率加速，甚至发生心律恶性失常，因而极易发生心、脑血管事件。脑中风和急性心肌梗死的发生都是情绪波动造成的，重则发生猝死，所以情绪激动是冠心病患者的大忌。

小贴士
突然死亡的预防

据媒体报道：日本专家调查发现，在36～64岁的中老年死亡人群中，平均每8个人就有1个人死于发病后1周以内突然死亡。疾病突然袭来之前有没有征兆？按常理认为，一般死亡前是有征兆的。如发生脑血管病变，血管破裂中风，或血管阻塞脑梗死，都会有下列先兆出现：

1.头痛，眼底痛，且反复发作。

2.脖子特别痛，脖子和肩部还发酸，且反复出现。

3.一时性手足麻木。

4.一时的语言障碍，说不出话或听不懂对方的话。

5.一时的视觉异常，视野变窄，眼前发黑，看东西双层等。

6. 眼花，耳聋，舌头转不过来、麻木。

7. 不能直走，走路不自觉歪邪。

8. 即使一动不动，手指会发生抖动。

9. 看书上的字会跳动。

10. 不能画出直线。

11. 手不能控制筷子，甚至不能吃东西。

12. 改变往日的饮食嗜好。

13. 经常失神。

14. 发生痉挛。

以上这些都是脑血管发生病变前的征兆，有时心脏发生心性猝死也会出现这些征兆中的某几项，一旦发觉有上述征兆，不必紧张，但要及时将病者送医院救治，如不及时上医院救治，有可能发生猝死，所以，快速去医院对症治疗，查明原因，以便对症下药。

三、冠心病伴高血压病人十戒

1. 戒劳累过度和用力过猛。

2. 戒极度兴奋。

3. 戒不按医嘱用药。

4. 戒受寒冷。

5. 戒性生活过度。

6. 戒暴食狂吃。

7. 戒长期不测血压，凭自我感觉用药。

8. 戒连续长时间看电视。

9. 戒睡眠过少。

10. 戒长时间高声讲话，避免情绪激动。

四、冠心病伴高血压者血压不宜降过低

血压过高不利于健康，但是，血压降得太低同样对身体有害。专家研究：收缩压保持在 140 毫米汞柱，舒张压低于 85 毫米汞柱比较适宜。因为高血压病人常伴

有冠状动脉狭窄，冠状血管灌注和血管扩张储血能力不足，若血压降得过低，血流缓慢，势必导致冠状动脉供血不足，心肌缺血，引起心肌病发作，严重时可造成心肌梗死，甚至心性猝死。若血压降得过低，还会引起大脑供血障碍，容易诱发缺血性脑中风。据媒体报道：英国斯梯瓦特医学博士观察了一组中度至重度高血压患者，发现治疗后舒张压低于 90 毫米汞柱者，心肌梗死的危险性是治疗后舒张压为 100 ～ 109 毫米汞柱的 5 倍。

因此，那种希望自己的血压降得低一点，降得越低越好才"保险"的说法是错误的。

血压高不好，血压降得过低也不好，一定要使自己的血压控制在正常水平为宜。

五、冠心病患者要防充血性心力衰竭

充血性心力衰竭，是导致 65 岁以上老年人死亡及入院治疗的主要心脏病。因此，中老年人对充血性心力衰竭，尤其是患有冠心病的人群，更应高度重视，早做预防。

中老年人发生充血性心力衰竭，其早期症状是：全身乏力或疲劳，呼吸急促，足部和脚踝肿胀等。而这些症状，往往不被人们认为是充血性心力衰竭的发病征兆，却认为是人体衰老的正常现象，这就增加了发生心力衰竭的危险。

为此，患有冠心病的人或 65 岁以上的老年人，当出现全身乏力或疲劳，呼吸急促，气喘吁吁，足部和脚踝肿胀等症状时，就要立即上医院求诊，做病因检查后对症治疗，切莫大意，以免使病情进一步发展和恶化。尤其是有心脏病史的人，以及患有高血压的中老年人，更不能麻痹大意，否则，耽误了最佳治疗时间，会出现大事故而危及生命。

小贴士

冠心病患者发生心绞痛怎么办

心脏病发作时，往往会发生心绞痛。这时候，患者可迅速将随身携带的硝酸甘油片置于舌下。这种心脏病急救药，过 1 ～ 2 分钟便能奏效。内科医生专门观察了硝酸甘油片不同使用方法的效果，一种是舌下含服，另一种是开水吞服。结果发现，舌下含药的效果迅速而显著，含药后

1～2分钟就能起效，38.5%的患者获得显著疗效。用开水送服药物的患者中，有66.7%的人获得明显的临床效果。这说明舌下含药的传统方法并非是抢救心绞痛发作的最有效给药方式。

一般来说，许多心脏病患者随身携带急救药片，当心绞痛突然发作时，可迅速取药咬碎后置于舌下区，这种用药方式一般适用于患者在室外发病的情况。因为患者周围一般没有饮水的服药条件，寻找饮水没有时间，为此，急救只得咬碎药物置于舌下区才能迅速发挥药效。如患者在家中或身旁有饮用水的场所发病，家属或同事帮助用开水送服药物进行抢救则效果更佳。具体方法是：先将药物压碎成粉状，然后用温开水送服。

心绞痛发作时，在舌下含服药物，勿忘将药片咬碎，有条件者最好饮些水送服。

六、心肌梗死怎样解救

急性心肌梗死的救治工作，不能等待医生的到来，也不要只是设法将病人送到医院，应该在送医院之前，争分夺秒地进行自救与互救。首先，要保持精神镇定，因为心情紧张、恐惧都会使自主神经系统兴奋而加重心肌缺氧。然后，要让病人绝对卧床休息，或就地取最舒适的体位休息，不要搬动病人。接着，立即自服或由他人给病人服用硝酸甘油片急救药物，还可适当服用镇静剂，比如安定、鲁米娜等。如果脉搏、心跳突然消失，呼吸断续或骤停，急救者可用右手握拳，直接向病人左胸前猛烈叩击数下，目的是刺激心脏自搏，恢复其自主收缩功能。在进行自救与互救的同时，应迅速呼请120或999急救车赶到现场抢救，然后送医院进一步抢救治疗。

七、心脏停搏该怎么办

患有心脏病的人及一部分健康人，在运动、兴奋后出现胸闷、心慌，心跳有停顿，脉搏间或有停顿，这种情况称为早搏。如果早搏每分钟出现不超过5次，且无明显不适，则休息或服安定2.5～5毫克（1～2片）后常可消失。如果早搏每分钟超过5次，并有明显胸闷、心慌，应去医院做心电图检查，明确早搏的原因和性质，然后根据病情由医生处方用药。

有早搏的病人，平时应忌烟、酒和浓茶等刺激物。

小贴士
中老年人用药十忌

中老年人各脏器的组织结构和生理功能都有一定的退化性改变，尤其是被确诊为冠心病患者，吃药比较多，所以，为了安全起见，用药必须慎重。

一忌任意滥用，二忌品种过多。

三忌时间过长，四忌不遵医嘱。

五忌生搬硬套，六忌乱用秘方。

七忌滥用偏方，八忌滥用补药。

九忌朝秦暮楚，十忌嗜药成瘾。

相关链接
中老年人用药"五先五后"

一、先取食疗，而后用药

俗话说："是药三分毒。"所以，能用食疗的应先用食疗。饮食防病与治病是首选的自我保健重点，此乃一举两得。例如：喝碗姜片红糖水，可以治疗风寒性感冒；便秘，则可吃菠菜粥，效果显著。如果食疗后，效果不见好转，则可考虑理疗、按摩、针灸等非药物治疗方法。若不灵验，再考虑用药物治疗。

二、先用中药，后用西药

中药多数属于天然药物，其毒性及副作用一般较西药要小得多。除非是使用西药对某种疾病确有特效，一般情况下，最好是先服中药治疗。

三、先以外用，后用内服

为减少药物对机体的毒害，能用外用药治疗的疾病，比如皮肤病、牙龈炎、扭伤等，可外敷用药解毒、消肿、抗炎，最好少用口服消炎药品。

四、先用口服，后用注射

有些中老年人一有病就只相信打点滴或注射，认为针剂治疗效果比口服快，省事省心。其实不然，药剂通过血液、血管壁流向全身，最后进入心脏，直接危及血管壁和心脏。因此，能用内服药使疾病得到缓解的，就不必用注射药剂。

五、先用成药，后用新药

近年来，新药、特效药不断涌现，一般地说，它们在某一方面有独特的疗效。但是，由于应用时间短，其缺点和毒副作用，尤其是远期副作用还没被人们所认识，经不起时间考验而最终被淘汰的新药已屡见不鲜。因此，患病时，最好先用常规中、西成药，确实需用新药、特效药时，要慎重，特别是对进口药物更应慎重。

相关链接
中老年人避免卧床服药

有的中老年人有卧床服药的习惯，或者服药后马上就上床休息。这样服药不妥，因为口服药片、药粉或胶囊药，服后要经过食管，再进入胃肠道软化、溶解，才会吸收而达到疗效。如果卧床服用刺激性强的药，药物在食管内滞留，集中于某一部位，可引起食管损伤，所以，应尽量避免卧床服药。

相关链接
中老年人吃药要多饮水

囊装药物是指用胶囊装着药粉的药。胶囊的主要成分是明胶，它对人体无害。

由于中老年人胃液分泌逐渐减少，囊装药物进入胃以后才软化、溶解，易黏附于胃壁上，使胶囊靠胃壁的一侧破裂，药物集中于胃的一处，不能均匀散开，这样，一方面降低了药效，另一方面还会刺激胃壁，引起胃黏膜严重损伤，诱发胃炎而出现不适症状。

所以，中老年人服用囊装药物时，一定要用温开水送服，而且要尽量多喝水，使进入胃中的囊装药物较快地溶解，均匀地散开，既能使药物尽快发挥药效，又不至于损伤胃黏膜。同时必须指出：服药要有正确的姿势，如果服药姿势不当也会影响药效和危害健康。那么，究竟该怎样服药呢？正确的姿势应该是站着或坐着，以促使囊装药物溶解后均匀散开，避免集中于胃的某一局部而使胃黏膜受损伤。

服用药片、药粉，也要多饮水，以防止药物性食管损伤。

相关链接
各类药品的服用时间

滋补类药物，如人参蜂王浆、蜂乳等，适宜在晨起空腹时或夜晚临睡前服用。

助消化药物，宜饭前10分钟服，以促进消化液的分泌，充分与食物混合。

催眠、腹泻、驱虫、避孕药物，一般在夜晚临睡前半小时服用。作用快的导泻药应当在早上空腹服用。

维生素类药物，一般宜在两餐饭之间服用。维生素K止血，应及时服用。

抗生素消炎药，排泄较快，为了在血液中保持一定的浓度，每隔6小时应服药1次。

降血压药，根据人体生物钟的节律服用，1日3次，分别安排在早晨7时、下午3时和晚上7时。并且早、晚两次的用药量应比下午的少，睡前不可服用降血压药。

治皮肤过敏类药，如扑尔敏、苯海拉明，宜在临睡前半小时服用，因含有镇静、安神的成分。

对胃有刺激的药品，如阿司匹林、消炎痛，应在饭后半小时服用。

八、冠心病自我保健三原则

1.冠心病患者血压稳定是关键

血压过高或过低，都不利于心脏病患者的病情稳定。血压过高，容易造成心脏负荷过重，耗氧量大，导致心脏病发作。高血流的冲击，还使脑动脉变硬、变脆、变形、变窄的冠心病中老年人容易发生脑血管痉挛和破裂，出现脑中风。老年人的血压最好保持在收缩压 120～150 毫米汞柱之间，舒张压 70～90 毫米汞柱之间。必要时可用药物调整控制，使血压稳定在正常范围之内。

2. 冠心病患者大便秘结是祸根

便秘对老年人来说十分痛苦，尤其对心脏病患者来说，不仅痛苦，而且是猝死的祸根。便秘使人得不到正常的排泄，造成大肠内的囊便聚积，有毒、带菌的气体、液体在体内越积越多，造成自身的恶性循环，出现抵抗力和免疫力下降，引起失眠、易感冒、胃肠道疾病、痔疮、肠癌等病变。便秘患者排便用力过猛，体内压力骤增，还会累及心脑血管破裂而昏倒，甚至死亡。因此，保持大便畅通，是心脑血管病患者自我保健的要诀。

3. 冠心病患者新鲜空气是康复之宝

心脏和脑部正常需氧量占全身的 2/3，正常的氧气交换可以使人消除疲劳，恢复健康，但是，许多人并不注意生活中的氧环境，比如室内空气不流通，加上吸烟、空气污染，直接影响心血管病患者的康复，甚至加重病情，出现记忆力衰退、脑软化。经常吸收新鲜空气，吐故纳新，对心脑血管病患者尤为重要，不可忽视。

九、冠心病老人要敢于争长寿

"要敢于长寿"，就要清除传统长寿观的影响，民间流传"七十三、八十四，阎王不请自个去"和"七十不留客，八十不留饭"之类的说法，给老年人造成一种长寿无望的消极心理，因此，必须加以改变。

"要相信能够长寿"，这是有科学根据的。人的自然寿限应在 110 岁以上，这是专家根据有关资料计算出来的。其实，百岁高寿者，古今中外大有人在。目前，我国百岁老人有近万人之多。

当然，要长寿，就要自觉保持乐观的情绪，讲究养生之道，与疾病、衰老进行斗争。加强自我保健意识，尤其是冠心病老年人，要树立长寿之志，确立"带病生存"同样能长寿百岁的信念，增强自我保健，争取长寿。

第二节　冠心病患者防病变，自我保健有要求

据北京中日友好医院心血管中心二病区主任王勇介绍：由于近期持续降温，中日友好医院接诊心脏病患者的数量比平时高出 20% 左右，患者主要是老年人，既往有心梗病史者，以及肥胖者、工作压力大者和有长期吸烟史的男性。

一、急性心梗，重在预防

急性心肌梗死是指心肌持续而严重的缺血导致的部分心肌急性坏死。其原因通常是冠状动脉粥样硬化、斑块破裂、出血，形成血栓或动脉持续痉挛，使冠状动脉的管腔急性完全闭塞，导致接受动脉血液供应的心肌缺血、坏死。

以急性心肌梗死为代表的心脏病在春季和冬季发病较多，这是与气候寒冷、气温变化大有关。患者发病时大多无明显诱因，常在安静或睡眠时发病，部分患者在剧烈体力劳动、精神紧张或饱餐后发病。此外，休克、出血、心动过速、用力排便等也可诱发。男性较女性多见。大多数患者在发病前患有高血压，近半数患者以往有心绞痛、肥胖、糖尿病等疾病且缺少体力活动。

大约一半急性心肌梗死的患者，以前发作过心绞痛。其典型症状是耳垂以下、肚脐以上区域出现持续严重的心前区憋闷、疼痛。急性发作一般都有先兆，患者可通过舌下含硝酸甘油片暂时缓解。因此，有心脑血管病史的患者，应养成随身携带硝酸甘油片等应急药物的习惯。家里人也应清楚急救药物放在什么地方。如果患者含服硝酸甘油片后仍不能缓解，疼痛持续达 20 ～ 30 分钟以上时，则应立即求医急救。

许多患者会在发病后的几个小时内死亡。其中主要原因是发病初期救治不当，比如：家属盲目搬动患者，送医院途中一路颠簸，很可能导致病情恶化。此时，家人不能忙于搬动患者，而应让患者就地安卧，不要翻身，不要让其肢体活动，不要让患者说话。如患者身边有急救药物，应及时让其服用，同时，迅速拨打 120 急救电话求救，请求急救人员来抢救，然后再送医院进一步治疗。救人如救火，贵在迅速分秒必争，时间就是生命。

急性心肌梗死重在预防。有心脏病的人，一定要遵医嘱按时按量服药。靠医生，更要靠自己。护心，靠医生的治疗，更靠自我保健。何谓自我保健，它是人们为自身的健康利益"自我发现，自我保护，自我管理"的一类保健方式。显然，自我保健是控制心血管病的有效对策，应大力提倡。

小贴士

心脏病患者防病变七忌

一忌急剧减肥

专家警告说：闪电式的饥饿减肥法，会使体重迅速下降，致使大量蛋白质消耗与肌肉组织减少，造成心肌组织衰退，诱发心力衰竭。

二忌饱食

三餐进食过饱，胃壁扩张，会使肺内压力升高，导致心脏代谢增加，容易诱发损伤性心肌梗死。

三忌频繁起夜

有研究报告称：心脏病患者半夜起夜有危险，比如：小便增多而半夜频繁起床上厕所，既使睡眠受到影响，又易摔倒而发生事故，夜间频繁起夜势必使疲劳加重，天天如此而影响休息，增加发生疲劳性心肌梗死的危险。

四忌拒绝脂肪

研究证实，脂肪摄入过多对心脏病患者的健康不利，但拒绝脂肪，完全不吃脂肪更有害。专家实验得知：如果心脏病患者能坚持每周食用两次以上鱼肉脂肪或禽肉脂肪，其死亡率比完全限制脂肪、只吃高纤维食物的病人还低 30%，故心脏病患者在一日三餐中既不能吃高脂肪饮食，又不能拒绝脂肪。正确的吃法是：多吃鱼肉脂肪，适当吃些禽肉脂肪，限吃四条腿的动物脂肪，禁吃肥肉和动物内脏，有助于心脏康复少发病。

五忌菜籽油

菜籽油中含有 40% 的芥酸，心脏病患者食后会使血管壁增厚，心脏脂肪堆积，加重病情。若是经过特殊工艺进行脱芥酸处理的健康菜籽油可以食用，否则，含芥酸的菜籽油应禁忌。

六忌晨跑

医学专家研究发现：清晨跑步对心脏病患者的心脏可造成不适当的压力，即使慢跑也不适宜。故应采取散步、练太极拳等方式。

七忌饮酒

忌饮酒，包括含酒精的饮料，否则有引起心肌梗死的危险。为了心脏病少发作，应禁酒。

二、防急性心梗，当心"魔鬼时刻"

相声艺术家马季先生因心脏病发作猝然去世，在留给我们不尽遗憾的同时，也提醒那些患有心脏病的患者，在每个生活细节上，都要考虑周全。否则，一个不慎，带来的很可能是无法挽回的悲剧。

许多名人猝死的时间，大多在凌晨或与凌晨相近的时段。究其原因，专家认为，在凌晨时段，人的交感神经的活动可增强1倍。交感神经活动增强，心率波动较大，心肌耗氧量增加，也可以使血小板相互发生黏附聚集，并释放压缩血管的物质，促使已经狭窄的冠状动脉发生痉挛，导致心绞痛发作。若冠状动脉中有血凝块形成，便可阻塞冠状动脉，导致心源性猝死。因此，被认为是"魔鬼时刻"。

除了夜间睡眠时间机体相对缺血，血液黏稠，流速减慢，血小板聚集，容易形成血栓而导致心肌梗死外，早晨天气寒冷，也会刺激小动脉收缩，也是容易诱发冠状动脉痉挛，引起心绞痛或急性心肌梗死的原因之一。

因此，患有冠心病和高血压的中老年人，应把凌晨至上午9点钟作为自己的警戒时刻，切勿过于急躁、紧张或激动，也不要参加消耗体力较大的运动和体力劳动。如果有晨练习惯的患者，一定要格外慎重，小心自己的心脏病发作。注意事项如下：

首先，清晨睡醒时，不要立即起床。应当采取仰卧姿势，用手在心前区和胸部做5～10分钟的自我按摩，然后轻轻活动四肢，待感觉比较舒服时再起床。起床后先饮一杯温开水或淡茶，以补充体内水分，降低血液黏稠度，使血管腔变宽，血液循环畅通，这样做有利于防治心绞痛和心肌梗死的发作。

第二，清晨出门时，衣着既要轻又要暖，避免因衣着过重而增加心脏负担。寒冷天衣着过于单薄受冻，因寒冷刺激而诱发心绞痛和心肌梗死。冬天，每当从室内走出时，要尽可能在热与冷的相交地带，比如楼道、走廊、背风处等地先停留片刻。从外界进入室内时，也不宜骤然进入，以尽量避免室外与室内的温差太大。心脏不宜由冷突然进入热的环境，也不宜在热的环境突然到冷的地方，一冷一热，或一热一冷，温差太大易诱发心绞痛或急性心肌梗死。

同时，避免匆忙赶路，尽量减少或避免长时间顶风赶路，这也是减少心脏负担的措施之一，是防止心脏病发作的有效办法。

第三，体育锻炼时，要避免情绪激动。专家研究发现，精神紧张，情绪激动，均可使血中儿茶酚胺增加，降低心室颤动阈，加上运动则有诱发心室颤动的危险，体育竞赛中的竞争和紧张情绪可导致冠状动脉痉挛。因此，心脏病患者一般不要参加竞赛活动。即使参加一般性的体育锻炼，比如散步、快走、原地跑、做体操、打太极拳、练气功等，也要遵循缓慢柔和的原则，运动量不宜过大。

第四，锻炼过程中，要注意自我感觉。一旦出现气促、晕眩，则应暂停锻炼，休息调整。如果出现极度疲乏感、左上臂和左颈部压迫感或疼痛感、胸痛、胸闷、透不过气来等感觉时，应立即停止运动，并及时就医，请医生检查诊治，切莫忽视。

第五，体育锻炼以后，要避免吸烟和洗热水澡。一些有吸烟习惯的人，常常在锻炼后吸一支烟作为休息。其实，这是对心脏有害的。因为运动以后，心脏有一个运动后心肌易损期，易因吸烟而致血中游离脂肪酸上升和释放儿茶酚胺，加上尼古丁的作用而诱发心脏意外事故。

此外，锻炼后如果用热水洗澡，必然造成广泛的血管扩张而使心脏供血相对减少，易引起冠状动脉相对供血不足，而诱发心绞痛。

三、防发生心梗，饮食防病很重要

防止发生急性心肌梗死，饮食防病与保健十分重要。总的原则是：饮食宜少食多餐，以清淡、易消化、富含维生素及蛋白质的食物为主，少吃或不吃肥肉、动物脂肪、动物内脏、蛋黄、海鲜等对动脉易硬化、危害血管健康的高胆固醇食物，提倡多吃新鲜蔬菜和水果，要适量吃点瘦肉、鱼类、豆制食品，少吃甜品。男性患者尤应戒烟，忌饮烈性酒，不能暴饮暴食。一日三餐的饮食要求如下：

早餐：以高蛋白、低脂肪饮食为宜。应食用鲜果或果汁，而不是吃甜食，特别是白糖及其制品应少吃。长期嗜食高糖（白糖）饮食的人，其寿命比吃正常食物的人缩短 10 ～ 20 年。

午餐：如果午餐只吃米面或甜食这类含碳水化合物高的食物，会使女性困乏，男性则会沉闷而缺乏生气。然而，吃含高蛋白质午餐的人，就并非如此。因为鱼、瘦肉、蛋及大豆制品等高蛋白食物，会使人体血液中充满氨基酸，其中的酪氨酸在脑中转换成多巴胺和去甲肾上腺素等物质。如果把脑中供应的这些神经递质消耗殆尽，就可能出现大脑混乱、优柔寡断、焦虑不安和情绪低落，就会使人感到心慌、心跳加快、心悸、胸闷等症状发生，影响心脏功能，诱发心绞痛或急性心肌梗死。

晚餐：除非因工作学习或熬夜需要足够的热量及保持大脑兴奋，否则，晚餐吃得过迟或过于丰盛，易引起高血压、动脉硬化、肥胖症的加重或发生病变，诱发心脏病发作。因此，晚餐应避免多吃鱼、肉、蛋等高蛋白食物，而在吃足新鲜蔬菜的基础上，应适当多吃些碳水化合物或谷类食物。有些人晚餐喝酒、吃荤菜多，就不吃饭或面制食品了，致使晚餐中碳水化合物摄入过少或不足而影响健康。碳水化合物能激发人的荷尔蒙、胰岛素的分泌，从而使血液中的大部分氨基酸被肌肉细胞组织吸收，有利于心肌健康有规律地跳动。

吃好早餐能使精力更充沛，思想活跃，理解能力更强。吃好午餐，能使人情绪稳定，防止发生焦虑不安、心神不停等而影响心脏功能。吃好晚餐，有利于神经系统正常运行，不会或很少发生失眠、夜间烦躁不安等不适感觉，对健身护心有益无害。然而，每日三餐吃的食物一定要多样化，至少午餐、晚餐都要有蔬菜供给，吃足蔬菜对健康十分重要。如果一天不吃蔬菜还看不出有什么影响，连续三天不吃蔬菜立即就会在健康方面反映出不适症状。由此可见，蔬菜对人体健康的重要性。另外，每天都应吃些水果，水果不能替代蔬菜。吃的膳食中要少吃脂肪和用油煎、炸、爆的食物，因为油脂吃得过多易诱发肥胖和血管病变，促使动脉硬化进一步恶化，使血脂增高，血管中斑块增大增多，易发生血管堵塞风险。此外，还要避免多吃食用盐、糖、精制食品和人工化学添加剂。在重视饮食防病与保健的基础上，适当运动，保持健康的体重，对防止肥胖十分重要。少饮酒和戒烟是自我保健不能忽视的问题，养成良好的饮食习惯，选择好食物和品种，选择适当而科学的用膳方式，这些都是吃出健康、防止疾病发生的至关重要措施。一日三餐的安排，从天然食物中摄取营养物质，对防病除疾，尤其是对急性心肌梗死的预防意义十分重大。

四、慢性心衰如何预防

心衰，是指各种心脏疾病使心脏不能正常泵血，无法将血液输送到全身，保证生命活动的需要。当心脏不能有效泵血时，血液就会在肺组织和周围的血管中瘀滞，并向组织中形成渗液。这些渗液在肺脏就会出现肺瘀血，发生呼吸困难；渗液在周围组织中就会出现水肿，比如脚肿和腿肿等。因此，对心脏病患者要防止发生心衰，心衰是心脏病恶化的表现，是一类严重和危险的心脏病。慢性心力衰竭的患者要防止发生危险，自我保健防病中应注意下列几点：

（一）自我监测病情变化

1. 监测体重

如果心衰病人 3 天内体重增加超过 2 千克，或每天体重的增长达到 1 千克以上，几乎就可以肯定有体液潴留存在，需要及时就医。体重持续、快速地增长（每天 1 千克）是心衰恶化的重要征兆。

2. 监测血压和心率

血压和心率是反映心脏功能状态的指标，同时也能反映药物疗效和不良反应，以及心脏病危险因素的控制情况。因此，心力衰竭患者必须每天监测并定时检查血压与心率。

（二）合理安排生活起居

1. 坚持吃低盐饮食

心力衰竭本身就会使体内的钠盐不能顺利地排出体外，进食过多的钠又会使身体内的液体潴留，造成心脏负担过重。表现为踝部或是下肢水肿，气短以及体重增加。轻度心衰患者通常每天最多吃 4 克食盐，中到重度心衰患者每天只能吃 2 克食盐，超过这个限量会使病情恶化。

2. 限制水的摄入量

重度心衰患者，每日最多可喝 1.5 ～ 2 升水。但是真正做到并不容易，可采取一些方法减少液体的摄入，比如口渴时可以含一口水，迅速解除口渴后吐掉。

3. 增加日常活动量

运动的基本原则是量力而行。根据心功能状态确定运动量和时间，循序渐进。如果经常不活动，或是因为生病卧床休息了一段时间，那么，逐步开始运动尤为重要。其中最为简便易行、安全有效的运动方法就是散步。

4. 戒烟限酒

心衰病人绝对禁止吸烟，如为酒精性心肌病者，必须完全戒酒。

（三）防心衰，冠心病患者膳食注意

世界公认，血压高、高胆固醇血症及吸烟，是冠心病患者的三大危险因素。这三大危险因素中，前两项均与膳食有关。因此，改善饮食结构是防治冠心病的重要措施。心衰是冠心病患者病情恶化的结果，为了预防心力衰竭，冠心病患者必须重视饮食防病与保健，做好自己的饮食控制，明确什么不可吃，什么该怎么吃。只有把饮食控制好了，才可使心脏病不发作或推迟病变恶化。冠心病患者的膳食应重点

遵守以下原则：

1. 控制摄入总热量

膳食摄入过多的总热量，超过人体的消耗所需，必然会以脂肪的形式储存于体内，形成肥胖。因此，中国营养学会曾提出全国平均膳食热量，每日每人2400千卡，冠心病患者则应控制在2000千卡左右。一般主食每日350～400克，最多不要超过500克。避免过饱，晚饭的量宜少，并要少吃甜食。

2. 控制膳食中的总脂肪量及饱和脂肪酸的比例

膳食中总脂肪量应小于总热量的30%，饱和脂肪酸应小于总热量的10%，胆固醇应小于每日300毫克。因此，烹调菜肴时，应尽量不用猪油炒菜肴，更不用黄油等动物油脂。尽量用芝麻油、花生油、大豆油等植物油。应少吃肥肉和动物内脏，提倡吃瘦肉、鱼、禽肉类荤菜，并要多吃蔬菜、水果。为了增加不饱和脂肪酸的摄入量，尤其要多吃海鱼、海虾之类的食物。

3. 控制能引起血压升高的食物

高血压是冠心病的重要危险因素，心衰又是冠心病恶化的结果表现，因此，要防心衰首先要控制高血压病，控制膳食中能促使血压升高的食物摄入量十分必要。研究证明：钠摄入量与血压升高呈正相关，即盐吃得越多，血压升高越明显，而钾与血压升高呈负相关。研究还指出，缺钙可以加重高钠引起的血压升高。钾的来源是新鲜蔬菜、水果；钙的主要来源是豆类、动物性食物及奶类。因此，冠心病患者的饮食宜清淡，要改变嗜咸的饮食习惯，盐的摄入量每人每天不超过4克为宜。提倡多吃新鲜蔬菜、水果，以提高膳食中的钾、钙及维生素的含量。同时，摄取足量的植物纤维素，使冠心病患者大便畅通，减少便秘带来的危险。

4. 增加膳食中的纤维素含量

由于纤维不能被人类胃肠道的酶所消化，不提供热量，再加上纤维素有保留水分的作用，使纤维在胃肠道中所占体积增加，热量密度相对减低，总热量因而减少。纤维素能使胃排空时间延长，小肠蠕动增加，使食物在小肠中停留时间缩短，从而使能量吸收减少。由于有些水溶性纤维素和木质素能与胆固醇结合，能促使胆固醇的排出增加。纤维素还能与胆汁结合，一方面使脂肪和胆固醇吸收减少，另一方面促使胆汁盐的肠肝循环减弱，使体内胆固醇合成胆汁的活动加强，血脂及血清胆固醇水平因而得到降低。

小贴士
深呼吸能治早搏

患了功能性房性早搏，不是什么心脏重病，不用害怕，也不需要吃药，坚持用深呼吸进行心功能锻炼，早搏就可以逐渐消失。

那么，该怎样进行深呼吸呢？

坚持每天早、晚各做一次 10 分钟的深呼吸锻炼，每分钟 5 次，吸气时手从胸前缓缓上举直立于肩上，把气吸到饱和程度；呼气时双手从肩膀两侧缓缓放下，把气尽量放完。这样循环进行，能吸进更多的新鲜空气，加快血液循环，心脏上下起伏运动，心功能就会得到有效锻炼。

五、冠心病患者要防动脉瘤

近年来，动脉瘤的发病率呈上升趋势，好发人群涉及面广，尤其是 50 岁以上的人群，很多人没有深刻意识到它的巨大危害性。为了预防这颗潜在的定时炸弹在体内爆炸，有必要对动脉瘤做一番介绍。从医学发展和临床研究来看，动脉瘤的高发病率与人们生活模式的改变有着密不可分的联系。

首先，我们没有必要一听到"瘤"这个字就非常紧张。其实，动脉瘤并非实体瘤，它不是一个良性或恶性的肿瘤。动脉瘤是指动脉体病变的基础上发生了血管扩张，动脉从管状变成球状而引起症状。它的主要危害是破裂后发生大出血，致使患者休克、猝死，极为凶险。

动脉瘤的发生原因有很多，动脉粥样硬化和高血压是最直接的两个原因。这两个原因再往前溯源就是代谢异常综合征，即"八高一少"：饮食代谢方面有四高——高血糖、高血脂、高尿酸、高肌酐；身心功能方面也有四高——高血黏稠度、高血压、高体重、高压力；还有一少——运动量减少。这"八高一少"发展的结果是心脏病变，患冠心病就是其中最普通的发病规律。"八高一少"都有可能诱发动脉瘤，其中高血压与动脉硬化是主要诱发因素，而冠心病患者高血压、动脉粥样硬化已形成，所以是预防患动脉瘤的重点对象，切莫忽视它存在的危险性。

为什么现今动脉瘤的发病率如此高呢？专家认为，过去人们吃得清淡，现在吃得油腻，过去物资贫乏，人们生活较艰苦，吃植物性食物较多，现在物资丰富，人们生活水平普遍提高，吃动物性食物多于植物性食物。由于生活习惯改变，以前上下班步行，出门都是走路，骑自行车的多，现在打车、开车、坐车的多，上下楼乘电梯，很少再爬楼梯。而且，如今娱乐活动在家就能进行，看电视替代了过去上影院，又有了现代化的遥控设备，躺在床上、沙发上就能轻轻松松换换频道，更促使了人的肌肉活动量的减少。在这高速发展的社会中，吃得好，吃得多，吃得过于精细，吃得过度油腻，一句话，吃出了许多慢性病，其中包括心脏病与动脉瘤在内的疾病。这种生活习惯的改变，似乎有一条无形的鞭子不断地向人们鞭策，催逼人们向前奔跑，人们的工作压力比以往任何时候都显得沉重很多。为此，要预防动脉瘤，就要对人们现今的生活模式做一番调整，争取做到：饮食清淡，控制热量摄入过多，保持健康体重，不肥胖；运动量增加，护心健体天天锻炼，劳逸结合，减少疲劳，使工作减压，保证足够的休息与睡眠。这是预防心脏得病、防止心脏病变成动脉瘤的措施之一。

除了上述原因外，动脉瘤还有一些致病因素：①感染：以梅毒和艾滋病为显著。②动脉中膜发育不良：这是一种比较少见的因素，是一种尚未认识的病变。③外伤：某种受伤而直接伤害了动脉而引发的动脉瘤，可以发生在动脉的任何部位。④其他：包括巨细胞性主动脉炎、多发性大动脉炎等。

近年来，无论是对动脉瘤的诊断还是治疗，医学界都有了迅速发展。微创治疗是总的趋势，即从过去大手术切除动脉瘤加上人工血管换置术，转变为腔内微创治疗。这种新型的动脉瘤腔内隔绝术已经日趋成熟，微创疗法可以减少患者的创伤和大手术的危险性。

小贴士

饮食防病限制热量很重要

所谓限制热量，一般是指在确保营养的前提下，将摄取饮食的热量限制在通常的六成至七成左右。这样既能防止人体的机体老化，又能防病保健，延年益寿。

通过限制热量来达到饮食防病、延年益寿，专家们已在动物试验中得到证实。对人体来说，限制热量可使寿命延长20%～30%。日本一项历时10年的调查显示：在超过百岁的身体健康的长寿者中，几乎没有内脏脂肪堆积症候群的表现。这些长寿者并不是在70岁、80岁时才开始注意饮食防病与保健，而是在40岁、50岁就注重饮食防病与健身，日积月累地自我保健，自我发现，自我调节，关注自己的生活与健康。这些长寿者有三条共同的经验：一是适量饮食，二是运动，三是坚定的生活信念。

日本之所以成为当今世界上屈指可数的长寿国，与其民众具有长年节制饮食的饮食生活不无关系。我国有些民众认为"想吃就吃，会吃就是胃口好，胃口好就是身体好"，对于这样的饮食误区值得人们反思。为什么我们中国民众生活条件好了，非传染性慢性病却增多了？过去物质不丰富，吃得差，如今物质丰富，吃得好、吃得多，患病的人却多了，尤其是心脑血管性疾病增多了。心脏病以往是老年性疾病，如今，中青年发生心性猝死屡见不鲜，究其原因，都是饮食不当，吃得不合理，致使营养过剩与缺乏双重威胁着国民的健康。因此，日本能成为长寿国，他们树立的"腹内八成饱"的警语，值得我们中国人借鉴。日本人自古就把限制热量的思维方式纳入到饮食生活中了。

其实，我们中华民族的祖先们，对"节食能长寿"的饮食观早就有认识，明代大诗人龚廷贤有诗句说："食惟半饱无兼味，酒止三分莫过频。"他作的养生良箴中说得更明白："恼怒要除，饮食要节。"明代养生家息斋居士作的《养生要语》对"节食健身养生"说得更完整："口中言少，心头事少。肚中食少，自然睡了。依此四少，神仙可了。饮食有节，脾土不泄。"如果随手翻阅古书，古人对"节食能长寿"的警言可见许多许多，比如"饮食贵有节""少吃多餐勿过饱""食量宜少不宜多""饥不暴食，和胃切记""吃饭不宜饱，青菜不可少""晚餐不过量，饭后百步走""食勿求太饱""起居有常，饮食有节""早餐好，晚餐少，中餐饱，七八分""食不过饱，衣不过暖"。

总之，饮食防病与健身，基本点仍然是饮食，为了避免因吃得不当而诱发心脏病恶化，首先要使自己的饮食更为恰当与适度。

第三节　冠心病患者防猝死，重视便秘

2006年12月20日上午9：34，北京999急救中心接到马季先生的保姆拨打的急救电话。当急救人员火速赶到马季先生住宅时，看见马老正坐在马桶上，身体靠在旁边的墙上，检查血压为零，没有脉搏，四肢也已经变得冰冷。999急救人员急救20分钟后，马季先生的情况仍然没有好转。急救人员迅速将他送到离他家最

近的北京市昌平区中医医院天通苑分院，该院立即对马季先生进行了心肺复苏的抢救，但是，由于患者在家中耽搁时间过长，经过 30 分钟的努力，仍然没有任何反应。随后，中日友好医院专家赶到参与急救，此时，马季先生已没有生还的希望了。参与急救的专家介绍：马季先生是坐在马桶上发生的意外，死因很可能是排便用力导致的心脏猝死……

一、警惕，马桶上的 1 号事件

著名相声艺术家马季先生的突然去世，看似一个突发事件，其实，对医务工作者来说，这绝非是偶发病例，马桶上发生的心梗、猝死等意外事故可谓屡见不鲜，甚至有人将其形象地称为"危险的 1 号事件"（上厕所俗称上"1 号"）。

马季先生曾在 1987 年就发生过一次心肌梗死，幸好抢救及时，挽回了生命，但是，冠心病的病根是种下了，这也为"1 号事件"的发生埋下了伏笔。对于患有高血压、冠心病、动脉硬化等心脑血管疾病的患者来说，排便应当高度重视，要提高警惕。当用力屏气排便时，身体各个器官的肌肉都在用力，腹壁肌和膈肌收缩，使腹压增高，然而，腹压的增高会使心肌排血阻力增加，血压升高和心肌耗氧量增加导致心肌缺血，心绞痛发作或因为心肌缺血严重，导致恶性心律失常，进而引发猝死。冠状动脉病变严重时，动脉粥样硬化斑块的破裂，促使冠脉内急性血栓形成，造成急性心肌梗死而威胁生命。当患有心肌梗死时，如发生便秘时，用力排便可致使心脏破裂而猝死。有脑血管病变的患者和高血压控制不住的患者，用力排便时，也可发生脑卒中，比如脑出血和脑梗死，俗称"中风"。

因此，心脑血管病患者，尤其是中老年人，不要跟排便"较劲"。排得出来就排，排不出来不要勉强，排便用力是大忌。为了防便秘，要重视饮食防病与健身，平时饮食中要多吃些纤维素含量高的新鲜蔬菜和水果。多喝水，保持大便通畅。在生活调理效果不好时，仍然发生便秘，那么，就要及时服用一些缓泻药物，比如芦荟胶囊、番泻叶、麻仁润肠丸、通便灵等药物，一般都可以帮助顺利排便。由于蹲位排便相对于坐位排便来说，所用的腹压更大，危险性也相对更大一些，所以，最好能选择坐便方式。排便结束后，站立起来时动作也要尽量慢一些，以免发生一过性脑缺血，导致晕倒，甚至发生脑血管意外。

在上厕所之前，有心脑血管病史的中老年人，应该带上硝酸甘油片等急救药物进卫生间，以备不测时及时服用。在上厕所时尽量不要将门的插销插上，这样一旦出现险情便于家属在第一时间发现，家属在病人上厕所时也要随时注意动静，经常问一问，以防不测。

　　一旦发生意外，不要急于让病人坐起来，应当保持镇静，马上给予食服硝酸甘油片急救，家里如备有氧气的应马上给病人吸氧。而当发生心肺猝死时，如病人心跳和呼吸停止，要立即进行就地心肺复苏等抢救，不要干等急救车的到来，以免丧失抢救时机。

小贴士
心脏病患者排便须知

　　一、姿势要正确。一般人采取蹲式、坐式均可。高血压和心脏病患者最好采用坐式，蹲式能增加腹压，容易引起意外。

　　二、每天定时排便。要培养定时排便的习惯，排便的时间最好在早餐后。因为进食早餐后会刺激结肠蠕动，易于排便。如没有便意，也要蹲一下，形成条件反射，日久自然养成定时排便的习惯。

　　三、精力要集中。排便时，不要闲谈聊天，更不要看书刊报纸，以免分散精力，中断便意，使排便时间延长，造成便秘。

　　四、便纸要柔软。过硬的便纸，对直肠肛门是一个不良刺激，易导致溃疡、出血、痛肿等，因此，便纸以柔软为宜。

　　五、揩便方向向后。揩便要由前向后，不可由后向前，尤其是女性更应注意，以免造成尿道及阴道感染。

　　六、排便莫吸烟。解大便时吸烟，一则分散精力，延缓排便；二则香烟尼古丁与粪便中的臭气（硫化氢等混合物）吸入，对身体危害更大。

　　七、排便时间不要过久。蹲式排便时，不要蹲得过久，否则易造成意外；坐式也不宜过久，否则形成习惯。

　　八、便后应慢慢站起。尤其是病久体弱者，便后站起不宜过快、过猛，以防晕倒。

相关链接
心脏性猝死的预防

一、定期体检。所有人群都应定期进行体检，因为心血管疾病以及心脏性猝死，经常会找上貌似健康的人群，特别是中年人。专家强调：中老年人在常规体检时，一旦发现高血压、心界扩大、心电图异常等情况，应进一步做检查，增加化验血流变、血脂、血糖，做心脏彩超和动脉检测、动态心电图项目，以明确病因及时治疗。

二、戒烟。吸烟者的冠心病发病率较不吸烟者高 3.6 倍。吸烟与高血压、高胆固醇有协同作用，可以使冠心病的发病危险性成倍增加。

三、平衡膳食。提倡对健康有益的饮食模式，重视饮食防病与健身，多吃粗粮，少吃精细粮，多吃新鲜蔬菜和水果，少吃肥腻高脂肪食物，多吃豆类食物，少吃甜食制品，多吃鱼虾蛋品，少吃高脂肪红肉（猪、牛、羊），适当吃白肉（鸡、鸭等禽肉），控制食盐，吃清淡饮食，少吃和不吃油炸、煎、熏、烤食品和腌制食物。用餐不宜过饱，更不要狂吃暴吃。

四、积极控制危险因素，这是预防发生心脏病变的重要措施之一。①控制体重，防止肥胖。②积极治疗高血压、冠心病等。③避免精神过度紧张，忌发怒、激动。因为精神紧张可使血压升高，心脏负担加重，还会诱发心律恶性失常，情绪激动易诱发心脏性猝死、脑出血、脑梗死等恶性事故。

五、生活规律，起居有常。早睡早起，按时起床，定时进餐，适量锻炼，避免过度劳累。坚持天天步行是最好的运动方式。按时睡觉，确保睡眠充足，注重休息，劳逸结合。随天气变化增减衣服，预防感冒。另外，要保持大便畅通，防止便秘，便秘是诱发心脏性猝死的重要诱因。

二、自我保健护心脏，饮食防病治便秘

对中老年人而言，便秘是最常见的现象，尤其是患有心脏病的人，心梗是最危险的心脏病变的结果。由便秘"小"问题引发"大"麻烦的惨痛病例时常发生。因此，关注便秘，预防急性心肌梗死，是自我保健中十分重要的问题。

（一）便秘诱发心血管事件

众所周知，供应心脏自身血液的血管叫冠状动脉。冠状动脉发生了粥样硬化斑块，造成管腔狭窄，致使相应心肌缺血、缺氧，导致产生心前区疼痛等症状，就是常说的"心绞痛"。

如果冠状动脉狭窄处血栓形成，导致管腔急性堵塞，血流中断，相应的心肌就会因严重缺血而坏死，简称"心梗"。

中老年人尤其是冠心病患者，发生便秘时，排便困难，需要用力屏气，腹压升高，血压骤升，致使心肌耗氧量增加，十分容易诱发"心绞痛"发作或急性"心梗"。

心梗急性期发作或康复期患者排便时，排便用力不当容易诱发急性心血管事件的发生。比如，心梗康复患者发生再次心梗，心脏病患者发生急性心力衰竭，发生恶性心律失常猝死，发生心脏破裂死亡，心跳骤然停止而猝死。

（二）饮食防病巧治便秘

不良饮食习惯是造成中老年人便秘的主要原因，应当纠正。那么，哪些是不良的饮食习惯呢？

一是吃的食物又细又精。现代人已经陷入一个难以自拔的怪圈：一方面是希望尽情享受美食，满足口腹之欲；另一方面，却又非常担心肥胖、高血脂、高血压、糖尿病等随之而至，面临两难境地。

"现代文明病"是今天我们面临的最严重的挑战，像冠心病、脑中风、糖尿病等，它们的发病既非医疗保健条件低下，亦非生活水平欠佳所致，而恰恰与过量摄入高脂肪、高胆固醇、高热量的"美味食品""精细食品"有关，不仅慢性病增多，而且诱发严重便秘，进而诱发心血管事故增多。为此，有人提出吃的饮食实行"苦行僧式"的节食。

实际上，苦行僧式的节食完全属于多余，过分担心"富贵病"缠身，这种害怕是多余的，也无必要。如果因为害怕肥胖而实行素食主义，这不敢吃，那不敢碰，忍住腹中饥饿而拒绝正常的进食，不但使人与"生活享受"无缘，而且极易导致机体营养缺乏，出现新的营养不良，引起其他疾病。换句话说，完全靠自控式的节食达到健康的目的，付出的代价也太大了。真正科学合理的饮食，并非指严格的节食，限制某种食品的摄入，而是指吃进的营养素的比例合适，数量恰到好处，既满足人体生长发育、新陈代谢的需要，又不至于在体内过量积蓄。我们所说的不吃"过度精细食物"，是因为"精细"食物中缺少膳食纤维，这是造成便秘的主要因素。膳食纤维是人体健康卫士，据西方营养专家报告，目前对付血脂升高、胆固醇超标，预防心脑血管病的发生和防治便秘，除了服用降脂药物外，调整饮食结构，不吃过于精细的食物，增加高纤维食物是最佳手段。只要每天吃一碗含膳食纤维丰富的燕麦粥，有一半人不需要吃药物便可将胆固醇降到正常，而且不会发生便秘，天天能使大便畅通。所以，营养专家和医生们已将膳食纤维列为现代人不可缺少的"第七营养系"，也是防治便秘的天然特效药。人体长期食用精细食物，导致膳食纤维素不足，容易发生便秘。

二是不要饭后立即饮茶，这样会冲淡胃液，影响食物消化。同时，茶叶中含有大量鞣酸，它与蛋白质结合形成具有收敛作用的鞣酸蛋白质，胃肠难以消化和吸收，从而延长粪便在肠道内潴留的时间，易造成便秘。

三是调味又辛又辣易致便秘。过多地食用生姜、辣椒、葱、蒜等有刺激性的食物，收敛作用很强，容易导致便秘。

三、防便秘要养成饮食好习惯

饮食习惯影响健康，便秘是吃得不当造成的，预防便秘必须重视饮食防病与健身，会吃才能更健康。提倡多吃五谷杂粮水果菜，大便畅通人长寿。

预防和治疗便秘，应该养成以下饮食好习惯：

一是多进食膳食纤维素食物。膳食纤维就是来自植物性食物中的纤维素与半纤维素，是人体不可缺少的"肠道清道夫"。膳食纤维给我们带来的好处是：①经常吃富含膳食纤维的食物，可以促进胃肠蠕动，增强排便能力，加速肠道废物、毒素的排泄，而且大大降低结肠癌和直肠癌的发生率。②膳食纤维可以吸收胆汁酸，阻止其进入血液，迫使肝脏继续从血液中吸取胆固醇，使之保持正常水平，还有助于预防发生高血压、高血脂、冠心病等。

膳食纤维主要来源于杂粮、蔬菜和水果，比如：荞麦、燕麦、莜麦、玉米、小米、高粱米、豆类、芹菜、菠菜、韭菜、白菜、萝卜、木耳、蘑菇、海带、紫菜等。特别是燕麦，其可溶性纤维含量是小麦的 10～15 倍，不仅通便、防便秘效果显著，而且降脂、降胆固醇效果也特别明显，所以，将它誉为"人类健康卫士"实在恰如其分。现代人的饮食应改变"米面吃得越精白越好，肉食吃得越多营养越佳"的旧观念，为了健康，为了防止发生便秘，提倡饮食防病与健身，多与粗粮果蔬接近，多让自己的食谱贴近自然。通过饮食防病，调节饮食，改变不合理的膳食结构，多摄入膳食纤维，防止便秘，防止发生心脑血管病患者因便秘而诱发猝死的悲剧。

二是保证充足的水分和 B 族维生素的摄入。实践证明：多饮水及喝足够的汤汁，使肠道保持足够的水分，有利于粪便的排出。多食用含 B 族维生素丰富的食物，比如粗粮、杂粮、酵母、豆类及其豆制品，可促进消化液分泌增多，维持和促进肠蠕动，有利于排便。

四、便秘的食物疗法

便秘大多是由于饮食不当引起的。饮食防病治疗便秘，主要靠饮食调剂，多吃一些润肠通便的食物。

方案 1：每天睡前吃蒸熟或煮熟的山芋（甘薯）。

点评：山芋，古称甘薯，性平，味甘，无毒，入脾、肾经，能补中和血，益气生津，宽肠胃，通便秘。

甘薯含较多的纤维素，而且所含的纤维素很有特点，不被肠道吸收，阻止糖类转化为脂肪，结构细嫩，可刺激肠道蠕动，促进排便。由于甘薯在肠道内可吸收大量水分，增加粪便体积，改善粪便的酵化度，使粪便出硬变软。同时，纤维素能增加肠道蠕动的力度，使粪便易于通畅排出。患习惯性便秘的人多吃山芋，可以通便。同时，山芋可使粪便在肠道内滞留的时间缩短，可以减少胆固醇等有害物质在肠中被吸收的时间，使血浆中的胆固醇减少，对高血压病人有利。大便畅通对心脏病患者大有意义，对防止排便时屏气易发生心肌梗死甚至猝死的意义重大。

方案 2：黑芝麻、胡桃肉等量，均炒熟研碎，加适量蜂蜜制成丸，每日服用 20 克，防便秘效果显著。

点评：芝麻含脂肪油高达 60%，是一种油料作物。中医学认为，其性味甘、凉，不仅能润肠通便，而且有解毒、生肌的功效。民间常用它治疗习惯性便秘。

核桃也是料油作物，含油量也达 60% 以上，能润滑大肠，通利大便且作用平和，适宜老年病弱体虚者大便秘结时食用。

蜂蜜是一种营养丰富、组成复杂的天然产物，作为食品它为人体提供各种营养元素以满足生理需要，还有保健药理功效。它可以增进食欲，促进肠道消化和吸收，改善肠胃功能，润肠通便，是解除便秘的缓泻剂。

黑芝麻、核桃、蜂蜜三者都是润肠通便之食疗佳品，三者共用更显其解除便秘的效果，而且这三种都是天然营养滋补品，食之无妨。

方案 3：取生的马铃薯（土豆）汁，在清晨空腹和睡前各服半小杯，加些蜂蜜，治习惯性便秘有显效。

点评：民间有用生马铃薯捣汁加蜂蜜治习惯性便秘的经验。究其原因，马铃薯含有龙葵素，有毒。但适量龙葵素有缓解痉挛的作用，能减少胃液分泌，和胃调中，健脾益气，对习惯性便秘有治疗作用。蜂蜜是润肠缓泻剂，两者合用对防治便秘很有效果。但是，龙葵素有毒，故每次饮服量不宜过多，以防中毒。

制法与服法：马铃薯洗净切碎，放入家用小型搅汁机，加适量开水（凉）和蜂蜜同搅成汁，每晨空腹饮半小杯，夜间睡前服半小杯，一般 2～4 天见效，可畅通大便。

方案 4：甘蔗汁、蜂蜜各一小酒盅，混匀，每日清晨用温开水冲服，服 3～5 天，对习惯性便秘有通便润燥的功效。

点评：甘蔗是制糖的主要原料，也是一味中药。中医学认为，甘蔗性味甘寒，有清热、生津、下气、润燥、止咳的功效。发热时饮蔗汁最为相宜，有利尿、通便、润燥、清热的作用。对虚火上升而引起的大便秘结不通畅，宜加用天然蜂蜜，因蜂蜜是润燥通便的天然缓泻剂，两物共用，增加润燥通便的功效。

方案 5：胡萝卜 500 克煮熟加蜂蜜，早、晚各服 1 次，当点心吃，能治便秘。

点评：胡萝卜性平，味甘，无毒，生食辛、微苦，熟食纯甘，入肺、脾经，能健脾化滞，治消化不良、润燥便秘等症。古籍《本草求真》记载：胡萝卜"能宽中下气，祛肠胃之邪，补中健食"。为何胡萝卜能治便秘？因为它含有丰富的粗纤维，能刺激肠胃蠕动，所以古籍上称胡萝卜能治便秘，具有"利胸膈、通肠胃"之功效。民间治疗便秘，用胡萝卜与蜂蜜两者组方，目的是借蜂蜜润燥通便、缓泻之效，使治疗效果更佳。

民间用胡萝卜治便秘的方笺很多。方笺一：生胡萝卜捣泥取汁，用白糖煮开温服。方笺二：将生胡萝卜切成纺锤形，长 5 厘米，浸在 50% 盐水中，7 日后取出备用，同时将纺锤形胡萝卜条慢慢塞入肛门，5～7 分钟后即可自行排便。

方案 6：松子仁 15 克，生、熟均可，早、晚各服 1 次，当休闲小吃嚼食，用于防治便秘。

点评：松子既可食用或榨油，又可药用，是松树的种子。中医学认为，松子性味甘、温，含丰富的脂肪。现代科学测定，松子含油量高达 63.2%～74%，因此，吃松子仁有润燥通便之功效。清代名医张璐所著《本经逢原》记载："海松子，甘润益肺，清心止咳润肠，兼柏仁、麻仁之功，温中益阴之效，心肺燥痰，平咳止喘，润肠通便之良药。"民间常用松子仁和大米煮粥，有润肠通便的功效。

五、饮食防病治便秘三妙方

老年人是冠心病的危险人群，其实，中年人也不例外，无论有无心绞痛症状，所有中老年人都应当养成良好的饮食习惯。通过饮食防治便秘，对防止发生心脑血管病变十分重要。一旦发生了便秘，切莫忽视其"小"问题变成"大"麻烦，诱发心肌性病变，甚至心性猝死。

一是可适当进食产气食物

可选取易产气的洋葱头、萝卜、蒜苗、韭菜、芹菜等含纤维素较多的食物。这类易产气和粗纤维食物，可促使胃肠蠕动，有利于排便。

二是可适当进食植物油

当发生了便秘，可以直接口服适量植物油直接润肠，由于植物油具有润肠润燥轻泻作用而使秘结的大便畅通，一般可选用芝麻油、花生油、豆油等植物油，也可多吃些熟炒花生仁、核桃仁、葵花子仁等颗粒干果进行润肠除燥。但是，吃干果油料作用较缓慢，吞服植物油作用较快。因为油料可分解产生脂肪酸，有刺激肠蠕动的作用，所以能畅通排便。此外，多吃些银耳之类含黏胶较多的食物，也能改善便秘。

三是用陈醋治便秘胜过药无数

民间有句俗语："便秘用陈醋，胜过药无数。"因为陈醋中含有丰富的氨基酸和大量具有促进消化功能的酶类，能促进肠道蠕动，维持肠道内环境的菌群平衡，因此可以治疗习惯性便秘。长期便秘的人，特别是患有心脏病的老年人可以一试。

具体方法：每天清晨空腹饮一汤匙陈醋。越陈年的效果越好，但必须是酿造米醋，化学合成的醋无效。饮陈醋之后，喝一杯温开水。如果开始饮醋不习惯，没有糖尿病的便秘者，可在陈醋中放些蜂蜜，既可改善口感，又可增强排便效果，因为蜂蜜本身就是润肠通便的缓泻剂。当排便慢慢正常时，醋的饮用量可以酌减，但一般不能少于半汤匙。除了清晨空腹饮陈醋外，对便秘严重者，在午餐或晚餐菜汁或汤汁中也可放适量老陈醋，既调味又治便秘。但是，对有胃溃疡或胃酸过多者，此法不宜应用，否则会加重胃病发作，必须引起重视。

六、药物治疗便秘须注意

治疗便秘，应当科学合理地使用药物，否则会发生毒副作用。一般应注意如下问题：

1. 首先要去除病因。对于长期习惯性便秘的人群，应积极查明发生便秘的原因。然后，积极去除和治疗病因，不可滥用泻药。

2. 根据情况不同选药。如果便秘严重，饮食治疗无效。轻度便秘者，可服用作用较温和的缓泻药物，比如芦荟胶囊一类的通便药物，或液状石蜡、甘露醇等缓泻药。严重便秘者，可选用比较强的导泻药物，比如：蓖麻油、植物油、硫酸镁等作用发生快，应于早晨空腹时服用；大黄、通便茶等作用较慢的，应于临睡前服用；番泻叶之类泻药，在大便前半小时服用，便可发生水泻。

3. 避免发生泻药依赖。即使是单纯性便秘，也不能够长期使用导泻药，否则，易造成泻药依赖。应多吃高渣性纤维量多的食物，多吃蔬菜、水果、粗粮等食物，多饮水，通过饮食调剂来治疗便秘。

小贴士
开塞露不宜长期用

很多人一遇到便秘，就习惯性地使用开塞露通便。其实，作为一种外用刺激类药物，开塞露也是有不良反应的。

开塞露属于刺激性导泻药物，它和中药里的大黄原理很相似。其常见的有甘油制剂、甘露醇和硫酸镁制剂，其作用机理是利用甘油或山梨醇的高浓度，让更多的水分渗入肠腔，甘油软化大便，刺激肠壁，反射性地引起排便反应。因此，开塞露只能暂时缓解症状，在急症情况下应用。

临床上，开塞露主要用于大便嵌顿和需要迅速通便者，如果稍感排便困难就使用开塞露，反而会加重便秘。究其原因，是因为开塞露是通过刺激肠壁而引起排便反射来帮助排便的。如果经常使用，直肠被刺激次数越多，它的敏感性就越差，一旦产生了耐药性将不再有反应，特别对于那些大便干结且粪便量较少的患者，长期依赖开塞露排便会更困难。为此，治疗便秘最有效和最安全的办法，首推饮食治疗法，只要坚持使用正确的食物和方法，便秘是不难解决的。

七、非药物治疗便秘有妙法

便秘是中老年人的常见病和多发病。除了饮食疗法和药物疗法外，还有一种非药物治疗方法，可采取一提、二推、三揉的方法，对治疗习惯性便秘有很好的效果。

一提：即收腹提肛。吸气时收腹并提肛，呼气时鼓肚子并松肛。动作要缓、慢、深。连续做 30 次。

二推：即双手搓热后，用双手掌从剑突下直推至耻骨联合上缘。连推 20 次。

三揉：用右手掌按住肚脐，慢慢地按顺时针方向揉压 60 次，然后再用左手掌按住肚脐，慢慢地按逆时针方向揉压 60 次。

如能认真按上述方法去做，第二天便能见效。

总之，治便秘一定要采取科学的态度与方法，通过饮食疗法干预、防治，必要时科学应用通便、导泻药，以达到防治便秘、保护心脏之目的。

第六章　冠心病很凶险，可防可控莫忽视

你想拥有健康心脏就应当从自己做起，切实转变卫生观念，发挥自我保健作用，积极防治心血管病。

——题记

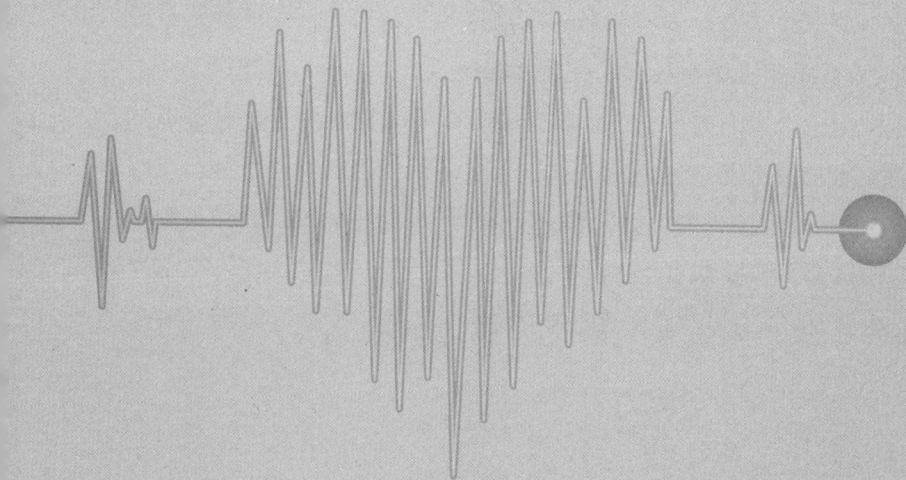

第一节　心脏病预防四大措施

法国专家在他们国家的第 17 届心脏病防治大会上强调：心脏病防治工作的重心在于预防，尤其应重视戒烟、减肥、运动、忌口四大预防措施。

专家们指出：通过改变生活规律，定期检查和药物治疗，80% 的心肌梗死是完全可以预防或大幅度减轻症状的。临床经验证明：预防心脏病的第一条措施是彻底戒烟；其次是控制体重，尤其是减少腹部脂肪；第三是加强锻炼，如每天至少快走 30 分钟，坚持爬楼梯不乘电梯，以及尽量减少开车和乘车，提倡步行健身；第四是注意改善饮食结构，不吃十分饱肚，不吃过多的高脂肪食品等。

他们强调说，心脏病有很大的遗传性和复发性，因此，有心脏病家族史的人和曾经心脏病发作的人更应加强预防。专家们认为：除心脏病高危人群自身必须加强预防外，医学界也应积极行动起来，如对有家属史以及患有高血压、高血糖、高血脂的"三高"人群加强定期检查，以及帮助和提醒他们采取必要的医学和健康保健措施等，使他们降低患冠心病的风险。

专家点评：上述"心脏病预防四大措施"虽然是法国心血管病专家们的共识，也适合我们中国的国情。2005 年，国家公布的《中国居民慢性病调查报告》显示：中国居民慢性病的发病率快速上升，其中 1/3 的死亡原因是饮食无知。为此，专家呼吁，要干预公众营养改善，普及饮食与健康科普知识，增加国民对营养与健康的认识与了解迫在眉睫。

2006 年，国家又公布《中国心血管病报告（2005）》显示：我国居民的生活方式急剧变革，但是，健康观念却相对滞后，因此，心血管疾病的发病率快速上升。据世界卫生组织报告估计，到 2020 年，心脏病将成为中国居民致死致残的主要原因。为此，国家对民众的疾病与健康高度重视，已将改善全民营养与健康纳入国家"十一五"国民经济发展规划。饮食与健康被纳入国家的基本国策，体现了党和国家对国民的营养与健康的高度重视和对人民群众的关爱。

专家估计，21 世纪中叶，人类平均寿命将达到 80 ～ 90 岁，活过百岁将不再是梦。"老年"的概念也将重新界定。然而，我国人口老龄化也将日益严重，慢性非传染性疾病对健康的威胁也更为突出。今后 10 ～ 20 年，是中国改善营养与健康的战略时期，要抓住机遇，普及饮食与健康知识，适当干预，科学饮食，吃出健康，预防疾病，尤其要预防"慢病"，决不能掉以轻心，因为"慢病"是当今对人民群众危害最大的疾病威胁。

小贴士
什么叫"慢病"

慢病，也就是慢性非传染性疾病，主要包括：恶性肿瘤、心脑血管疾病、高血压、高血脂、糖尿病、冠心病、肥胖症、脂肪肝等一系列不能传染的疾病，但又是对健康危害极大的一种当代流行疾病。

那么，慢病在我国的发病率如何？

随着生活水平的不断提高，膳食结构、生活方式均发生了很大的变化，与之相应的是：我国慢性病的发病率在不断提高，并有年轻化的发展趋势。全国慢性病的死亡人数已占死亡总数的70%以上，约25%的城市居民患有各种慢病，60%的就诊病人为慢病患者。我国有1/3的中年早逝，而造成早逝的主要原因是慢病。

据世界卫生组织报告，每年有1700万人死于心血管疾病，即全球每3个死亡者中，就有1个死于心血管疾病。这1700万死亡者中的80%发生在低、中等收入的国家。到2020年，因心血管疾病死亡的人数将比该数字增加50%，高达2500万，预计1900万将发生在发展中国家。2020年，心肌梗死与脑卒中将从目前死因的第5位与第6位，上升到第1位和第4位。特别值得注意的是：发达国家比如美国、澳大利亚和新西兰的心血管病患者的死亡率正在下降，而在东欧、俄罗斯、中国、印度等国家和地区，心血管病的死亡率增长迅速。心血管疾病是全球卫生保健和卫生资源的巨大负担。

第二节 代谢综合征增加冠心病风险

北京的韩女士问：听说代谢综合征会增加早期冠心病的危险，是这样的吗？什么是代谢综合征？冠心病的高危因素有哪些呢？

北京军区总医院心肺血管中心副主任和渝斌教授对此作答：

一、什么是代谢综合征

近日，美国加州大学旧金山分校专家的一项研究证实，代谢综合征患者出现早期冠心病的可能性是正常人的 8 倍。

代谢综合征，指的是人体糖代谢和脂代谢出现潜在问题，它的主要指标是腰围。只要腰围超过一定数值（男性指标是 90 厘米，女性指标是 80 厘米），就算患有代谢综合征了。

那么，代谢综合征为何易诱发冠心病？这是因为代谢综合征患者患糖尿病的可能性很大，而糖尿病又是冠心病的第一高危因素。因为糖尿病对血管的损伤很大，血管一损伤，就会出现血管痉挛，进而诱发心绞痛和心肌梗死。

更为可怕的是，非正常的生活方式，例如：喜欢吃高脂肪、高热量饮食，过量吸烟，压力大，过于劳累，疏于锻炼身体，导致现在的年轻人患上代谢综合征。所以，冠心病的患病人数逐年上升，长期处于这样的不正常生活状态之下，即使年轻时不发病，人至中年时也易患冠心病，因为他们的血管受到了损伤，好比埋下了定时炸弹，有朝一日会爆炸，增加患冠心病的风险。

二、冠心病的高危人群有哪些

除了代谢综合征，还有以下几类冠心病的高危人群，需要格外警惕。

第一，高脂血症患者。血中胆固醇增高，是冠状动脉粥样硬化的重要诱因。

第二，高血压患者。研究显示，高血压患者患冠心病的概率是高血压正常者的 2～4 倍。高血压会使动脉管壁增厚，促进冠心病的形成。

第三，吸烟者。烟草中的一氧化碳、尼古丁等成分会导致组织缺氧、心肌缺血，促使冠状动脉痉挛，血液黏度增高，并干扰脂代谢，引发动脉粥样硬化。

第四，有家属病史者。冠心病具有一定的家族遗传性，因此，家族中有冠心病患者的人，更要加倍小心预防。

第三节　糖尿病为什么会引发冠心病

糖尿病是冠心病的主要因素之一。糖尿病患者发生冠心病比无糖尿病者高 2～3 倍。糖尿病患者血管内的上皮细胞因长时期暴露在高血脂、高血压、高血糖等多种有害的理化环境中，故而易造成血管的损伤。脂质沉积在血管壁上，血小板聚集，血液黏稠度增加，以及血液流变学异常，最终使管腔狭窄甚至堵塞。

糖尿病血管病变可累及动脉、静脉、毛细血管等各种类型的血管，病变弥漫广泛，一旦发生常迅速发展。其中，动脉粥样硬化及微血管病变最为严重，一般人动脉粥样硬化呈斑块状或条纹状，而糖尿病患者则是冠状动脉全壁硬化，狭窄程度也较非糖尿病患者严重。糖尿病合并心肌梗死一般梗死面积较大，易发生严重的心功能不全、心源性休克、心脏破裂、猝死和严重的心律恶性失常而死亡。

据统计：北京同仁医院心内科1990～1994年糖尿病合并急性心肌梗死组的病死率为22%，明显高于非糖尿病急性心肌梗死组的11%。由于合并心脏神经病变、神经营养障碍，糖尿病合并冠心病时心绞痛症状轻微，而且无痛性心肌缺血、无痛性心肌梗死较为常见。

一、糖尿病预防胜于治疗

糖尿病是人体脏腑功能失去动态平衡，内分泌障碍引发的代谢性、多发性、慢性、消耗性疾病。它发病的持续时间比较长，病情逐步加重，防治糖尿病"病向浅中医"尤为重要。

第一期：隐性期

此时无明显的临床症状，也叫无症状期。血糖、尿糖不高，测糖耐量低下，但易疲劳，往往不为人们所注意，持续时间可长达数年之久。通常是在检查别的病时，才发现已经得了糖尿病。或在诊治糖尿病并发症时发现耐糖量低下，易疲乏，才被认为是患了糖尿病一期。

如果在此期能够认真对待，控制饮食，正确治疗，治愈率是比较高的，但是，人们往往不当回事，以致病情加重，发展为第二期。

第二期：症状期

症状期持续时间更长，根据每个人的情况不同，可长达几年甚至十几年。在这一时期，"三多一少"（吃得多、喝得多、尿得多、形体消瘦）出现，体质衰弱，体重下降。如果还未引起高度重视，不进行正确治疗，势必使病情发展到第三期。

第三期：并发症期

到了这一步，病情就严重了，除糖尿病本身的症状外，往往并发心、脑血管病变，出现脑梗死、心肌梗死、眼底出血；视力下降，甚至失明；末梢神经病变，出现手足疼痛、麻木、失去知觉，进而溃烂、坏死。

由于糖尿病患者早期没有症状，并且大多数患者对糖尿病缺乏认识，我国目前大约有 1/3 的患者不知道自己已经患有糖尿病，贻误了治疗时机或没有采取正确的治疗，病情将进一步发展。长时期血糖高容易引发大血管、微血管和神经病变，引起糖尿病足、糖尿病眼病、糖尿病肾病等系列慢性病，也是并发心肌梗死或脑梗死的主要元凶。所以，预防胜于治疗，病向浅中医，定期进行血糖检查，及时发现、调理和治疗是关键。血糖异常时，饮食治疗是基础，饮食防病与保健十分重要。

二、糖尿病患者饮食疗法存误区

糖尿病是由于体内胰岛素绝对或相对不足而引起的代谢性疾病。控制饮食量和食物品种是糖尿病最基本、最重要的治疗措施，也是最有效的自我调护方法。通过控制饮食，限制食物中糖、脂肪、蛋白质的摄入量，从而使血糖浓度控制在正常范围，防止发生酮中毒。然而，饮食疗法在民间流传中，存在许多误区，如不澄清并纠正错误，势必给糖尿病患者带来极大的危害。

误区一：饮食疗法就是饥饿疗法

合理的饮食疗法可以减轻胰岛素 B 细胞的负担，使之得到恢复的机会，有利于控制血糖。而饥饿疗法在开始时，虽然能使血糖、尿糖暂时下降，但是，由于营养摄入不足，人体所需的能量只能由身体分解脂肪来提供，可能会引起酮症酸中毒，严重者甚至会危及生命。

误区二：不甜的食物就可以多吃

食物的甜味，是因为其中含有葡萄糖、果糖、蔗糖等单糖或双糖。这些糖的摄入的确会引起血糖升高，但有些多糖类食物和淀粉，虽然没有甜味，消化之后却会分解成葡萄糖，同样会导致血糖升高。

误区三：只要控制主食，副食可以多吃

副食虽然含糖量不高，却富含蛋白质和脂肪，在体内可转变为葡萄糖，因此，多食也会升高血糖。

误区四：粗粮含糖少，多吃无妨

粗粮含有较多的膳食纤维，膳食纤维虽有降糖、除脂、通便的功效，对身体有益。但是，多吃就有可能增加胃肠的负担，影响营养素的吸收和利用。长期下去，会造成营养不良，进而对身体不利。

误区五：豆制品可以多吃

豆制品含糖和热量都不高，其中的大豆异黄酮对血糖还有一定的控制作用，因此，豆制品相对于动物蛋白更适合于糖尿病患者。但是，对某些患者来说，糖尿病的发病通常会合并肾病，而摄入大量的蛋白质会给肾脏带来很大的负担，甚至会造成不可逆的伤害。因此，糖尿病肾病患者，更不能盲目地多吃豆制品，以免加重病情。

误区六：南瓜可以降糖

南瓜中所含的南瓜多糖对控制血糖有良好的效果，但是，南瓜中还含有大量的糖类物质，若进食过多会使餐后血糖迅速升高。因此，糖尿病患者最好是把南瓜当菜吃一点，而不要随意大量进食。

误区七：糖尿病患者与水果无缘

水果中含有很多微量元素，如铬、锰，对提高体内胰岛素活性有很好的帮助作用。在控制碳水化合物摄入总量的前提下，患者如果选择碳水化合物含量较低的水果作为加餐，有助于减轻胰腺的负担。

误区八：限制饮水

有些患者因发病初期有多饮、多尿的症状，就限制饮水，这是不妥的。口渴是因为葡萄糖从尿中排出时带走了大量水分，所以渴就应当饮水，不必限制。否则，会引起脱水或高黏血症。而血液黏稠增高是引起血栓的主要祸根，会造成心肌梗死或脑梗死的危险。

三、糖尿病患者的自我调护

糖尿病是由于患者体内的胰岛素分泌不足或作用不良，对糖的利用能力减低，甚至完全无法利用，造成血糖过高、尿中有糖的现象，同时，造成蛋白质和脂肪的代谢不正常。长期以来，糖尿病的控制与治疗，一直深为人们所重视。事实证明，患者只要学习防治糖尿病的知识，正确认识糖尿病，认真地认识饮食防病与健身，从饮食、运动、情志进行自我调护，就能取得良好的治疗效果。饮食控制是防治糖尿病的重中之重。

（一）怎样进行饮食调护

对糖尿病患者来说，健康的饮食观念尤为重要。适量控制饮食对糖尿病患者是必要的。当然，并不是说病人不吃饭，也不是吃得越少越好。要按照病人机体的需要，摄入最低量的碳水化合物，适量的脂肪、蛋白质，充足的维生素、纤维素，还要有必需的无机盐和微量元素等，保持身体的营养平衡。

具体措施如下：

（1）每天坚持少吃多餐，定时定量地吃。

（2）多吃粗粮，少吃精细粮食，多吃蔬菜和高钙食物，如高粱、玉米、小米、大豆等。

（3）多吃银耳、黑木耳、白果、山药、莲子等。

（4）多吃植物脂肪，少吃动物脂肪，多吃鱼，少吃肉，不吃肥肉和动物内脏。

（5）不要吸烟、酗酒，少吃辛辣、油炸食品，更不要多吃狂吃。

由于每个人病情不同，自身情况不同，因此，在饮食防病治病中，应注意以下几点：①要根据病人平时的活动强度、饮食习惯，决定主食和副食的摄入量。②一天当中每餐饭吃多少，分几次吃，要根据注射胰岛素和口服降糖药的剂量进行调整，灵活掌握。

（二）运动疗法怎样进行

适当运动不仅可以增进胰岛素功能，降低血糖，并且可以降低低密度脂蛋白，增加高密度脂蛋白，增强心肺功能，促进末梢循环，有利于增强体质，确保健康。

运动疗法主要适用于：

（1）2型糖尿病患者，尤其对肥胖者更有益。

（2）经适当胰岛素治疗，病情比较稳定的1型糖尿病患者。

（3）经治疗后，空腹血糖控制较好的2型糖尿病患者、无心力衰竭者。

（4）有某些并发症，如动脉硬化、高血压等，但无严重心律失常的心脏病者。

一般来说，糖尿病患者的运动，应根据具体病情采取低冲击力的有氧运动，比如散步、爬楼、骑车、登山、甩手、原地跑、打太极拳等。家务劳动也可消耗一定的热量，但必须做到力所能及，以不感到劳累为度。

对于一些出现增殖性视网膜病变、肾病变、神经病变、心脏病等并发症的糖尿病患者来说，应避免慢跑、球类、跳跃等高冲击类剧烈运动。运动前应做5～10分钟的热身运动和缓和运动，从而增加运动疗法的效果，尽量不要在太热、太冷的天气中运动。

（三）情志调护怎样进行

中医学认为，人的情绪和心理状态与疾病的发生、发展及转归有着密切的关系。糖尿病属慢性病，常迁延不愈，患者易产生焦虑、厌烦心理，对糖尿病的治疗与康复非常不利。因此，患者应努力使自己保持良好的心理状态，以利于康复。首先，要正确认识自己的病情，树立战胜疾病的信心，培养有益于身心的业余爱好与兴趣，比如读书、习字画、养花鸟等，可根据身体状况参加一些社会活动、体育、文娱活动，适当进行体育锻炼和体力活动，可使机体对葡萄糖的利用增加，从而降低血糖、稳定病情，但应注意劳逸结合，切莫过度劳累。

（四）治疗与自我监测怎样进行

除了饮食防病治病，坚持运动疗法，重视情志调护以外，科学合理地用药物治疗，对控制血糖，防止并发症，延缓慢性病对器官的伤害，稳定病情，降低致残和死亡率，具有极大的意义。

每个病人检测时都要注意空腹，于三餐后 2 小时及睡前进行血糖、尿糖的监测，制订最佳饮食、活动及药物治疗方案。自我预防很重要，将血糖控制在理想范围之内，减少并发症的发生，提高病人的生活质量。国际糖尿病联盟为此将"自我监测（护）"列为糖尿病五大治疗原则之一。具体应从下列几方面进行：

1. 严格按医嘱用降糖药物，并掌握胰岛素的注射方法

自己注射胰岛素时应注意剂量准确，经常更换注射部位，避免出现红肿、硬结及肌肉萎缩。常用的注射部位除臂外侧外，前臂外侧、大腿外侧和腹部更适合自己注射。使用降糖药后，应按时进餐，以免发生低血糖，若出现头昏、乏力、心慌、出冷汗等低血糖反应，要及时进食少量高糖食物，如糖开水、糖果、蜂蜜等进行快速补糖，缓解低血糖反应。在治疗和调护过程中，患者经常自我检测，以掌控病情的变化。

2. 自我进行血糖、尿糖、血压、血脂、体重监测

（1）血糖监测：这是糖尿病患者的首选任务，通过测验血糖水平，病人可以评估治疗效果与控制病情。自测血糖的时间和次数应视病情而定，血糖控制稳定者，每月监测 1～2 次，不稳定者每周 1～2 次，使用胰岛素者要经常检测，以防低血糖发生。此外，在血糖监测的同时，应每 2～4 个月测一次糖化血红蛋白，它能反映患者近两个月内的平均血糖水平，比较客观地反映控制血糖的程度。

（2）尿糖监测：对肾糖阈值正常者，尿糖测定是一种简便的方法，目的是要保持尿糖阴性。但老年糖尿病患者，肾糖阈升高，监测尿糖的意义不大，有时甚至会适得其反。

（3）血压、血脂监测：血压、血脂正常者，每年至少监测 1～2 次。血压异常者，应密切监测，每周 1～2 次。血脂异常者，每 3 个月复查 1 次。

（4）体重监测：每个月测一次体重，肥胖的糖尿病患者，更应有计划地减轻体重。另外，每 6 个月至 1 年测一次心电图，查一次尿蛋白和眼底，以免有病变，并及时进行神经功能监测。

糖尿病作为一种慢性病，康复与治疗过程亦是长期的，甚至是终生的，但是，通过自我调护，可以最大限度地预防心脑血管病的发生。只要持之以恒地按医嘱用药，自我调护，糖尿病患者与正常人一样可以健康地生活，同样能实现长寿。

第四节　冠心病必须控制血压

有人这样形容高血压和冠心病之间的关系：好比一支蔓上的两只瓜，可谓"你中有我，我中有你"。多年来，虽然高血压与冠心病的确切关系在医学界一直纷争不断，但是，谁也无法否认，高血压是发生冠心病的主要独立因素，控制好血压是预防冠心病的根本措施之一。即使已经得了冠心病，也必须控制血压，才可以避免发生心肌梗死，否则，有朝一日会发生心脏性猝死。

目前，大量临床实践证实：将高血压病人的血压降到 140/90 毫米汞柱以下（还合并有糖尿病或慢性肾病的患者应降到 135/80 毫米汞柱以下），就能起到不错的预防效果。

高血压的治疗一般分为非药物治疗和药物治疗两种。只存在血压略高的人，可能根本不需要降压药物，仅仅通过不吸烟，控制饮酒，不暴饮暴食，重视饮食防病与健身，多吃蔬菜和水果，少吃盐和肥腻食品，不吃油炸腌制食物，避免过度紧张，保证适当的身体活动量，就可以让略高的血压下降到正常水平了。然而，对于那些血压过高（如收缩压达到 200 毫米汞柱以上）的人，以及合并有其他问题的患者，无法改变不良生活习惯者，应用饮食防病与治病效果不理想者，不能达到降压目的时，就需要由医生对症进行药物治疗控制。使用何种药物应由医生视病而开具药方，选用哪种药物却没有一定之规。不过，合并有高血压的冠心病患者，选择降压药还是有几个大致原则可以遵守的。

首先，药物降压不能立竿见影，达到最佳效果一般需要 2～3 个月。因为多数降压药的临床起效时间为 4～6 周，而医师也需要足够的时间去逐步调整药物。其次，由于几种降压药各有利弊，作用机制不同，适应证和副作用也不相同，其单味药的效果大概都在 50% 左右，所以，治疗高血压通常联合用药，以扬长避短。再次，降压药物需长期服用，可以说，目前所有的降压药物都不能根除高血压病，所以必须长期治疗，就算血压已降到正常值也不能擅自停药。最后，需要指出的是：一些没有症状的病人在开始服用降压药时，反而会出现头晕、乏力等不适症状，这都是正常的，只要坚持一段时间后，自然会消失，不能因此就拒绝药物治疗，耽误了病情。

一、高血压六大信号

高血压起病缓慢，而且个别患者症状不明确，因此，了解其信号对及早治疗疾病，帮助病人身体恢复，非常有好处。

1.头疼：部位多在后脑，并伴有恶心、呕吐感。若经常感到头痛，而且很剧烈，同时又恶心作呕，就可能是向恶性高血压转化的信号。

2.眩晕：女性患者出现较多见，可能会在突然下蹲或起立时发作，意味着血压升高。

3.耳鸣：双耳发出耳鸣声，持续时间较长，有可能是高血压所致的血压性耳鸣。

4.心悸气短：高血压会导致心肌肥厚、心脏扩大、心肌梗死、心功能不全，这些都会导致心悸气短症状。

5.失眠：多为入睡困难，早醒，睡眠不踏实，易做噩梦，易惊醒。这与血压增高影响大脑皮质功能紊乱及自主神经功能失调有关。

6.肢体麻木：常见手指、脚趾麻木或皮肤如同蚁爬感，手指不灵活。身体其他部位也会发生麻木，还可能感觉异常，甚至半身不遂。这些症状都是血压升高所致，但患者自己又不知道已患高血压，出现这些症状时，高血压已相当严重了，已发生了血管堵塞症状。

二、35 岁以上人群 1/3 患有高血压

头痛、头晕、耳鸣、心悸、眼花……上了岁数的人似乎对此总不以为然，人老了嘛，有些不适没有什么大不了的。可是，有些刚过 40 岁的中年人，甚至才 20 岁的青年人，也出现了如上症状，这又是为何呢？是因为现代社会压力太大，精神过于紧张？还是因为别的什么原因呢？

（一）35 岁以上者，近 3 人中有 1 个高血压

也许你从未想过，这些再平常不过的症状会是疾病的表现，可不幸就是这样悄然发生了，高血压就这样向你伸出了魔爪。据 2006 年发布的《中国心血管病报告（2005）》数据显示：我国高血压病人已超过 1.6 亿，18 岁及以上的居民高血压患病率为 18.8%，35～74 岁的居民高血压的患病率竟高达 27.2%。也就是说，18 岁以上的人群中，几乎每 5 人就有 1 个高血压；35 岁以上者，差不多每 3 人中就有 1 个高血压。

然而，与此形成鲜明对比的是，我国高血压的防治形式并不乐观，老百姓对高

血压的知晓率、治疗率、控制率分别只有 30.2%、24.7% 和 6.1%。高血压为何如此高发？我们真的就没辙了吗？

（二）经济发展催生高血压

在中国医师协会高血压专家委员会总干事余振球教授的眼里，随着经济的发展，国人的生活水平逐渐提高，但工作负担和生活压力日渐沉重，再加上不健康的生活方式也逐渐流行起来，抽烟、酗酒，吃大鱼大肉，常吃垃圾食品，农药残留超标，乱用生长激素和种植养殖的催化剂等化学制品的毒害，环境污染的影响，抽不出时间或有了时间也不肯运动锻炼，上下班乘车不步行，上下楼乘电梯而不爬楼，吃得多动得少，致使体重超重，肥胖的人越来越多。上述种种，都是造成高血压患病率增高的原因。

虽然我国开展高血压病防治已经 50 年了，但是，经过了半个世纪的努力，高血压的控制率仍然停留在较低的水平上。一方面是因为病人不了解高血压的危害和相关知识，不主动接受治疗，或者即使接受了治疗，也不坚持下去，不明白患了高血压要坚持吃药。即使血压降到了正常标准也要吃维持量的药物，因为标准达到了但尚未完全治好。另一方面，个别医务人员业务水平低，掌握的高血压知识不够，对病人要求不严，使病人不能很好地配合治疗。

三、高血压治疗有了新进展

《中国心血管病报告（2005）》发布以后，在 2006 年的医疗界引起了震动，中国医学界的有识之士积极行动起来，为防治高血压病进行了多次高峰研讨会，制订出新的攻关任务和开展群众性健康教育科普活动。例如：确定了高血压治疗的专科化道路，全国各大医院都设立了"心血管专科门诊"，并发文规定所有初次受诊的 35 岁以上的病人都要测血压，严控高血压漏诊，并出版了《高血压科疾病诊疗规范》。高血压会导致心、脑、肾损害和心血管疾病，因此，对于高血压的诊疗涉及医学各个领域，成立高血压专科可以整合各领域知识，更全面和有效地治疗患者。

《高血压科疾病诊疗规范》一书对高血压的防治目标做出了明确规定，对于已有危险因素但尚未发生高血压的人群，实行一级预防，包括限盐、减肥、少饮酒、戒烟等；临界高血压者（130 ～ 139/85 ～ 89 毫米汞柱）应改变生活方式，干预危险因素，密切监测血压；高血压患者的目标则是把血压降下来，降到 140/90 毫米汞柱以下；对有糖尿病等并发症的重度高血压病人则应控制得更低，降下到 130/80 毫米汞柱以下。

小贴士

降压治疗要"斤斤计较"

下面是录下的医患之间的对话：

医生：你多大年岁？

病人：54岁了。

医生：今天的血压是145/90毫米汞柱，应该再降低些。

病人：这血压够满意的了，平时比这还高，我也没什么不舒服的感觉。

类似于上述的情景，在专科门诊中几乎天天都会遇到。问题在哪儿呢？问题出在医生认为病人的血压控制得不够满意，需要再添些药品把血压降得更低些，而患者对此有不同的看法。

为什么患者对未"达标"的血压会觉得"差不多了"呢？归纳起来大约有以下几个原因：

（1）不清楚血压该降到什么水平才算安全。

（2）认为血压随年龄增加而升高是自然规律。

（3）药吃多了会产生毒副作用，且经济上难以承受。

导致心脑血管发生凶险事件的发病原因很多：高血压、高血脂、糖尿病、肥胖、吸烟、体力活动不足等。其中，高血压病是举足轻重的角色，它是诱发心肌梗死或脑梗死的罪魁祸首，也是急性心脑血管病发作的直接诱因。因此，对于高血压的防治绝对不可掉以轻心。研究显示：轻度的血压下降就能够给患者带来明显的保护作用。譬如：收缩压每下降2毫米汞柱，缺血性心脏病的病死率即可下降7%，脑卒中的死亡率下降10%。另有报道，血压只要下降4毫米汞柱，脑卒中的危险便可降低23%，冠心病发生猝死的危险降低15%。因此，高血压患者应该重视将血压降到正常范围的重要性，尽管血压增高的幅度不十分明显，为了健康，预防心肌梗死或脑梗死危险，降压治疗要"斤斤计较"。

按《中国高血压防治指南（2005修订版）》的要求：无特殊情况的高血压患者，血压均应降到140/90毫米汞柱以下；伴有糖尿病的高血压者，应将血压控制在130/80毫米汞柱以下。

相关链接
先降压还是先降糖

市民周先生问：我今年 64 岁，平时血压稍微有点高，前些天被查出患有糖尿病，一听糖尿病，老伴拉着我找医生开降糖药。医生说，除了吃降糖药外，降压药也要同时吃。不知道是应该两种药都要服吗？我该先降压？还是先降糖？

社区卫生服务中心的马医师答疑：周先生，这位医生说的是有道理的。很多人会认为得了糖尿病，最重要的是想方设法降低血糖，以避免发生并发症，对血压常马马虎虎。其实，对于糖尿病合并高血压的患者来说，降血糖固然重要，但要把血压控制到正常范围可能更重要。

现在，国际上越来越多的证据表明：糖尿病是高血压的组成部分，高血压和糖尿病就像孪生兄弟一样，都是代谢综合征的主要危险因素，不论是哪种病先发生，都会加重心、脑、肾、血管等靶器官的损害。

英国前瞻性糖尿病研究结果显示：严格控制血压，可使任何糖尿病相关的终点事件（即心肌梗死、脑卒中等并发症）降低 24%，糖尿病相关死亡率下降 32%。其中，脑卒中发病下降 44%，微血管病下降 37%。而严格控制血糖，任何糖尿病相关的终点事件只降低 12%，微血管病降低 25%，心肌梗死只减少 16%。糖尿病患者要比一般高血压患者将血压控制得更低，即血压必须控制在目前国际公认的 130/80 毫米汞柱以下。

对 2 型糖尿病人群构成最大威胁的不是与高血糖直接相关的微血管病变（如糖尿病肾病），而是大血管病变（如心脑血管病变和周围动脉阻塞性病变）。临床发现，糖尿病病死者中，80% 以上死于血管病。糖尿病患者降血压得到的好处是降血糖的两倍。因此，严格降血压比强化降血糖，对糖尿病患者来说意义更大。

四、危害心脑健康的关键是收缩压升高

高血压防治的重要性已经深入人心，但是，长期以来，无论是学术界还是普通大众，更关注的是舒张压（低压）的控制，认为老年人收缩压（高压）高是自然现象，没什么危害。但果真如此吗？

（一）收缩压高不可忽视

随着对高血压与心脑血管疾病之间关系的深入研究，人们越来越认识到，对于老年高血压患者而言，单纯收缩期高血压（收缩压 ≥ 140 毫米汞柱，舒张压 < 90 毫米汞柱）的危害，较典型的高血压 [收缩压 ≥ 140 毫米汞柱及（或）舒张压 ≥ 90 毫米汞柱] 有过之而无不及。

为什么呢？多项研究证实：单纯的收缩期高血压是中风的重要危险因素，而且心血管疾病的发生率较典型高血压患者增加 12%。同时，《美国医学会杂志》上一项最新研究结果也显示：收缩压偏高在住院的心力衰竭患者中很常见。因此，收缩期高血压作为一项重要的心力衰竭患病率和病死率预测因素，应该得到越来越多的重视。

越来越多的专家呼吁：一定要关注老年人单纯收缩期高血压。更有专家明确指出，降低收缩压是保护老年人心脑健康的关键。

（二）老年高血压多是收缩压升高

老年人的收缩压会随年龄的增长而上升，而舒张压在 60 岁后则缓慢下降，因此，绝大部分的老年高血压患者都属于单纯收缩期高血压。

国外 2001 年的一项对老年高血压的研究发现，近 80% 的老年高血压患者属于单纯收缩期高血压。而单纯收缩期高血压的有效治疗能使中风的发生率减少 30%，冠心病的发生率减少 23%，甚至可以降低 13% 的死亡率。

但是，老年人血压降低难度大，尤其是收缩压。除了降压以外，老年人还往往存在其他并发症，比如糖尿病、肾功能不全等，需要同时接受多种药物治疗，而这势必增加老年人患者的肾脏负担，导致药物副作用的发生率增加，给患者带来更大的痛苦。

（三）药物的正确选择是治疗老年高血压的关键

选择何种降压药物对于老年收缩期高血压患者而言应非常谨慎，不但要考虑药物的降压效果，还要考虑药物的安全性。

血管紧张素转换酶抑制剂（如福辛普利等）是目前世界公认的伴有慢性肾病、糖尿病高血压病患者的首选降压药物之一，它既符合老年高血压病患者对肾脏安全性的需求，而且降压效果同样非常出色，尤其是针对单纯收缩期高血压，有着确切的疗效。

研究显示，福辛普利（蒙诺）在治疗单纯收缩期高血压的过程中，可在对舒张压无明显影响的情况下降低收缩压。此外，在同类药物中，福辛普利是唯一一个除了可以通过肾脏排出外，也能通过肝脏排泄的药物，因此肾脏的安全性更好。

当然，除了遵医嘱服药外，合理的饮食结构，良好的生活习惯，适量的体育锻炼，对老年人的健康也是非常重要的，这也是任何高血压病人不可缺少的基础治疗。

当前，中国老年人口正在迅速增长，预测到 2030 年，60 岁以上人口将占总人口的 22%，高达 3 亿以上。因此，有效、安全地治疗老年单纯收缩期高血压，将是一项任重而道远的系统工程，应得到社会各方面的重视。

为了规范血管紧张素转换酶抑制剂的用药，更好地指导高血压治疗，第一份结合我国国情的《中国 ACEI 专家共识》文献，由中华医学会心血管病学分会出台，这将大大地推动我国高血压防治的规范化，令高血压病人从规范的治疗中获得更大的利益。相信假以时日，"高血压低头"就不再是一句空话。

小贴士
监测收缩压，降低猝死风险

据发表在《美国医学会杂志》上的一项最新研究结果显示：作为心力衰竭者患病率和病死率非常重要的预测因素，监测病人的收缩压（即高压），应该受到越来越多的重视。

研究结果表明，收缩压水平高可能提示疾病较严重，病人预后较差，也与更高的病死率有关。更为可怕的是，舒张压（即低压）正常，收缩压偏高，在住院的心力衰竭患者中很常见，甚至在超过一半的病例中都存在。

研究者对 48612 例住院患者进行分析，结果显示：收缩压高于 140 毫米汞柱、低于 160 毫米汞柱时，收缩压每升高 10 毫米汞柱，病死率提高 21%；收缩压介于 140 毫米汞柱和 160 毫米汞柱之间时，收缩压每升高 10 毫米汞柱，患者 60～90 天病死率提高 18%；收缩压低于 140 毫米汞柱时，收缩压每升高 10 毫米汞柱，患者死亡率提高 8%。

由此可见，收缩压有助于对心力衰竭患者进行危险分层，监测收缩压有助降低猝死风险。

【典型病案】

劝了十年他都不肯治疗，挨到心跳停止了才送来医院。

——一个心血管专科医生的手记

医生名片：祝光礼，杭州市中医院心血管内科主任医师，市级名中医，教授，硕士生导师，中华中医学会内科分会心病专业委员，中华中医药学会急诊分会胸痹专业常委，浙江省中西医结合学会康复保健专业副主任委员，杭州市医学会心血管分会副主任委员，擅长冠心病、高血压、高脂血症、心律失常及疑难病的中西医诊治。

祝光礼医生在博客上发表的医生手记，对高血压与心脏病患者颇有启迪，录下供参考。

1. 体检有病要及时治疗

昨天上午，在医院遇到一个老病号，看着他年纪尚轻却拄着拐杖，步履蹒跚地向我走来，真是说不尽的替他惋惜啊！他，10年来有许多次机会可以避免发生这一悲剧。

他拉着我的手，一个劲儿地懊悔说："悔不该当初……"

这个病人我10年前就认识他。当时，他单位组织体检，被查出血压偏高，我建议他服用降压药物。因为酒也喝得很凶，我还劝他戒掉酒。但他因为当时没有不适症状，觉得每天吃药太麻烦，就是不愿意进行治疗。以后，每年健康体检，他都来了，查出来的也是血压偏高的老毛病，临走时，他总是笑着说："祝医师，你看我照样生活得好好的，有的小毛病就是不要把它当回事。"尽管这样，我还是苦口婆心地说劝了一阵："别忘记服药，定期监测血压，否则会惹大麻烦的……"

今年9月，他的单位又组织一次体检，此时他的病情已经很严重了，收缩压是230毫米汞柱，舒张压是130毫米汞柱。我立刻给他开出了入院通知单，严肃地告诉他必须住院进行系统治疗。只记得他当时笑着摆摆手说："祝主任，你别危言耸听呀！我又没有任何不适症状，你们医生是最喜欢吓唬人的。"

转眼又过去一个多月，周末我就像往常一样去医院转转。在病区走廊里，突然听到有人大喊："医生救命，他没心跳和呼吸了！"

我立刻冲过去，和其他医生护士们一起给患者施行心肺复苏术。不知过了多久，病人的呼吸和心跳终于回来了。我擦去了额头上的汗，才注意到病人竟然就是那个死活不愿治疗和住院的"他"。救回来一条命是万幸的，但令人遗憾的是，他落下一个一侧身体麻痹和行走不便的后遗症。

我心里还是有份挥之不去的愧疚:他毕竟才 50 岁出头,还不算老呀!他是家里的顶梁柱,发病前已是一家单位的业务骨干,以后的生活会犯难得多了。

2. 没症状的高血压最可怕

其实,像这种"适应性"高血压是很凶险的,因为它没啥症状,患者往往都不当回事,常不愿接受降压治疗,结果呢,就是突发脑出血,或是脑动脉瘤破裂,或是急性心肌梗死等。来医院抢救的猝死病人中,多半是此病所致,所以,此病真可谓是"软刀子杀人"。

什么叫"适应性"高血压呢?

这种血压通常呈阶梯状上升,由轻到中再到重症逐渐升高,患者对这种缓慢升高的血压逐渐适应,即使血压已经很高,也无任何不适症状,像正常人一样,故而得名"适应性"高血压病。

3. "适应性"高血压怎样预防

"适应性"高血压怎样预防呢? 一般说来,主要有以下几点预防措施:

(1)即使无任何不适的成年人也应定期测血压,至少一年一次,最好半年一次。

(2)如血压高,不论有无症状都要进行治疗,使血压控制在基本正常范围。

(3)嗜酒者坚决戒酒。

(4)情绪稳定,喜怒有度。

(5)血压高者要注意休息,血压过高者要住院系统治疗。

(6)对血压过高者,降压不要操之过急,用药剂量宜小,逐渐加量,以免引起不适而放弃治疗。

(7)注意适量体育锻炼,运动量适度,并要适度体力劳动,但不能劳累,活动身体,保持健康体重,不肥胖,提高身体素质。

(8)重视饮食防病与健身,吃得合理,疾病是可以预防和治疗的。不暴吃暴饮,一日三餐定时,粗细粮混吃,多吃鱼,少吃肉,不吃油腻、油炸食物,控制食盐量,多吃新鲜蔬菜和水果,不吃腌制食物。

小贴士
高血压应节制性生活

手机号为133640×××3的市民问：我爱人刚被诊断为高血压，不知道还能不能过性生活？

首都医科大学宣武医院心内科主任医师华琦答疑：高血压患者应该节制夫妻生活，因为此时通常需要神经系统、心血管系统和肌肉系统的参与，容易心跳加快，血压出现不稳定和增高，心脏负担加重，容易诱发心绞痛。此外，由于服用降压药物，可能产生影响性功能的副作用，以致引发病人的一些心理障碍，因此，患者在节制性生活的基础上，应及时与医生沟通，选择合适的降压方案，以保证理想的生活质量。

五、高血压病的饮食治疗原则

1. 控制热能的摄入

控制热能的摄入，可使临床症状如呼吸困难得到改善。提倡吃复合糖类，如淀粉、标准面粉、玉米、小米、燕麦等植物纤维较多的食物，促进肠道蠕动，有利于胆固醇的排泄。少进食葡萄糖、果糖及蔗糖，这类糖属于单糖，易引起血脂升高。

2. 限制脂肪的摄入

膳食中应限制动物脂肪的摄入，烹调时多采用植物油，胆固醇限制在每日300毫克以下。可多吃一些鱼，尤其是海鱼，因为海鱼含有不饱和脂肪酸，能使胆固醇氧化，从而降低血浆胆固醇，还可以延长血小板的凝聚，抑制血栓形成，预防中风、冠心病。海鱼还含有较多的亚油酸，对增强微血管的弹性，预防血管破裂，防止高血压并发症有一定的作用。

3. 适量摄入蛋白质

以往强调低蛋白饮食，但目前认为，除合并有慢性肾功能不全者外，一般不必要严格限制蛋白质的摄入量。高血压病人每日蛋白质的摄入量为：每千克体重1克为宜。例如：60千克体重的人，每日应吃60克蛋白质。其中，植物性蛋白质应占50%以上，最好用大豆蛋白。虽然大豆蛋白无降压作用，但能防止脑卒中和心肌梗死的发生，可能是因为与大豆蛋白中的氨基酸组成有关。每周还应吃2～3次鱼类蛋白质，可改善血管的弹性和通透性，增加尿钠排出，从而降低血压。平时还应注意多吃含酪氨酸丰富的食物，比如脱脂奶、酸牛奶、奶豆腐、海鱼等。如果高血压合并肾功能不全时，则应限制蛋白质的摄入。

4. 多吃含钾、钙丰富的食物

多吃含钾、钙丰富的食物，而且应选择含钠量少的食物，比如土豆、芋头、茄子、海带、莴笋、冬瓜、丝瓜、西瓜等。因为钾盐能促使胆固醇的排泄，增加血管弹性，有利改善心肌收缩力。含钙丰富的食品，比如牛奶、酸牛奶、芝麻酱、虾皮、绿色蔬菜、海带、紫菜等，对心血管有保护作用。选用含镁丰富的食物，比如绿叶蔬菜、小米、荞麦面、豆类及豆制品、镁盐，通过舒张血管而达到降低血压的作用。

5. 膳食宜清淡

减少烹调用盐量，尽量少吃酱制、腌制食品，适当减少钠盐的摄入，有助于降低血压，减少体内的钠水潴留。每日食盐的摄入量应在 5 克以下，或酱油 10 毫升。在注意减少钠盐的同时，应注意食物中的含钠量，例如：挂面含钠较多。蒸馒头时，避免用碱，应改用酵母发面。高血压患者可选用无盐酱油，对控制血压有益无害。

6. 多吃绿色蔬菜和新鲜水果

多吃绿色蔬菜和新鲜水果，有利于心肌代谢，改善心肌功能和血液循环，促使胆固醇排泄，防止高血压病的发展。少吃肉汤类，因为肉汤中含氮浸出物增加，能够促进体内尿酸的增加，会加重心、肝、肾的负担。为此，高血压患者要控制含氮量多的食物。

7. 忌食对神经系统兴奋的食物

忌食对神经系统兴奋的食物，比如酒、浓茶、咖啡等，吸烟者应戒烟。以上这类对神经系统兴奋的食物，对人体健康有益，但过量过浓则有害，尤其对高血压患者更应重视。例如，茶叶所含的茶丹宁是一种有效的毛细血管壁增强剂，使血管不易破裂，但饮茶过量也有弊端，因此饮食宜清淡，忌多饮，忌浓茶。咖啡可治疗窦性心动过缓，但是，咖啡含咖啡因，可兴奋大脑和心血管神经，增加心跳频率，对血压不利。

8. 适当增加海产食物的摄入量

适当增加海产食物的摄入量，比如海带、紫菜、海鱼等。海带中含海带淀粉硫酸脂，具有降血脂作用，可防动脉硬化，还含有褐藻氨酸，有降低血压作用。紫菜具有降血压、降血脂的功效。海鱼也非常适合高血压患者，既是营养食物，又是辅助降压的"天然"药物，可常吃、多吃。

第七章 识别血管中的"定时炸弹",饮食防病应对血脂异常

急性心血管事件(比如急性心肌梗死)在人类的死亡原因中一直名列前茅,全世界每年约有2000万人死于此类事件。而且,大部分人没有明显的先兆。

研究表明,约70%的急性心血管事件由易损斑块引起。因此,根除心脏病事件协会(NEHA)甚至提出了"攻克易损斑块、根除心脏事件"的奋斗目标。那么,什么是易损斑块?为什么说易损斑块更像一枚定时炸弹?它为什么会造成急性心血管事件?我们该如何应对它?怎样识别心血管中的"定时炸弹"?

——题记

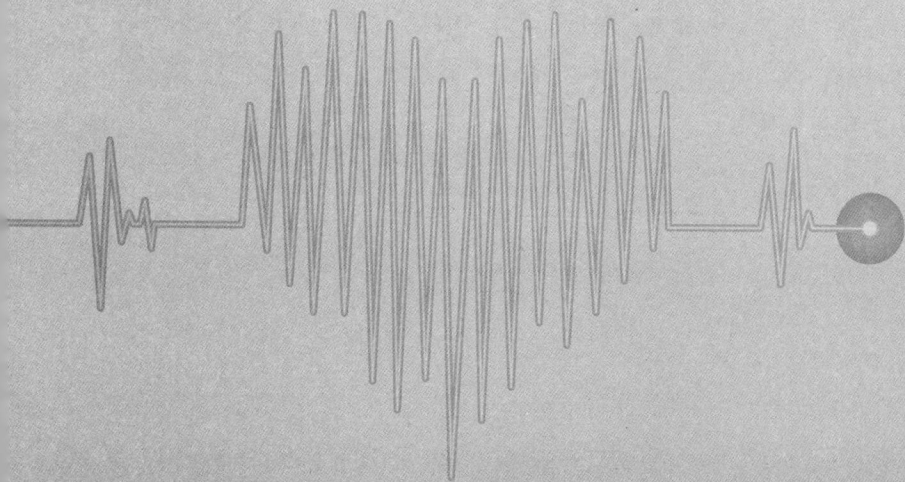

第一节 小心血管中的"定时炸弹"

冠心病是一种常见病、多发病，几乎成了老年人的一种"流行"病。近年来，在中年人中也发生了患病征兆，动脉粥样硬化是患冠心病的罪魁祸首，约70%的急性心血管事件由动脉粥样硬化易损斑块引起。

一、易损斑块会引发急性血栓

所谓易损斑块，就是容易破溃、诱发血栓形成的斑块。那么，为什么会产生易损斑块呢？当血液中的脂肪沉积在血管壁上面时，就形成了动脉粥样硬化斑块，它包括脂质核心、纤维帽（隔开脂肪质核心与血管腔）、平滑肌细胞和胶原等。与普通斑块相比，易损斑块有着较大的脂质核心、薄的纤维帽和较多的炎症细胞（巨噬细胞和T淋巴细胞）浸润，因此也更容易破损。

研究得知，普通的、稳定的斑块出现在冠状动脉中，可以引起动脉腔狭窄、供血不足，导致稳定型心绞痛。然而，易损斑块更像一枚定时炸弹，它虽然引起的动脉腔狭窄较轻，但是可能会突然破裂，激活多种凝血机制，导致血栓形成，引发急性心血管事件。而且易损斑块可能出现在全身，比如出现在脑和外周血管中，导致脑血栓和外周动脉血栓。

二、检测手段有待改进

正因为易损斑块的危害性很大，所以，对它的检测与识别就显得十分重要。虽然目前有不少检测心血管系统的方法，可是它们对易损斑块的识别还有不足之处，需要改善。

例如：冠状动脉造影术可以显示血管腔内的情况，但不能显示血管壁的异常；冠状动脉内超声既能观察管腔，也能观察管壁，但其分辨率有限，不足以清楚地辨识易损斑块的真实情况；CT检验对斑块的钙化部分十分敏感，信号较强烈，不过，容易将附近的易损斑块信号遮盖住。

三、控制危险因素，预防易损斑块

如果已经出现了易损斑块，有以下两种方法应对：

第一，通过介入治疗在病变部位扩张血管，这样斑块即使破裂，也不易阻塞血流。通常，如果动脉某处狭窄程度超70%，会引起心脏缺血，医生会在该处放入支架，预防心绞痛，这可以称为预防性应用支架。有数据表明，约有95%的斑块破裂发生在狭窄小于70%的冠状动脉。因此，对易损斑块，不能把狭窄超过70%作为介入治疗的标准。判断一个狭窄小于70%的斑块是否为易损斑块，就成了有效利用支架预防的关键。然而，正如前面所述，目前针对易损斑块的识别还有待改善，因此，支架的预防性应用也受到了一些限制。

第二，药物干预。使用他汀类药物可以降低血脂，减少炎症，促进斑块稳定并减小急性心血管事件中的发生率。研究表明：他汀类药物使斑块进展速度平均降低超过了30%，阿司匹林、氯吡格雷、低分子肝素则可以抑制血栓形成。此外，血管紧张素转换酶抑制剂可以抗炎、降血压，也是比较有效的药物。

同时，一定要重视预防，主要的预防措施是：平衡膳食，坚持锻炼，控制高血压、高血脂、高血压等动脉粥样硬化的危险因素，就可以远离易损斑块。

小贴士
怎样预防动脉粥样硬化

动脉粥样硬化是中老年人的大敌。那么，怎样预防呢？研究表明：一些不正常的生活方式会导致动脉粥样硬化的发生，比如：高糖、高动物脂肪膳食，不运动或少运动，吸烟、大量饮酒，体重超重、肥胖等，都会引起血脂代谢异常，使动脉病变成粥样硬化斑块形成。

在寻找医生帮助及吃药治疗的基础上，中老年朋友要自我保健应对疾病，应先做到以下几点：

1. 不要吸烟。吸烟会使低密度胆固醇、甘油三酯等坏的血脂成分升高。但此因素是可逆的，停止吸烟一年，好的血脂成分——血清高密度脂蛋白，可增至不吸烟者的水平。

2. 参加体育锻炼。科学家们已经发现，有规律地进行锻炼，可增加10%～20%的高密度脂蛋白含量。

3. 减肥。肥胖人群的平均血清总胆固醇、甘油三酯水平显著高于非超重者。

4. 控制饮食。低脂肪饮食降低了低密度脂蛋白的同时，也降低了高密度脂蛋白，那么，怎样的食谱才是合理的呢？最好的饮食是由脂肪中得到

30% 的热量，这样就解决了上面的矛盾。总热量的合理分配是：早餐占 30%，中餐占 40%，晚餐占 30%。

由于动脉粥样硬化在早期可能没有明显症状，很多病人不一定会去医院就诊，等出现了症状大多已形成了并发症。所以，建议 45 岁以上的中年人，要定期做一些检查或预防。至于治疗，现有的许多降血脂药物（西药）有较明显的疗效，但会有一些对肝脏、肾脏、肌肉的不良反应。故专家建议，1～3 个月复查血脂、肝功能、肌酐水平。常年服药时，可 3～6 个月复查一次。中医治疗该病不失为一种很好的选择。中西医结合治疗各有优势，一定能防治这一人类重大疾患。

四、动脉粥样斑块能否变小和消失

"大腹便便"的张师傅，知道自己有高脂血症和冠心病，因此，平时很注意饮食，在医生的建议下，他每天少吃胆固醇多的食物，不吃猪油和肥肉，多吃豆制品，对减少饭量和少吃甜食也都细心地安排好，平时搭吃五谷杂粮，也吃了降脂药、维生素 E 和维生素 C，还服用硫酸软骨素 A、硝苯地平、阿司匹林等。另外，每天打太极拳、散步，有劳有逸。他的心绞痛已经很久不犯了，有一次他慎重地问医师："我对冠心病还是个一知半解的病人，我常听说冠心病发展到后来，会频发心绞痛，也会诱发心肌梗死，我很想知道冠心病到底能否'断根'，也就是说病情不但停止发展，而且还能够逐步减轻，动脉粥样斑块变小和消失。"

医生是张师傅的好朋友，因此，他看了张师傅一眼，他是个脸上已皱纹"纵横"，头发已大半花白的人，对于这样一个"老朋友"，没有必要搪塞和敷衍他，于是，便顺手拿出几本近年来的冠心病新书，向他谈起了有关冠心病与高脂血症的"专题"。

以前医生们了解较多的是关于冠心病发生与发展的知识，近几十年来，医生们已积累了许多的研究成果，知道了冠心病的动脉粥样硬化斑块怎样消失和恢复。要认识这个问题，应注意几点：判断冠心病粥样斑块的消退，不仅是以"临床"症状有些改善为标准，目前更要注意证实消退要以客观标准为准。如果冠状动脉造影发现冠状动脉狭窄程度减少 10%～20%，超声波测定颈动脉的内膜中斑块厚度减少 10%～20%，才有把握认为本病在消退；如果没有狭窄及硬化斑块现象，才认为本病消失了。因此，临床上近年来有了大量的病例统计材料，认为有不少方法是有效的。

医生举了个典型的病例,其中就有一个被确诊为冠状动脉硬化斑块完全消退的事实。这个病人在 56 岁时,住进医科大学附属医院心脏监护病房,有呼吸困难和胸闷、胸痛、心电图运动试验阳性,同位素 ^{201} 铊扫描证实心前壁供血不足,冠状动脉血管造影发现左前降支近端明显狭窄阻塞(80%),舌下含服亚硝酸盐也难改善症状。为此,医生建议外科行冠状动脉的"搭桥"手术。但是,病人选择了内科保守治疗。常吃鱼油及各种药物(如消胆胺),低脂低胆固醇饮食,减少吃肉,多吃素食,增加体育运动,坚持每天上午、下午各锻炼 1 小时。6 个月后,胸痛完全消失,一年后重做运动试验和 ^{201} 铊扫描转为正常,血管造影证实狭窄减轻(仅阻塞 30%)。后来因车祸去世后,经家属同意做了心脏病理学检查,发现冠状动脉中几乎见不到粥样斑块和管腔阻塞,也见不到血栓形成。由此可见,冠心病的冠状动脉粥样斑块是可以变小和消失的。

现代医学证实:冠心病的动脉粥样斑块,在"一定条件"下是可以停止发展,甚至消退和消失的。关键是"一定的条件",只要注意合理的治疗,改善是可能的。第二个要点是长期坚持。这些有所"改善"的病人,无一不是在坚定的信念支持下,坚持配合医生合理防治长达 2 ~ 3 年以上,只要"有心",世上是无难事的。

所以,从原理上说,低脂低胆固醇饮食可以减少脂质在血管的沉积。增加高密度脂蛋白(HDL)的摄入和补充,可以将动脉壁的脂质转移到肝脏处理掉,食用不饱和脂肪酸如玉米油、鱼油等,可以消除动脉壁的胆固醇。钙通道阻塞剂如硝苯地平等药物,可使抗氧化作用增强,抑制低密度脂蛋白(LDL)氧化,促进动脉内膜减少吸收脂质,防止血小板凝集,促进胆固醇从动脉壁释放出去。所有这些,就是我们大量病人病变好转的"道理"。

五、动脉硬化患者,该怎样饮食调理

动脉粥样硬化是心脑血管疾病的罪魁祸首,专家认为:防治动脉硬化的一个重要环节,就是进行合理的饮食调摄。对于易患动脉硬化的中老年人来说,多吃下述一些食物是很有裨益的。

马铃薯——防血管硬化良药

马铃薯含有极其丰富的维生素 B_6、维生素 B_1、泛酸等。每 100 克马铃薯中维生素 B_6 的含量高达 0.5 毫克,而等量的大米和面包中仅分别含 0.15 毫克和 0.05 毫克。马铃薯含大量的优质纤维素,这些纤维素在人体肠道内被微生物消化后,还可

生成大量的维生素 B_6。所以，实际上马铃薯能供给人体维生素 B_6 的量是大米或面包的 5 ～ 10 倍，足见马铃薯是预防动脉粥样硬化的优良食品。

日本一些地区出售一种"改良强化米"，即在普通的大米中加入一定量的维生素 B_1 和泛酸，人们食用后血压普遍被控制在比较正常的范围，精神紧张感得到松弛，血压改善，这些效果据研究主要归功于泛酸。高血压和动脉硬化是一对"姐妹"病，血压如能保持正常，动脉硬化的可能性就大为减少了。马铃薯含的泛酸量十分可观，从这一角度来认识，马铃薯是防治动脉粥样硬化的一味良药。

甘薯——有良好的防治动脉硬化功能

甘薯即红薯，又称山芋，我国专家调查了广西壮族自治区西部百岁以上老人的生活习惯，发现有一个共同的特点，即这些老人对甘薯都有着特殊的嗜好。

甘薯为什么吃了能长寿呢？这些就得从它的营养特点说起。甘薯含有 9 种氨基酸，特别是人体所必需的赖氨酸，比大米、白面要高得多。据研究：适量的蛋白质和适合人体需要的氨基酸对预防动脉硬化是必要的。甘薯所含的蛋白质有一个特点，就是黏蛋白的含量很高，黏蛋白能防止脂肪沉积血管壁，从而维持血管壁的正常弹性。甘薯中的纤维素又能阻止糖类转化为脂肪，这一切都说明甘薯有良好的防治动脉粥样硬化的功能。喜吃甘薯的老人之所以长寿，与甘薯防治动脉硬化之功能不无关系。

茄子——可强化血管防心梗

有一种称为 P 的维生素，它能增强身体细胞之间的黏附力，提高微血管的抗力，保持血管的正常形态，因而有保护血管、防止出血的作用。在天然食物中含维生素 P 最丰富的要数茄子了，尤其是开紫花、结紫茄的品种更为突出。500 克紫茄所含的维生素 P 量在 3600 毫克以上，不仅在蔬菜中称得上出类拔萃，即使一般的水果也是望尘莫及。鉴于茄子有这种特点，故有人称其为"血管强化食品"。常食鲜茄子或茄子干燥以后研粉内服，对高血压、脑出血、动脉硬化均有效，并有降低血脂、胆固醇的作用，是民间验方抗动脉硬化的"克星"，防止心肌梗死的保护神。所以，要常吃茄子，有益于心脏健康。

洋葱——防治动脉粥样硬化的疗效食物

据记载：法国有个饲马人，见马患了一种血管栓塞的病，看来已是治愈无望，饲马人信手给马吃了一些洋葱，奄奄一息的马竟有了转机，不久即恢复了健康。饲马人将这个奇迹告诉了医生，医生们极感兴趣，在动物和人体上进行了试验研究，发现洋葱确有消除血管内瘀血的作用。

近代医学研究证明，洋葱中含有二烯丙基硫化物、烯丙基二硫化物、硫氨基酸等物质，它们的蒜氨酸等硫化物具有降低胆固醇和血脂的作用，可抑制高脂肪饮食引起的血胆固醇和血脂升高，并使纤维蛋白溶解活性下降，有助于改善动脉粥样硬化。此外，还发现它含有前列腺素 A，能舒张血管，减少外周血管和心脏冠状动脉的阻力，对儿茶酚胺等升压物质有对抗作用。还能促进钠的排泄，使血压下降，对降低血压、血脂，防治心血管疾病有一定疗效，故洋葱又是高血压伴高血脂患者的佳蔬良药。临床试验证明，其效果优于降血脂药物——安妥明。

青葱、大葱对心血管病也有一定的疗效。近代医学研究证明：在烹饪含蛋白质脂肪酸的食物时添加葱，可减少胆固醇在血管壁上的沉积，并能防止血液中纤维蛋白凝结而发生血栓。所以，葱在防治心血管粥样硬化上有一定疗效。

洋葱、大葱和青葱中所含的葱素，可以降低胆固醇，阻止血液不正常凝固，因而是动脉粥样硬化的疗效性食物。

核桃——防治心血管病的疗效食物

核桃中脂肪的含量很高，含脂肪油高达 60%，其中主要是不饱和脂肪酸，主要是亚油酸甘油酯。据研究，饱和脂肪酸（用 S 代表）可使血胆固醇增高，多不饱和脂肪酸（用 P 代表）可使血胆固醇降低，P/S 值越高，对降低血胆固醇和预防动脉粥样硬化均有好处。各种食物的 P/S 比：猪油 0.2、黄油 0.1、瘦猪肉 0.4、羊肉 0.29、豆油 4.24、花生油 1.89、芝麻油 3.73、核桃 2.0、杏仁 3.86、葵花油 4.42、菜籽油 4.78、亚麻仁油 10.0、核桃油 12.0。可见，没有任何一种植物油脂 P/S 值达到核桃油的水平。所以，核桃是较好的防治心血管疾病的食物。

香菇——预防心血管病的理想食品

香菇可有效地降低血中胆固醇的浓度。据试验：给 420 名女学生和 40 名男女老人每天吃鲜香菇 90 克，或干香菇 9 克，连吃 7 天。结果：女学生的血胆固醇平均下降 6%～12%，老人平均下降 9%，这是相当理想的降脂效果。香菇的降血压作用也颇令人满意，轻度高血压病人每天吃干香菇 3～4 个就能控制血压在正常范围。香菇的降血脂、降血压作用与其所含的一种核苷酸物质有关，是心血管疾病防治的理想食品。

香菇含有丰富的纤维素，能促进肠胃蠕动，防止便秘，并可减少肠道对胆固醇的吸收；同时，香菇中还富含香菇嘌呤等核酸类物质，对胆固醇有溶解作用。因此，在烹调肉类食物时加几个香菇，不仅味道鲜美，而且还有助于防止血管粥样硬化。此外，香菇中含有降血脂的有效成分香菇太生，药理试验及临床报道都证明了香菇太生有较好的降血脂作用。动脉粥样硬化、糖尿病、高血压患者连续服用有较好的疗效，能降低甘油三酯、磷脂、非脂型脂肪酸的含量，所以香菇被确认为是心血管疾病患者的理想健康食品。

黑木耳——对动脉硬化起缓解作用

黑木耳味甘性平，有滋养、益胃、活血、润燥的功效。专家发现，黑木耳能减低血液凝块，有防止冠心病的作用，抗动脉血管粥样硬化。美国明尼苏达医科大学的哈默斯教授，在对人体血液实验时，偶然发现这份血液没有按正常情况凝结，于是，他便找到这份血液的主人，了解到那人在被抽血之前吃了一碟子中国四川菜——木耳烧豆腐（麻婆豆腐）。哈密斯教授又研究了四个人，让他们进食这种黑木耳烧豆腐菜肴，食后 8 小时，发现他们的血液同样凝结很慢；而另四个人不吃黑木耳，血液却如常，没有变化。因此，他在《新英国药物杂志》报道：中国烹饪的黑木耳能影响血液的凝结。他说："有趣的是，我们可以预期，黑木耳（经常和大葱、大蒜用在一起）有这样一种特性：将对冠状动脉粥样硬化起缓和作用。"哈默斯提出："从目前情况来看，可以有兴趣地推测，黑木耳可能促成如此低的血管病病例，从而可解释这种真菌是一种延年益寿的补药，是心血病疾病的救星。"

燕麦——抗动脉粥样硬化的宝贝

燕麦中亚油酸含量占脂肪总量的 38.1% ～ 52.0%，50 克裸燕麦相当于 10 ～ 15 丸益寿宁与脉通的主要成分。油酸占不饱和脂肪酸的 30% ～ 40%，释放的热量和钙的含量高于其他粮食。燕麦还含有其他谷物粮食中所没有的皂苷的主要成分。据澳大利亚学者澳肯夫尔（1979 年）证实：微量的皂苷可与植物纤维结合，吸收胆汁酸，促使肝脏中的胆固醇转变为胆汁酸随粪便排走，间接降低血清胆固醇，故燕麦有保健食品的誉称。

通过人体临床观察或动物试验，已经确认经常食用燕麦能预防和治疗由高脂血症引起的心血管疾病。

专家报道：食用燕麦 3 周后，胆固醇从原 251 毫克 % 降至 223 毫克 %。此外，燕麦还含有人体不可缺少的磷、铁、钙及多种维生素，中老年人经常吃些燕麦，不仅对心血管病有益，而且对糖尿病、脂肪肝的防治都是有益的。

六、预防动脉硬化应从儿童期着手

早在 20 世纪初，科学家就发现儿童和青少年的主动脉处已有动脉粥样硬化的病变。到十几岁时，脂肪条纹在冠状动脉明显可见。20 岁以后，脂肪条纹发展成纤维斑块。由此可见，提出预防动脉粥样硬化，应起始于儿童期。

（一）动脉粥样硬化祸首是胆固醇

医学研究表明：过高的胆固醇进食，容易导致血浆低密度脂蛋白（它是主要的携带胆固醇的脂蛋白）水平增高。1～2岁的婴儿体内脂肪细胞受到脂肪刺激时会大量繁殖、增生。幼年时脂肪细胞的增长易致成人期肥胖症，有大量脂肪堆积，容易造成动脉粥样硬化。由于动脉粥样硬化的发生与发展是一个缓慢长期的过程，因此，有许多科学家提出：从小就限制胆固醇的摄入，以预防动脉粥样硬化。

有专家曾对儿童、少年的血脂水平做过一些研究，结果表明：1岁婴儿的总胆固醇及甘油三酯较1～7个月婴儿显著升高，而且接近受检各年龄组的最高水平。10～12岁时，β-脂蛋白、甘油三酯、总胆固醇均明显下降，但高密度脂蛋白胆固醇的水平则比较稳定。高密度脂蛋白的主要作用，是将肝外组织的胆固醇运送到肝脏，并能竞争性地抑制细胞表面对低密度脂蛋白的摄取，从而降低胆固醇在动脉壁的沉积速度。这一过程，在人的2～15岁间较为稳定，说明儿童体内防御胆固醇沉积的条件优于成年人。科学家在被调查过的孩子中发现，居住在郊区的孩子，吃植物性食物多，胆固醇水平也低于多吃蛋奶肉类的市区儿童。另外，一些肥胖的儿童中，血脂症的发生率为27.03%，而胖瘦正常者的发病率只为9.59%。由此看出，尽管儿童体内防御胆固醇沉积的条件优于成年人，但仍有一定的高血脂发生率。

美国学者认为，如在儿童期能把每日膳食中的胆固醇摄入量控制在300毫克以下，就可起到延缓动脉粥样硬化作用。正常儿童的胆固醇理想限度应是少于170毫克%。如血胆固醇轻度升高（170～185毫克%），应立即调整膳食，使饮食中的饱和脂肪酸（与血胆固醇含量有关）小于总热量的10%，胆固醇的摄入控制在250毫克以下。如胆固醇明显升高（200毫克%以上），应怀疑有遗传性高胆固醇血症的可能。这种病通常在10岁以内出现缺血性的心脏病，症状较重，多死于幼年及青年，此时除严格控制膳食中的胆固醇等脂类外，往往还需药物治疗。不过，在小儿人群中最重要和最严重的遗传性高脂血症，仅占很小的比例，大多数高胆固醇血症是因环境因素（包括膳食）和不太明显的遗传性因素引起的。

（二）动脉粥样硬化预防是关键

动脉粥样硬化的发病机制，是一系列的发展过程。启动在青年，发病多在中年以后。其"上游"是多重危险因素（吸烟、高血压、血脂异常、糖尿病、肥胖、代谢综合征等）的流行，必须从源头治理。生活方式的改变是危险因素群集的源头。

贫穷的人吃不饱穿不暖，不会得这种病，如二战时的欧洲，心血管病就比较罕见。1953 年在朝鲜战争期间，美国医学界公布的论文证实，对临床并没有冠心病表现的战死的美国士兵的尸检研究发现，相当多的死者心脏已有冠状动脉病变的早期征象，出现了脂纹或斑块，甚至有阻塞性病变，他们的平均年龄仅 20 余岁。1975 年，对越南战争中战死的美国士兵的尸体又进行了此方面的重复研究，此时的尸检平均年龄仍为 22 岁。令人吃惊的是，12 年过去了，冠状动脉阻塞的征象上升至 55%。而当年对朝鲜战争中战死的中国士兵和朝鲜士兵的解剖结果却恰恰相反，他们的冠状动脉壁很光滑，一清二白。

其实，这些美国士兵的血管病变早在童年时期就启动了，今天的美国青少年在无冠心病的情况下，68% 已有了血管的轻度脂纹斑块，这个发现来自因车祸意外死亡者的心脏移植后的血管内超声、造影检查结果。

目前，我国青少年正在重踏美国士兵几十年前的覆辙，麦当劳、肯德基等快餐的大快朵颐，以车代步，拈轻怕重，超重式肥胖十分常见。三四十岁的人发生心肌梗死不罕见，已占心肌梗死住院病人的 1/5。

上述现状，向人们敲响了警钟，预防动脉粥样硬化，应从儿童期着手。动脉粥样硬化，预防是关键。据专家研究，如果在儿童期至青年期使血浆低密度脂蛋白胆固醇下降 25%，动脉粥样硬化、冠心病的发生率就可减少一半。因此，在儿童时期着手预防就显得格外重要。这里所讲的预防，主要是在膳食方面限制胆固醇的含量，减少膳食中的脂肪总量。

必须指出的是，食物胆固醇来自动物性食物。动物性食物中的胆固醇含量很不一致，大多数肉类含 100 毫克左右，脂肪组织（肥肉）比肌肉组织（瘦肉）的含量高些，螺、贝、乌贼等软体动物和动物内脏含量较高，肝脏可达 300 ～ 600 毫克 %。禽蛋中胆固醇的分布很特别，在卵黄中含量较高，每 100 克达数千毫克，而在卵白中几乎不含胆固醇。禽蛋中的胆固醇大多是非脂化的，故较易吸收。食物胆固醇的吸收率有较大的波动，平均约吸收食物总胆固醇的 1/3。

儿童处在生长发育的旺盛时期，对食物中营养素的要求也相应地较为突出。为预防动脉粥样硬化，以及满足生长发育的需要，家长应从小培养孩子良好的饮食习惯，纠正挑食、偏食的不良倾向，恰当地给予孩子每日需要量的膳食，做到食品多样化，食物结构合理平衡，多吃富含维生素的食物，如新鲜蔬菜和水果，多吃富含蛋白质的食物，如瘦肉、豆类及其制品等。并尽可能以豆油、菜油、玉米油、米糠油等植物油为食用油，适量吃些动物脂肪，占总食油量的 1/3 ～ 1/4 为宜，少吃糖、巧克力等热量高的食物。还应少吃盐,对超重儿童,宜减少每日总热量,并限制糖类饮食,控制食量。多吃鱼类食物,特别是多吃海产鱼类,因为鱼类中含有许多不饱和脂肪酸,还有其他保护血管的物质,有降血脂等多种抗动脉粥样硬化作用,增加食物中鱼类摄入的比例是有益于健康的。

还有必要指出的是,要纠正饮食习惯中的误区,那种把食物"扫光"的饮食方法不对。每天儿童所需热量不要供过于求,有的家长给孩子多吃巧克力、奶油蛋糕、雪糕等食品,以为这就是营养好,其实不然,只有平衡地选择搭配食品,才合乎营养。由于营养性干预措施,对一些危险因素,有广泛的作用。并且婴幼儿养成的饮食习惯,会持续到成年,因此,婴幼儿童进食适度,摄入营养成分合适的食物,是十分重要的。除婴儿以外,健康儿童的膳食中,每天的胆固醇摄入量不应超过 300 毫克,来自脂肪的热量不应超过 30%,来自饱和脂肪者不应超过 10%,而来自不饱和脂肪者应达 10% 以上,这样的膳食是稳妥的,而且估计可保持正常的血浆胆固醇水平。

总之,要铲除动脉粥样硬化的病根,从儿童期就要重视日常膳食营养的合理摄入。

第二节 远离冠心病风险,从关注血脂开始

当对生活富裕带来的种种利益开始处之泰然时,人们越来越多地开始注意它的弊病。其中,血脂异常称得上是其造成的大灾难,因为这一现象促成了冠心病等心血管疾病的直线上升。

美国科学家也明确表示:全球冠心病防控依然迫在眉睫,其根本原因是在于人们离最佳的血脂水平还很遥远。

一、如何应对血脂异常的危害

随着人们生活水平的提高和工作压力的增大,患高血脂的人数也在增加。单纯血脂升高,通常没有什么不舒服感觉,其危险性常被人们所忽视。其实,血脂异常对健康的危害很大,是凶险的心脑血管疾病的祸根。

专家呼吁:警惕高血脂的危害!

血脂过高,容易沉积在血管壁上形成斑块,即动脉粥样硬化斑块,斑块可以逐渐增多、增大,最后形成血栓阻塞血管,使血流变慢甚至中断,引起所属器官的缺

血、坏死。比如：阻塞心肌的血管，即可产生心绞痛与心肌梗死；阻塞脑部的血管，可导致脑中风或痴呆；阻塞四肢的血管，可引起四肢疼痛和下肢跛行。在了解血脂异常的危害之后，就应当加强对血脂的定期检测，以便早期诊断和治疗，这是非常重要的自我防病保健。

二、太多的人不关注血脂

据《美国心脏病学杂志》报道：波士顿塔夫茨大学医学院的研究人员调查了44052 名非冠心病患者，其中 877 人具有冠心病危险因素。按照美国冠心病防治指南要求，最佳血脂值应该是：低密度脂蛋白胆固醇低于 100 毫克 / 升，男性高密度脂蛋白胆固醇在 40 毫克 / 升以上，女性在 50 毫克 / 升以上。但是，研究发现，只有一半的受试者能达到上述指标。对此，研究人员表示了极大的担忧。

然而，《中国心血管病报告（2005）》则举出了一组更让人担忧的数字：我国10 个省、市的 35 ~ 74 岁成年受访者中，在血脂异常会带来哪些危害，血脂异常和冠心病有何关系等方面，知晓率不超过 10%，血脂异常的治疗率、控制率也非常低。

看到这样令人担忧的数据，专家们沉重地自责："对于民众的血脂与健康问题，我们重视得远远不够。"

三、血脂与冠心病息息相关

现代医学研究已经证明：胆固醇总量每上升 1 毫克 / 升，冠心病发病的风险就要增大 1%。然而，血脂是血液中胆固醇、甘油三酯和类酯的总称，其中，对冠心病影响最大的是胆固醇。尤其是"坏的胆固醇"——低密度脂蛋白，它像一个"搬运工"，把人体内多余的胆固醇全堆积在血管壁上，让心脏血管变得非常狭窄，引起血流不畅通，造成血管粥样斑块，导致心肌梗死，甚至诱发猝死。而高密度脂蛋白则是一种"好的胆固醇"，在人体内是"越多越好"。

正是基于以上原因，平时我们所说的"高血脂""降脂"等观念并不科学。正确地说，应该是"调脂"。也就是说，尽量减少人体内的低密度脂蛋白，增加高密度脂蛋白。但是，令我们担忧的是，在我们国民大众中，能知道这些健康知识的人群太少了。因此，要普及健康知识教育。在美国，民众中胆固醇教育计划早已实施。在我国，自 2006 年由我们著名健康教育专家洪昭光和胡一大教授向全民宣传心血管防治教育，开创了我国民众防血脂异常教育，目的就是降低患冠心病的风险。

四、调控血脂刻不容缓

可是，现在依然还有很多因素导致患者对自己的血脂异常不够重视，或者觉得血脂异常不是什么大病，或认为自己不是冠心病的高危人群，所以导致治疗不充分等。殊不知，虽然血脂异常是促发心肌梗死的第一因素，但是它是可以通过某些措施予以改善的，如果放任不管，不积极治疗，不控制饮食，不采取防治措施，任其发展恶化，就很可能会造成许多家庭分崩离析的悲剧。

因此，成年人定期检查血脂非常重要，一般3～5年查一次。如果是长期吸烟、酗酒，或有高血压、糖尿病患者，则更应增加检测频率，一般半年至一年检查一次。已发现血脂异常的人，3～6个月复查一次。吃降脂药治疗的人，要定期检测肝、肾功能，以防由药物引起其他脏器损害。

世界卫生组织提出的健康四大基石：戒烟限酒，适量运动，均衡饮食，健康心态。虽然已是老生常谈了，但是，它的确是健康人调控血脂的最有效工具。此外，积极预防高血压、糖尿病，发现问题及时就医，这是自我保健的重要内容。

五、血脂升高有"信号"

随着人们生活水平的不断提高，高脂血症的发病率也在逐年攀升。现在，许多中老年人都是谈"脂"色变。医学研究证明：高脂血症与冠心病具有密切关系，如果血胆固醇下降1%，心肌梗死的危险性就会下降2%。如果高血脂下降8%，低密度脂蛋白下降2%，便可使冠心病的发病率下降19%。可见，血脂异常对于人体健康是多么的重要。通常，人体内的血脂增高须通过血液检查才能发现。其实，血脂升高对身体会有一些特殊的"信号"，认识这些"信号"，可以帮助人们及时预防高血脂引起的一些疾病。这些"信号"有以下表现：

1.头晕、头痛、失眠、胸闷气短、记忆力下降、注意力不集中、健忘、体形偏胖、四肢沉重或肢体麻木等，都是高脂血症的前兆。

2.睑黄疣是中老年人血脂增高的信号。一些老年人眼睑周围出现黄色的疣，医学上称为黄色素斑。这是血脂浓度异常增高，引起脂质异位沉积造成的。睑黄疣为淡黄色的小皮疹，多发生在眼睑上，起初如米粒般大小，微微高出皮肤，但它与正常皮肤截然分开，边界不规则，甚至可布满整个眼睑。个别大的睑黄疣很明显，可手术切除。但如果高脂血症没有控制的话，手术后睑黄疣还会复发。睑黄疣本身对健康没有明显危害，但是，睑黄疣的出现，提示病人的血脂水平已经很高，如果此时还不予重视治疗，不久的将来必定会危及心血管，进而发生更大的悲剧。

3. 视力下降或失明。严重高血脂时，血液富含甘油三酯的蛋白可从毛细血管涌出，如果侵犯到黄斑，则严重影响视力。此外，高脂血症是引起视网膜血栓形成的最常见原因。

4. 胆固醇过高时，皮肤上会鼓起小肿疱，其表面光滑，呈黄色，多长在眼皮、胳膊肘、大腿等部位。甘油三酯过高时，皮肤上会出现许多小指头大小的柔软的小痘状物，淡黄色，主要长在背、胸、腕、臂等部位，不痛不痒，但是，出现这些小痘状物，提示血脂很高了。

5. 由于高血脂可以引起脂肪肝，从而导致肝脏肿大，会出现肝脏疾病或肝功能变化，到一定程度也会出现食欲不振等消化不良的症状，体检时可以发现肝脏增大，还可出现血液中转氨酶升高。

6. 腿肚子抽筋，并经常感到刺痛或胀痛，可能是胆固醇积存在腿部肌肉里引起的。如果出现越来越严重的症状，需要及时进行血脂检测。但是，需要注意的是，因为血脂检查受许多因素的影响，所以，如果一次检查结果接近或超过血脂异常判断值，应间隔 1～2 周，在同一家医院再次抽血复查，如果两次检查结果都不正常，而且所得数值相差不超过 10%，就可以据此判断是否为高脂血症，并可决定防治措施。

7. 患有家族性高胆固醇血症的人，常在肘、膝、踝、手指关节的部位伸面皮肤发生脂质异位沉积。跟腱是脂质沉积的好发部位，严重的脂质浸润可使跟腱强度明显下降，轻度创伤即可发生撕裂，有时自发性跟腱断裂是家族性高胆固醇血症的初发症状。

8. 肥胖的人群不仅体内脂肪组织增加，而且血液中脂质也明显增加，尤其是甘油三酯、游离脂肪酸和胆固醇水平，多高出正常水平。因此，肥胖也是血脂升高的最常见"信号"。

六、为了健康，如何调节好血脂

单纯性血脂增高，通常没有任何不舒服的感觉，因此，其危险性常被人忽视。为了健康，请关注自己的血脂，定期检查，以便早发现问题，及时调节与控制，必要时要用药物治疗。如果不予重视，那么，一旦发生了心血管病变则后悔莫及。

1. 定期检查血脂

建议高血脂家族史、肥胖、高血压、糖尿病、皮肤有黄色疣的人，或患有冠心病、脑中风、肾脏疾病的人，应及早定期检查血脂。40岁以上的人群，为了健康，也应至少每年一次检查血脂。

2. 如何调节血脂

（1）调节饮食结构。限制摄入富含脂肪、胆固醇的食物（猪肥肉、动物油脂、动物内脏、蛋黄、蟹黄、猪脑等）；增加维生素和纤维素食品的食物（新鲜蔬菜、水果和谷类食物）；选用具有调节血脂的食疗食物（大蒜、山楂、黑木耳等）。

（2）改变不良的生活习惯。戒烟、控酒，限止酒精性饮料的摄入；加强体育锻炼，比如慢跑、快走、骑自行车、游泳、登山、打羽毛球等。

（3）选择理想的调脂药物治疗。应由医生根据不同的情况，选择不同的药物进行控制与治疗。

3. 注意事项

（1）血脂高低与胖瘦不成正比，胖的人能患高脂血症，瘦的人同样能患高脂血症。因此，要防止体瘦的人错误地认为瘦不会患高血脂的误区。

（2）各医院检测血脂的方法不相同，结果也不尽相同，血脂的各项指标正常与否，应由医生鉴定。

（3）降脂药物都有不同的毒副作用，因此，必须按医嘱服药，切勿擅自改变剂量，一旦出现副作用，立即就医。总之，服降脂药应慎重，要在医生的指导下才可应用。

（4）动脉粥样硬化形成是慢性过程，若无禁忌和发生毒副反应，建议患者要长期坚持降脂治疗。

七、如何认识饮食与高血脂的关系

随着生活水平的不断提高，人们的饮食结构也发生了根本性变化，由过去吃植物性食物多，转变为多吃动物性食物的生活习惯，鸡鸭鱼肉蛋天天摆满餐桌，吃得脂肪过多，高蛋白过量，高热量超标，维生素和纤维素摄入量减少，"三高一少"的不合理饮食结构，导致血脂升高。因此，《中国居民营养与健康调查报告》显示，我国居民患血脂异常的人数达1.6亿，高脂血症（俗称高血脂）是导致心脑血管疾病的元凶。

（一）出现高血脂的几种主要表现

1. 经常性头昏脑胀，与人讲话间隙易嗜睡，白天常打瞌睡。

2. 眼睑上出现淡黄色小皮疹。

3. 腿肚经常性抽筋，有刺痛感。

4. 短时间内在面部、手部出现较多的黑斑，记忆力及反应力明显减退。

5. 看东西一阵阵的模糊。

以上每一条的出现，提示有可能已患高血脂，必须立即就医检查、确诊、治疗。

（二）哪些不良饮食习惯会引起高血脂

高血脂与饮食密切相关，下列 6 条不良饮食习惯尤要引起重视：

第 1 条：多吃少餐，一天只吃一顿饭或两顿饭，如果长期如此，容易患高脂血症。特别是一次吃得比较多的时候，更容易患高脂血症。

第 2 条：吃得过肥过甘。就是说，吃的总是大鱼大肉满桌，不吃或少吃蔬菜，有这样饮食习惯的人群，往往患高脂血症。

第 3 条：食不厌精的人群，比如只吃精白米饭、精白面制食品，都是吃细粮，不吃粗杂粮，更不吃薯类食品，致使粗纤维摄入不足。

第 4 条：晚餐吃得过晚，促使血脂明显增高。

第 5 条：挑食偏食，致使体内营养过剩，某些营养摄入不足，双重威胁健康，致使血脂增高。

第 6 条：烟酒成癖，致使血脂异常。

（三）得了高血脂后会并发哪些疾病

血脂高了以后，致使全身血液波动多变，可并发高血压病，心脑血管性疾病也会增多，此外，还可诱发糖尿病。

（四）吃哪些食物可以降脂控脂

要多吃新鲜蔬菜、水果，粮食类要多吃点粗杂粮，多吃豆类及豆制食品，对降脂、控脂效果明显。脱脂牛奶对降血脂效果也很理想，还要多吃鱼，尤其要多吃海鱼。菌类食品也是降脂、控制血脂的佳品。以上食物可以常吃和多吃，天天更换着吃。

主食每天吃 250 ～ 400 克，杂粮大概占 1/3 左右为宜。蔬菜每天吃 300 ～ 500 克，水果每天吃 200 ～ 300 克，脱脂奶每天饮 300 毫升左右，鱼类 1 周吃 2 ～ 3 次，每次 100 ～ 150 克。

（五）哪些食物应少吃

肥肉或是油腻食物尽量少吃、不吃，精肉可以适量吃，每天 50～75 克。食油每天用 25～30 毫升植物油，不要吃得过量。

（六）降脂作用明显的食物有哪些

燕麦、香菇、茶叶、豆腐、海带、生姜、木耳、鱼类、玉米、冬瓜、春笋等，这些食物膳食纤维较多，可以减少胆固醇的吸收。

此外，山楂的降脂效果十分明显，可与茶叶、决明子为伍，每天泡茶饮，既降血脂又通畅大便，对高血脂、高血压、冠心病的防治均有益处。

（七）降血脂食疗菜肴略举

饮食防病是控制血脂首选的保健措施，为此推荐两款供参考。

1. 金菇彩虹小炒

选料：金针菇、香菇、豆腐干、胡萝卜、西芹、姜、酱油、白砂糖、植物油、淀粉、芝麻油。

制作方法：炒锅上火，放 15 克植物油烧热，爆香姜末，将香菇丝、胡萝卜丝、西芹丝、豆腐干丝分别下锅煸炒，加入少许清水，略煮 30 秒钟左右，再下金针菇翻炒，最后加调味料，翻炒均匀，淋芝麻油出锅上盘。

点评：这道食疗保健菜肴，具有降脂消食、降压补肝、通便之功效。

2. 海味炝刀豆

选料：虾米（海味）、刀豆、甜玉米粒、黄酒、姜汁、盐、味精、植物油、白砂糖。

制作方法：在锅中放清水适量，将刀豆摘寸段后下锅烫熟透，沥干水分备用；虾米用黄酒浸渍 1～2 小时备用；甜玉米粒在开水锅中烫熟备用；炒锅放植物油 10 克，下刀豆和虾米略煸炒，下调味料，最后下熟甜玉米粒同炒，淋芝麻油出锅，装盘上桌。

点评：此菜具有降脂补肾、活血健身的作用，是防血脂异常的日常保健菜肴。

（八）饮食防病降血脂食疗方笺

方笺一：芹菜根大枣瘦猪肉汤煲

配方：芹菜根 15 个，大枣 15 枚，猪瘦肉 250 克。

制法：洗净、煲汤，食时加适量调味品。既可当菜肴吃，又可当点心随吃。

点评：芹菜的叶柄、根、花均可药用，性凉，味甘、苦，入肝、胃经，能平肝清热，降压降脂。古籍《神农本草经》记载：芹菜能"保护血脉、益气，令人肥健嗜食"。现代医学研究，芹菜能降压降脂是因为它含有芹菜碱等特殊成分。所以，民间常将它作为降血压、降血脂的食疗食物。清代名医汪昂所著《本草备要》记载，用"芹菜根和大枣同煎治血凝症"（即今高脂血症）。

综上所述，本食疗功效：补脾益气，养心安神，可降血脂、胆固醇。瘦猪肉味甘，性微寒，可补中益气。

方笺二：玉米海参瘦猪肉汤

配方：玉米粒 10 克，海参 30 克，瘦猪肉 150 克。

制法：洗净入锅，文火煲汤，食时加调味品。

点评：玉米是一种保护心血管的天然食品，它含的脂肪虽然比大米高 5～6 倍，但它的脂肪主要是不饱和脂肪酸，不含胆固醇，而含有抗血管硬化的卵磷脂和谷固醇含量很高，所以它具有降血脂、降胆固醇的功效。每克海参含蛋白质 21.5 克，脂肪 0.3 克，碳水化合物 1 克，钙 118 毫克，磷 22 毫克，铁 1.4 毫克，碘 0.6 毫克。从这样的营养特点可看出，它是一种高蛋白、高矿物质、低热量、低脂肪的食物，而且不含胆固醇，对心血管疾病有较好的防治作用。民间常用海参炖冰糖空腹食用来治疗高血压、血管硬化、血脂升高之症。

由此可见，本食疗对防治血脂升高、降血压、保护血管不硬化有疗效。

方笺三：黄豆芫荽鸡肉煲汤

配方：黄豆 125 克，芫荽 60 克，鸡净肉 125 克。

制法：入锅文火煲汤，食时加调味品。

点评：黄豆即大豆，不含胆固醇，含有豆固醇，具有降血脂的功效。芫荽即香菜，含有油酸、黄酮苷、甘露醇、β-谷甾醇等物质，因而有降压、降脂作用。秦汉时的古籍《神农本草经》对鸡的评价甚高，说它是"灭毒、多食、久服不伤"的食物。"人欲轻身益气，不老延年者"可多食鸡。民间称鸡为"济世良药"。古医书称鸡肉有益五脏、补虚损、健脾胃、活血脉之功效。

上述三者配伍为食疗，具有降脂、降压、健身强体之功效。

（九）饮食防病降脂三步走

饮食防病是有好处的，如果能按照下面的三个步骤去做，不出 90 天，你就会发现自己的高密度脂蛋白（好的胆固醇）会有提高，而甘油三酯和低密度脂蛋白（坏的胆固醇）会大幅度下降。

第一步：从吃开始

简单的饮食改变就能降低 20% 的胆固醇。

具体做法：多饮水，多吃蔬菜和水果，摄入大量的可溶性纤维。美国饮食联合会报告指出：摄入的膳食纤维越多，胆固醇水平降低越显著。燕麦是降低血清总胆固醇效果最好的食物之一。

鱼类富含保护心脏的优质脂肪，因此要多吃。停止食用人造黄油及氢化植物油，它们不但会升高低密度胆固醇，还会降低对人体有益的高密度胆固醇。

减少饱和脂肪酸的摄入量，一天只吃一个鸡蛋。同时，避免吃含氢化胆固醇和反式脂肪酸的食物，比如：商店出售的烤制食品、炸薯片、咖啡伴侣，以及油炸糕点、小食品中的油炸制品。此外，每天吃 2 个中等大小的胡萝卜，连续吃 21 天，至少可以使你体内的胆固醇降低 50%。

第二步：营养素补充

研究证实，每天摄入 1.5 克维生素 B_3（烟碱酸）可令高密度胆固醇升高 33%，但是，这并不适用于肝病患者和糖尿病患者。高胆固醇患者需要在医生的指导下，逐步增加服用量，而且在规律服用维生素 B_3 后，每 3～6 个月查一次肝功能，以及转氨酶、血脂、总胆固醇水平。

植物胆固醇是天然的降脂明星，因此，要多吃蔬菜、水果、坚果、种子类食物，尤其要多吃大豆及其豆制食品，它们都不含胆固醇，而含有丰富的植物固醇。专家研究，每天在正常的膳食中添加 1～2 克的植物固醇，就可以降低血中低密度胆固醇。膳食中增加含有维生素 B_3 和植物固醇的食物，可以减少体内 1/4～1/2 的低密度胆固醇，有利于预防心血管病变的发生。血管健康人长寿，血脂下降人健康。

第三步：改变生活方式

健康的生活方式，可以让你的血液流动更加顺畅，心脏跳得更加有力。开始锻炼计划，哪怕只是简单的步行；停止吸烟，少喝含咖啡因的饮料和酒精性饮料，少吃甜品和糖食品，这类垃圾食品会使人体内的甘油三酯增加。

最重要的生活习惯——要重视不吃早餐的危害。北美一家营养机构研究报告：早晨吃全谷物的人群，他们测得的血脂胆固醇含量最低，即使早餐吃高胆固醇食物的人，他们体内的血脂胆固醇水平比不吃早餐的人要低。由此可见，不吃早餐的人群患高血脂的危险大大增加。因此，专家呼吁：为了降脂、控脂，请天天吃好早餐。

小贴士
饮食防病食谱歌诀

粗粮细粮对半吃，吃点瘦肉吃个蛋。

鱼虾海产周三次，青菜水果天天见。

牛奶豆浆经常换，豆制食品多吃点。

银耳木耳蘑菇菌，常上饭桌当配餐。

红薯白薯马铃薯，配合主食菜当饭。

青菜萝卜胡萝卜，生吃熟吃榨汁吃。

小米豆粥燕麦饭，大蒜姜葱餐餐见。

平时膳食想吃荤，鹅鸭鸡禽是首选。

青椒茄子加芹菜，能够生吃就生吃。

烟酒戒掉不要吃，其他一切顺自然。

第三节　辨证认识血脂与胆固醇，饮食防病巧选食谱促健康

冠心病是一种常见病、多发病，几乎成了老年人的一种"流行"病。近年来，在中年人中也发生患病的征兆，因此，许多人中也发生了思想负担，为免于得高脂血症而发展成冠心病，有的人在饮食上也采取了一些预防和治疗的办法。但是，由于对冠心病的病因病理缺乏正确的了解，有些饮食的吃法并不是积极的，甚至自讨苦吃，对身体及病患并无裨益。

为了端正认识，积极预防和治疗，普及饮食与健身知识，本文着重讲述胆固醇、血脂、冠心病与饮食之关系，以期增进人民健康。

一、血脂、胆固醇与冠心病相关

冠心病是一种比较常见的慢性病，在欧美各国占发病率之第一位，一般多发生于中年以上的人。近十多年来，我国患冠心病者也有增多之势。导致冠心病的原因较复杂，目前尚未完全弄清楚，但一般认为与体内主要血脂的代谢发生紊乱有关系。血脂胆固醇增加，就会逐渐沉淀在血管壁上，使管腔变狭，并向外扩大至管壁中层，破坏管壁的纤维，引起结缔组织增生，从而使血管肥厚而硬化。这种情况发

生在冠状动脉的，就称为冠状动脉粥样硬化性心脏病，简称冠心病。

冠心病的发生和血脂中的胆固醇有关系，而饮食因素又能影响血脂的改变，所以，首先要对胆固醇及其在体内的代谢情况有所了解。

二、一分为二谈胆固醇

人体内的胆固醇是组成细胞的营养物质，它大部分是自身合成的，也有一部分是通过饮食摄入的。一个健康的成年人，体内胆固醇总量 50 ～ 80 克。体内合成是通过肝脏，来自饮食的是吃了动物性食品，内脏、脑、鱼子、肥肉等饮食中含有的胆固醇被机体吸收。由于人体有一套完整的调节机制，有负反馈的调节功能，当摄入或体内合成的胆固醇过多时，就会抑制胆固醇的合成速度，并使吸收率下降，使之保持平衡。胆固醇是构成细胞膜的重要原料，在体内起着至关重要的作用。胆固醇可转化为胆汁酸盐，帮助消化和吸收脂肪，还能转换为肾上腺皮质激素和性激素。皮肤内的 7- 脱氢胆固醇可在阳光紫外线照射下转变为维生素 D，促进钙、磷的吸收，有利于骨骼的生长发育。尤其是血液中的高密度脂蛋白（HDL）胆固醇，享有血管内"清道夫"的美称，是"长寿因子"，属于对健康有益的胆固醇。它能将体内多余的胆固醇运送到肝脏进行代谢，不让胆固醇在血管壁上沉积，起到防止动脉粥样硬化的作用，成为保护心血管的"卫士"。然而，在胆固醇家族中，有一种低密度脂蛋白胆固醇（LDL），它要是多了，极易侵蚀动脉内皮，并沉积在动脉壁上而致动脉粥样硬化，引起心脑血管病等。可见，对胆固醇还应分其好坏。

如果体内血清胆固醇水平低，就难以保护细胞膜的完整性，细胞脆性增加，寿命缩短，免疫力下降，易患多种疾病，尤其易患癌症。

专家认为：胆固醇可增强免疫细胞的功能。T 细胞要想及时发现癌细胞，靠的是长在细胞膜上的"眼睛"——肿瘤抗原受体和细胞膜免疫流动性，这都离不开胆固醇的参与。有了胆固醇，T 细胞才能有明亮的"眼睛"，行动自如，战斗力强，能及时发现并将癌细胞歼灭掉。

体内血清胆固醇水平低了，还易发生脑卒中。其原因是胆固醇过低使细胞膜的脆性增加，血管壁也变得脆弱，脑内的小血管由于缺乏外围组织的支撑，削弱了抵御血压变化的能力，一遇到血压波动不稳，尤其是在血压升高的情况下，易发生脑血管破裂出血。

这样说并非夸胆固醇完美无缺，若是患有高胆固醇血症不去治疗，则会影响健康，所以说，对胆固醇要有一个正确的认识，世界上万事万物无不具有两重性，水能行舟，也能覆舟，胆固醇亦然，应一分为二地看待胆固醇。

一个代谢正常的人，摄入胆固醇多少关系不大，但有些中年以上的人，由于内分泌和血脂代谢的失调，能使这种自动调节的机制发生紊乱。此外，高级神经中枢长期过度紧张、高血压、遗传、体胖以及活动量少等因素，也能使这种自动调节机制失调，这时候如果摄入食物中含胆固醇多，而体内合成并不减少，就会使血管中的胆固醇增加，逐步形成动脉硬化。在这种情况下，控制饮食中胆固醇的摄入量就十分重要了。

三、辨证认识饮食与胆固醇的关系

在动物和植物性食物中，均含有固醇类物质。其可分两大类，动物性如鸡、鸭、鱼、虾、肉、蛋、内脏中所含的动物固醇，它的代表是胆固醇；植物性食物如米、面、豆、果、菜、植物油等含有的是植物固醇，又叫谷固醇。

人们吃了高胆固醇食物，不会马上变成人体血中的胆固醇，需要有一个吸收与合成的过程。在这个过程中，大部分食物胆固醇，首先从肠道经过的静脉，再吸收到肝脏，由肝脏合成后，一部分送到全身进行代谢，一部分通过胆道随胆汁又回到肠中，经细菌作用，变成粪胆固醇，排出体外。那么，如果增加排泄量，使它合成少些，是能降低胆固醇浓度的。因此，患冠心病的人，如果想吃高胆固醇的食物，只要合理搭配，增加胆固醇的排泄机会，减少合成与吸收量，是完全可以的。譬如病人想吃溜猪肝，那么，配餐时可多用一些富有纤维素的蔬菜，例如素炒菠菜、拌萝卜丝、芹菜炒香干、醋烹蚕豆芽、素炒蒜苗等，选用几味与猪肝同食，这样使富含胆固醇的猪肝和含纤维素多的蔬菜混合食用，就可促进肠道蠕动，减少肠壁对食物胆固醇的吸收，使之变成粪固醇排出体外。这样的溜猪肝清淡爽口，冠心病患者尽可放心地适当吃些了。

四、冠心病患者的饮食选择

据资料显示：冠心病与血浆中的脂质含量过高，尤其是胆固醇、甘油三酯的增多，有着密切的关系。故对于防治冠心病，除应用降脂药物外，如何合理选择饮食也同样不容忽视。

食物种类繁多，所含成分及其数量各不相同，应有的放矢地进行选择。

（一）可吃含胆固醇低的食物

例如：海参、海蜇、牛奶、酸牛奶、炼乳、奶粉（脱脂）、羊奶、豆浆、黄鱼、青鱼、鲫鱼、草鱼、鲤鱼、鲑鱼、鳜鱼、鲳鱼、带鱼、胖头鱼、甲鱼、白条鱼、虾、泥鳅、兔肉、鸭肉、瘦猪肉、瘦牛肉、瘦羊肉、小白虾等。

（二）少吃含胆固醇较高的食物

例如：猪舌、猪排、肥猪肉、牛舌、牛心、牛肚、牛大肠、奶粉（全脂）、干酪、羊舌、羊心、鸡肉、鸡血、鸽肉、鲢鱼、黄鳝、鳗鱼、对虾、腊肠等。

（三）禁食含胆固醇高的食物

例如：猪脑、猪心、猪肝、猪肺、猪肝、猪腰子、猪大肠、猪肉松、牛脑、牛肝、牛肉松、羊脑、羊肝、鸡肝、鸡肫、鸡蛋黄、鸭肫、鸭蛋黄、松花蛋黄、鹅蛋、螺肉、蚶肉、乌贼、河蟹、鱼松、鱿鱼（水发）、凤尾鱼（钗头）、鱼子、虾皮、小虾米、虾子等。

（四）选用降血脂食物

例如：酸牛奶、香菇、洋葱、大蒜、山楂等，均有降低胆固醇的作用。又如燕麦、燕麦片、豆类、大豆、绿豆、赤豆、豌豆等，也有调节脂肪代谢的作用。尤以大豆及其豆制品为降血脂佳品，绿豆次之，可以多吃。

（五）节制主食性食物

因人体肝脏能将米、面等淀粉食品转化成脂肪，使饭量大的人容易发胖。据我国某些地区调查结果显示：肥胖者的冠心病发病率比瘦小者高 5 倍，故应控制饭量，防患于未然。

（六）少吃甜食

进食过多糖类食物，不仅会引起血脂水平升高，而且能增加动脉硬化症和冠心病的发病率。此外，多吃甜食还可增加血小板凝聚，促使血栓形成。一般每日以供给热量（糖类）300 克左右为宜。

（七）少吃咸食

据研究发现：盐可通过内分泌和体液等多种途径升高血压，加重动脉硬化，增加心肌负担，故冠心病患者应少吃咸鱼、咸肉、咸菜、榨菜等，以改善心血管机能，防止并发心功能不全、心肌梗死等症。每日食盐控制在 2 ～ 5 克为宜。

（八）烹调用植物油

一般而言，植物油多含不饱和脂肪酸，而动物油则多含饱和脂肪酸，故应选用前者，如豆油、菜油、芝麻油、玉米油、葵花油等，它们会使血浆胆固醇降低，且使血小板聚集时间迟长，能防止血栓形成。不过也有例外，如椰子油、棕榈油也属植物油，都有升高血脂的作用，甚至花生油在动物试验中，还有促使动脉硬化的报告。

（九）多吃富含维生素 E 的食物

常用植物油中，每克不饱和脂肪酸需配合 0.6 毫克维生素 E 加以保护，使其不被氧化破坏，从而维持细胞膜的正常脂质结构和生理功能。如果缺乏维生素 E，过氧化酯生成增强，则对机体不利，故认为维生素 E 有预防动脉粥样硬化的作用，冠心病病人以食用棉籽油、米糠油、芝麻、莴笋叶等富含维生素 E 多的食物为佳。

（十）多吃绿叶蔬菜和新鲜水果

例如：小白菜、油菜、青椒、番茄、莴笋叶、大枣、橘子、柑子、柚子、柠檬等，它们多富含维生素 C，能促进心肌代谢，改善心脏功能和血液循环，尤其能减少血液中胆固醇沉积于血管壁，从而增加血管弹性，防止动脉粥样硬化。研究提示，大剂量维生素 C 可使胆固醇氧化为胆酸而排出体外，有利于冠心病的治疗。

（十一）多吃富含镁盐的食物

例如：小米、高粱、荞麦、燕麦、小麦、大麦、玉米、山芋、芹菜、苋菜、豆类等，它们具有利尿、舒张血管、降低胆固醇的作用，且能防止血栓形成，减少心肌梗死的发病率。

（十二）多吃富含钾盐的食物

例如：豌豆苗、龙须菜、土豆、芋艿、莴笋、芹菜、丝瓜、茄子等，所含钾盐能促进胆固醇排出，增加血管弹性，并加强利尿，有助于改善心肌收缩能力。

（十三）多吃有益心脏的硬壳食物

美国科学家有两份研究报告，说明硬壳食品可以降低胆固醇。

硬壳食品，是指核桃、杏仁、花生、松子、榛子等。

第一份研究报告是对 3 万多人，分批进行 7 天的试验后提出的。在 7 天内，这些人不吃肉，不吸烟，也不喝酒，只从硬壳食品和蔬菜中得到蛋白质。研究专家发现，在 1 周内，吃硬壳食物在 5 次以上的人，得心脏病的机会要比一个星期内很少吃或不吃硬壳食品的人少一半。另一份报告将 18 位健康男子分成两组，一半人在一个月中吃低胆固醇食品，但不吃硬壳食品，另一半人吃类似的食品，但构成食物热量 20% 的食品是核桃。研究结果表明，前一组人的胆固醇含量下降 6%，而后一组，即食物中有核桃组的人，胆固醇含量下降了 18%。核桃中热量的 80% 来自脂肪，核桃所含的脂肪酸降低了胆固醇含量。

五、降低胆固醇的几个新问题

降低胆固醇不仅能预防心脏病和卒中的首次发作，而且能有效地预防心脏病患者再次发生心脏病和卒中的危险。

然而，我们对胆固醇的认识还远远不够，许多新问题有待重新认识。

问题之一：总胆固醇有优有劣，"坏"胆固醇中又分出"亚种"

我们知道，在总胆固醇（TC）里含有高密度脂蛋白（HDL），是能防止有害胆固醇沉积，侵蚀血管壁的"好"胆固醇，不但无须降低，倒是需要通过运动和饮食使之升高的。

需要降低的是 TC 中含有的低密度脂蛋白（LDL）。而且，近年来又新发现了一种存在于 LDL 中的危险更大的极低密度脂蛋白（VLDL）。

看血脂化验单时，不仅要看总胆固醇的水平是否过高，更应看其中含有的优、劣胆固醇各占多少。

问题之二："坏"胆固醇颗粒有大有小，小颗粒胆固醇危害更大

在需要降低的"坏"胆固醇（LDL）中，科学家又发现其中有一种颗粒极小的脂蛋白，称载脂蛋白 B，就危害性来说，比 LDL 更大。比如，经过降脂治疗后 LDL 虽已降至正常水平，但是，如果其中的载脂蛋白 B 含量还很高，说明隐患并未消除。因为这种小颗粒的胆固醇最容易进入血管壁，更容易产生氧化，因而是 LDL 中危害最大的有害成分。

问题之三：降胆固醇幅度宜大、宜小，不是降得越低越好

对低密度脂蛋白（LDL）的降低，确能预防心肌梗死再度复发。但是，并非降的幅度越大，复发的可能性也越低。专家经过对 4000 例心脏病人长达 5 年的观察，发现当低密度脂蛋白（LDL）降到 125 毫克 / 分升左右时，它给人的益处与对照组相比较，再也不会因低密度脂蛋白（LDL）继续下降而递增。研究中显示：当降脂药物使低密度脂蛋白（LDL）下降到 70 ～ 125 毫克 / 分升时，可能是达到了预期目的之靶数值。接下来要做的不再是继续服药"巩固疗效"，而是通过非药物方式和饮食和运动，帮助病人巩固疗效，防止有害胆固醇的反弹。

问题之四：降脂药各有所长，是否有效在于辨因施治

在目前流行的降胆固醇药物中，对降低低密度脂蛋白（LDL）、极低密度脂蛋白（VLDL）和其中的载脂蛋白 B，各有所长。据报告，贝特类药物降低极低密度脂蛋白（VLDL）有效，但对低密度脂蛋白（LDL）疗效较差。而他汀类药物如辛伐他汀、普伐他汀、舒降之等，对低密度脂蛋白（LDL）和载脂蛋白 B 有效。在选择用药时，应根据医嘱选择适宜的药物，同是降血脂药物，作用各不相同。

第四节　血脂异常导致心血管病变，认识病因，正确应对

心血管疾病成为人类三大死因的第一位，而血脂异常是导致心血管病变的主要危险因素，成了人类第一杀手，怎样应对，值得关注。

——题记

一、饮食不当，导致血脂异常

血液中的脂肪类物质，统称为血脂。血浆中的脂类包括胆固醇、甘油三酯、磷脂和非游离脂肪酸等，它们在血液中是与不同的蛋白质结合在一起，以"脂蛋白"的形式存在。大部分胆固醇是人体自身合成的，少部分是从饮食中获得的。甘油三酯恰恰相反，大部分是从饮食中获得的，少部分是人体自身合成的。

我们所说的高脂血症，即血脂异常，是指血中胆固醇（TC）或甘油三酯（TG）过高，或高密度脂蛋白胆固醇（HDL）过低，现代医学上统称为血脂异常。

血脂是人体中一种重要的物质，有许多非常重要的功能。但是，它们不能超过一定的范围。如果血脂过多，容易造成"血稠"，在血管壁上沉积，逐渐形成小斑块，这就是我们常说的动脉粥样硬化。这些斑块增多、增大，逐渐堵塞血管，使血流变慢，严重时血流被中断。这种情况如果发生在心脏，就引起冠心病；发生在脑，就会出现脑中风；如果堵塞眼底血管，将导致视力下降、失明；如果发生在肾脏，就会引起肾动脉硬化、肾功能衰竭；发生在下肢，就会出现肢体坏死、溃烂等。此外，高血脂可引发高血压，诱发胆结石、胰腺炎，加重肝炎，导致男性的性功能障碍、老年痴呆等疾病。

据统计，1996 年全球因心血管病死亡有 1530 万人，占总死亡人数的 29%，居各种死亡原因的首位。其中主要是冠心病和脑卒中导致的提前死亡，而其共同的病理基础是动脉硬化。

动脉粥样硬化由许多因素促成的，其中最重要的危险因素是高脂血症，即血胆固醇和血甘油三酯浓度的升高，如果合并有高血压、吸烟、糖尿病等，则患病危险性会成倍增加。

一般来说，血胆固醇浓度每上升 1%，冠心病的死亡率上升 2%，原因何在？因

为血脂异常会诱发冠心病，因而保持血中胆固醇和血中甘油三酯在正常范围内，对于预防动脉粥样硬化和心脑血管疾病是至关重要的。

长期高血脂，也就是高胆固醇、高甘油三酯、高低密度脂蛋白胆固醇等，它们是动脉粥样硬化的基础，脂质过多沉积在血管壁并由此形成的血栓，导致血管狭窄、闭塞，而血栓表面的栓子也可脱落而阻塞远端动脉，栓子来源于心脉的称心源性栓塞。因此，高脂血症是缺血性中风的主要原因。另一方面，高血脂也可加重高血压，在高血压动脉硬化的基础上，血管壁变薄而容易破裂，因此，高脂血症也是出血性中风的危险因素。

据上海市心血管研究所对3467名上海居民的调查，由于每日的营养摄食量比20世纪70年代有明显增加，其中脂肪由24.1%增至31.8%，胆固醇由282毫克上升至388毫克，然而，碳水化合物则由65.7%下降至53.7%，由于饮食营养上的不合理，对危害健康的物质摄入过高，因此，上海人的血脂明显增高，这就是由于吃得不当而致疾病的发病率上升。对于预防和治疗此类疾病，当然还是要依靠吃得合理，吃得科学，饮食与健康的关系十分重要。

二、血脂与冠心病新认识

血脂是血液中脂质成分的总称，血脂常见的有胆固醇、甘油三酯等，它们不溶于水，因而不可能溶解于血液之中，而是与某些特异的蛋白质结合，组成脂蛋白分子运行血液中。换句话说，血脂在血液中，实际上是以脂蛋白的形式存在的，而脂蛋白则是脂质和蛋白质的复合物。其中与脂质结合的蛋白质部分，医学上称为载脂蛋白。

脂蛋白根据密度不同，主要分为四种，即糜微粒、极低密度脂蛋白、低密度脂蛋白和高密度脂蛋白。乳糜微粒和极低密度脂蛋白主要含甘油三酯，低密度脂蛋白主要含胆固醇，高密度脂蛋白的主要成分是蛋白质。目前，已发现的载脂蛋白近20种，最重要的载脂蛋白为载脂蛋白A1和载脂蛋白B两种。极低密度脂蛋白（VLDL）和低密度脂蛋白（LDL）的载脂蛋白主要为载脂蛋白B（APOB）。高密度脂蛋白（HDL）的载脂蛋白主要为载脂蛋白A1（APOA1）。载脂蛋白在脂质、脂蛋白代谢中起着十分重要的作用。极低密度脂蛋白和低密度脂蛋白通过载脂蛋白B的作用，可将携带的脂质沉积于动脉壁的细胞中，久而久之，便会使动脉粥样硬化，导致冠心病。这两种脂蛋白被称为"致动脉粥样硬化脂蛋白"。

最近专家研究发现：乳糜微粒的中间代谢产物 β－极低密度脂蛋白亦是一种

"致动脉粥样硬化脂蛋白"。

这些致动脉粥样硬化脂蛋白，在血液中含量越高，则发生动脉粥样硬化和冠心病的危险性就越大。高密度脂蛋白的作用则截然相反，它通过载脂蛋白 A1，能将堆积在动脉壁细胞中的脂质运送到肝脏进行处理，这样便减慢和阻止了动脉粥样硬化和冠心病的发生和发展，因此，它被称为"抗动脉粥样硬化脂蛋白"，或称为"冠心病保护因子"。

血脂异常与冠心病的关系密切，已被医学界公认。一般来说，血清胆固醇和甘油三酯含量越高，患动脉粥样硬化和冠心病的可能性就越大。有一项调查资料显示：血胆固醇含量高于 6.73 毫摩尔 / 升（260 毫克 /100 毫升）者，冠心病的发病率为低于 5.18 毫摩尔 / 升（120 毫克 /100 毫升）者的 5 倍。我们说，血胆固醇含量过高，有发展成为冠心病的可能性，这并不意味着血胆固醇含量增高了他就一定有冠心病。冠心病患者必定有血胆固醇含量增高。然而，血胆固醇有一部分存在于致动脉粥样硬化脂蛋白（LDL、VLDL）中，这是不利的。还有一部分存在于抗动脉硬化脂蛋白（HDL）中，这是有利的。家族性高胆固醇血症患者，其血胆固醇含量显著增高，主要是低密度脂蛋白胆固醇（LDL）含量增高，这类患者往往动脉粥样硬化发生的年龄早，故冠心病的发病率极高，血胆固醇含量也较高，但其高密度脂蛋白胆固醇含量显著增高，因而他们冠心病的发病率很低。另一方面，血胆固醇含量不高未必不患冠心病，有相当多的冠心病患者，其血胆固醇含量并不高，这些患者中，有不少人血中的抗动脉粥样硬化脂蛋白胆固醇含量显著降低，提示他们清除脂质的能力减弱，故易患动脉粥样硬化和冠心病。近年来的研究发现，载脂蛋白与冠心病的关系更为密切，在家族性高载脂蛋白 B 血症患者中，血中低密度脂蛋白胆固醇含量正常，因载脂蛋白 B 含量升高，冠心病发病率增高。同样，在载脂蛋白 A1 缺乏症患者中，其血中高密度脂蛋白胆固醇含量并不低，冠心病的发病率也增高。因此，作为冠心病的预测，不仅要测定血中脂质即血胆固醇和甘油三酯的含量，还要同时测定血中各种脂蛋白胆固醇的含量。如果能够进一步测定血中各种载脂蛋白的含量，则更为敏感。血 APOB 含量升高并伴有 APOAI 含量降低，则患冠心病的危险性极大。

血脂异常是导致患冠心病的主要因素之一。除此之外，科学家有了新的发现，一说维生素 B_6 缺乏，是动脉硬化之祸根，是患冠心病的病因。另一说，冠心病的发病和硒、铜等微量元素失衡有关。

三、维生素 B_6 缺乏，是动脉硬化之祸根

"如果用鸡蛋当早餐，牛肉饼作午餐，那么，晚餐的菜肴应当是一盘蔬菜加一只香蕉。"这一份菜单是美国哈佛医学院病理学教授克尔莫·麦库雷博士提出的。他认为，动脉粥样硬化的病因是高蛋白、高脂肪膳食中缺乏维生素 B_6 而致的一种毒性化学反应。

麦库雷的理论并不是新观点，早在 20 世纪 40 年代，就有人发现猴子因缺乏维生素 B_6 而引起动脉损伤，因而首次提出了维生素 B_6（吡多辛）缺乏与动脉粥样硬化之间的联系。

然而，在那个时候还未充分了解动脉粥样硬化的生化步骤，所以没有形成结论。如今，麦库雷博士解释道："动脉粥样硬化，这是一系列极为复杂过程的最终结局。"

麦库雷所说的不平衡膳食，就是膳食中动物蛋白质太多，粮食、蔬菜和豆类不足。这样的饮食久而久之，会引起动脉壁的损害。原因何在？这是因为动物蛋白富含一种必需氨基酸——蛋氨酸，它虽是人类饮食中的必需成分，对人的生长发育起着重要作用，但是，如果无足量的维生素 B_6，它就不能进行适当的代谢，而会释放产生一种名叫高半胱氨酸的中间产物。

科学家曾做过一些动物实验，将高半胱氨酸注射到家兔体内，使家兔产生了动脉粥样硬化。华盛顿大学的两位专家用猩猩做试验，也取得了同样的结果。

原因何在？原来这一化合物，对动脉壁脆弱的上皮细胞有极大的毒害作用，能导致上皮细胞的破坏和脱落。动脉虽能自身修复，但是上皮细胞的再生却很缓慢，结果在动脉壁上遗留下许许多多的坑坑洼洼小斑块。因此，在这条原本畅通无阻的通路上，就可能发生血脂填塞这些坑穴的意外事件。血液中胆固醇和甘油三酯的浓度越高，或者血压越高，血脂填补这些洞穴的速度就越快。这种粥样斑块越积越多，就会堵塞心脏的冠状动脉、大脑的小动脉和肾脏的小动脉等，引起冠心病、中风和肾功能衰竭等疾病。

这一新的学说，对防治心血管疾病的贡献是巨大的。所以，应重视平衡膳食的推广，在日常饮食中要有足够量的维生素 B_6 摄取，这是至关重要的，是决不能掉以轻心的饮食与健康之大问题。

那么，具体说来，怎样预防动脉硬化呢？由于动脉硬化在儿童时期就开始潜移默化地进行，因此，要在童年就注意多吃富含维生素 B_6 的食物，防止动脉壁的细

微损伤。维生素 B_6 是一种辅酶，它能使蛋氨酸很快地通过高半胱氨酸阶段，转变成无毒的代谢产物。所以，膳食中有足量的维生素 B_6，高半胱氨酸就不能起破坏作用。

维生素 B_6 和蛋氨酸均为膳食中的必需成分，保持二者之间的平衡极为重要。问题是高蛋白、高脂肪饮食中蛋氨酸有多余，维生素 B_6 不足，因此，要适当补充富含维生素 B_6 的食物，以避免蛋氨酸毁坏动脉壁的上皮细胞。

下面介绍一些常用食品所含的维生素 B_6 与蛋氨酸的比值，供选择食品时参考。

香蕉 46；胡萝卜 15；洋葱 10；无头甘蓝 9；菠菜 7；马铃薯 7；龙须菜 5；菜花 5；萝卜 5；花椰菜 4；扁豆 3；豌豆 3；向日葵子 3；小麦 3；牛肝 2；鸡蛋 2；玉米 2；花生 2；大豆 2；胡桃 2；鸡肉 1；鲑鱼 1；牛肉 0.9；禽蛋 0.8。

有人提出能否口服维生素 B_6 片剂？当然可以，如果维生素 B_6 缺乏严重，可在医生的指导下适当口服片剂。但是，在日常饮食中多摄取富含维生素 B_6 的食物，就没必要口服药用片剂了。

第八章　心脏病怎样产生，心肌梗死的原因及防治

心肌梗死是常见的都市病，但从致病的因素看来，是能够预防的。所谓心肌梗死，就是冠状动脉疾病。心脏像是一个泵，为了让泵发挥作用，就必须靠冠状动脉提供养分，把养分送到心脏，心脏才会有能量，才有功能。冠状动脉如果使用久了，变得狭窄了，就会造成心脏缺氧，引起狭心症或心绞痛。

心绞痛通常发生在运动时。像爬楼梯时，心跳加快，血压上升。心跳加快就像举重一样，等于增加举重的次数，心脏负荷增加，冠状动脉提供的氧就会不足，这时候就会感觉到有个人坐在胸口正下方，有紧缩紧绷的压迫疼痛。这种疼痛常常会延伸到下巴，造成喉咙、牙齿的疼痛，最后左臂也觉得麻麻的。

心绞痛通常休息一下就会好，但却是一个警告：你的冠状动脉有问题了，该接受治疗。

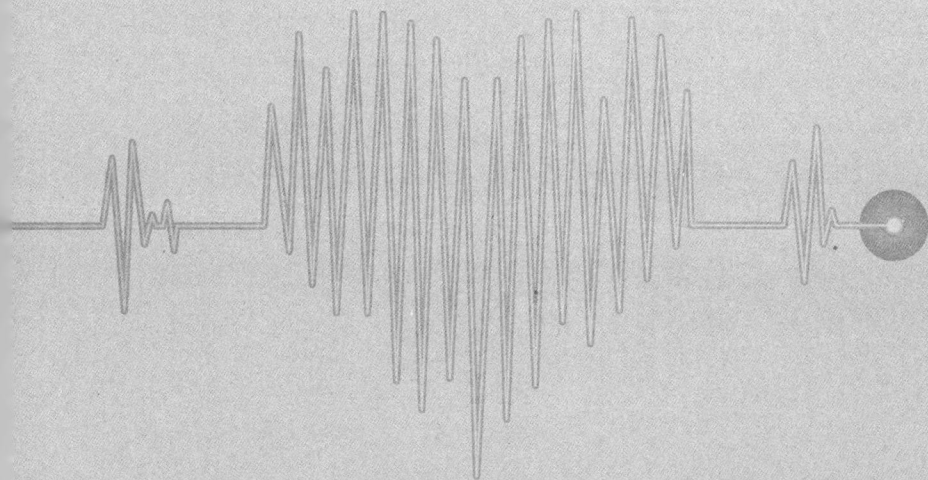

第一节　如何正确认识心肌梗死

急性心肌梗死是冠状动脉硬化、痉挛、栓塞，血流中断，心肌缺血缺氧造成心肌急性坏死的一种严重心脏病，病情复杂，死亡率高。

一、怎样正确认识心肌梗死

心肌梗死是血管发生堵塞。心肌忽然间有某种因素造成血管堵塞，心肌完全无法得到养分，心肌就会死掉。

有部分人心肌梗死时发生心室颤动，心脏每分钟跳五六百下，跳得很快，容易造成猝死。如果不发生猝死，发生心肌梗死的那块地方也会死掉，心跳的时候，那块死掉的地方不会收缩。如果死掉的范围太大，心肌也会逐渐萎缩，甚至造成休克。有些人发生休克，几天就去世了；有的人心脏发生衰竭，几年后去世。

有的人心脏病发作出现胸痛，痛了很久才送医院，住院几个星期就可以出院。但也有部分病人发生心脏衰竭而昏迷。这种昏迷的病人，就是心肌梗死时发生心律不齐，以及心室危险性的颤动，心脏等于不跳。心脏不跳，如果超过 5 分钟就可能死亡，即使被抢救成功活下来了，也可能昏迷，变成植物人。

有 1/3 的人，第一次心绞痛就是心肌梗死。因为每个人对疼痛的感觉不同，有些人忍受力强，不在乎，不注意；也有些人神经不敏感，没有感觉。

二、急性心肌梗死有哪些表现

医学实践表明：急性心肌梗死发现的早晚，不仅直接关系到病人的生命安危，而且与疾病的预后也有关系。那么，如何才能及早发现心肌梗死呢？首先要对急性心肌梗死出现的症状有所了解。

临床上，按病人的症状表现，可将急性心肌梗死大致分为典型和非典型两大类。

典型的急性心肌梗死患者，多具有突发性的胸骨后剧烈疼痛，有时呈压迫感或沉闷感。这种不适还可放射到左颈根部、背部或左上肢，同时，病人面色苍白、出汗、心慌、不敢继续工作或活动。这时候，舌下含服硝酸甘油片也常常不能缓解。如果上述症状持续半小时以上，就应高度怀疑发生了心肌梗死。此时应将病人放置在安静的环境中（切莫慌乱），令其卧床休息。并有专人护理，以防突然发生抽搐，如有条件可给病人吸氧。还可适当给病人舌下含服硝酸甘油片，但不可多次连续用急救药物，以防引起血压突然下降。然后再平稳地送病人去医院求医，以明确诊断和采取更进一步的治疗措施。注意：应在病人发病的 2～4 小时内送到医院，以便需要时做"溶栓"急救治疗。

不典型的急性心肌梗死，由于表现形式的多种多样，常会造成误诊或漏诊。归纳起来，大约有以下几种类型：

1. 无痛性心肌梗死

多见于老年患者，发病后常无明显的胸痛出现，而仅表现为面色苍白，神志淡漠，食欲减退，或者恶心、呕吐、血压下降等。这是由于年迈，疼痛反应迟钝，或者因病情来势凶猛，导致心肌突然大面积坏死，反而不能引起疼痛所致。为此，对于老年患者，一旦出现反常态的表现（不一定能自己主诉心脏不适），应立即送医院做心电图检查，以免延误病情。

2. 以"胃病"为表现的心肌梗死

这种患者也多见于中老年人，自诉"上腹部不适"，并可含糊其辞地加进"恶心、呕吐、泛酸、烧心"等字眼。经仔细询问，平素病人可能没有"胃病"病史，且又找不出这种"胃痛"与进食不慎的关系，但是与劳累或情绪变化有关。对于这类病人，要警惕有心肌梗死的可能。

3. 以"心慌、气短、咳痰"为表现的心肌梗死

众所周知，心肌梗死发生以后，可以造成不同程度的心肌坏死，因而影响到心脏的收缩功能，引起心力衰竭。为此，凡遇到冠心病、高血压患者突然出现胸闷、咳嗽、吐白色痰、不能平躺者，应考虑发生急性心肌梗死、急性左心衰竭的可能。

4. 以"突然晕倒"或"抽搐"为表现的心肌梗死

这是一种比较严重的心肌梗死。由于心肌受损以后，心电活动紊乱，极易造成心律失常，比如室性心动过速、心室纤颤等，会使病人发生晕厥或抽搐。遇到这种情况，应立即就地给予体外心脏按压急救，待病人苏醒以后，再送医院继续诊治。

5. 其他特殊表现的心肌梗死

临床实践中，尚有部分急性心肌梗死者的症状和体征极为隐蔽，比如表现为"咽喉部疼痛""牙齿疼痛""颈部疼痛""腹泻"等。这些似乎与心脏病"风马牛不相及"的症状，常常容易使人麻痹。对于中年以上的病人，如果出现了上述症状或症状持续加重，也应考虑急性心肌梗死的可能性，切莫忽视。

第二节　造成心肌梗死的原因

造成心肌梗死的原因是复杂的，但是，它有一定的规律性。归纳起来，大致有以下几种因素：

1. 遗传因素。如果家庭里，父母亲或兄弟姐妹中有这种疾病，你得此种疾病的概率就很高。就像长寿一样，如果祖父母、父母亲都长寿，你要想长寿可能也没问题。所以，遗传是最重要的因素之一。

2. 冠状动脉疾病与高血压有关系。患高血压的人比没有高血压的人得病概率平均高 3 倍。

3. 跟糖尿病也很有关系。糖尿病患者冠状动脉狭窄的概率也是一般普通健康人的 2 倍以上。

4. 冠状动脉疾病也与血中胆固醇含量有关。胆固醇又分为好的胆固醇与坏的胆固醇两类。好的胆固醇就是所谓高浓度胆固醇，高浓度胆固醇是越高越好。反之，低浓度胆固醇是越低越好。以总量来说，100 毫升血液中胆固醇含量超过 200 毫克，则罹患冠状动脉疾病的概率就直线升高。不过也不能过低，如果 100 毫升血液中低于 130 毫克，就会产生别的问题。因为大脑功能也需要一点胆固醇，胆固醇过低的人，死于自杀或意外事故，或是暴力倾向死亡的也比较多。胆固醇浓度在 160 毫克左右最好。

血中胆固醇与家族遗传有关，与种族也有关系。像西方人体内所含胆固醇都比东方人要高，其中比较高的是北欧人。据世界卫生组织统计报道：全球以北欧人罹患冠状动脉疾病的比例最高。日本人的胆固醇平均水平最低，冠状动脉病的罹患率也最低，所以，日本人的寿命全世界最长。日本男性平均寿命 79 岁，女性平均寿命 86 岁。相比之下，美国男性寿命平均只有 73 岁，女性只有 78 岁。

体内胆固醇含量跟吃的食物有关。你如果常吃饱和性的动物性脂肪膳食，比如牛排、羊排、猪排等，就会提高胆固醇。吃植物脂肪（不饱和脂肪）多，则可以降低胆固醇。其他含高胆固醇的食物有动物内脏、动物脑、肾、鱼子、蟹黄、蛋黄等，这类食物吃多了容易罹患冠状动脉疾病。有些海鲜食品，比如牡蛎、贝、虾之类，虽然胆固醇含量也很高，但是这种带壳的海鲜，本身有一种特殊的抗胆固醇成分，可以防止冠状动脉硬化和血管阻塞，有预防冠心病发作的作用。所以，一般说来，海鲜是可以吃的，但不宜吃得太多。

日本人的胆固醇平均含量最低，其原因是日本人吃的食物是被世界卫生组织评为全世界最健康安全的食物，为什么呢？因为日本人吃的海鲜特别多，吃鱼是最多的，尤其是吃海鱼较多，吃畜肉类食物比较少。而且他们吃的食物一般分量不多，吃得不是很饱，他们的饮食习惯就是"只吃八分饱"。对此，许多国家的研究人员研究日本人长寿的原因，就是饮食习惯只吃七八分饱，吃的食物含胆固醇少，所以，罹患冠状动脉疾病少，寿命就能延长。

5. 吸烟。凡是吸烟的人，罹患冠状动脉疾病的概率比一般人高 2～3 倍。

6. 性格也会影响疾病。有研究报道：易患心肌梗死的人群中，A 型性格的人比较多，究其原因，因为 A 型性格的人都是急性子的人群，求完美，是非常积极的人，他们相对比较劳心，肯努力，拼命干。相对来说，B 型性格的人比较温和（此处的 A 型与 B 型，指的是个性分类，不是指血型）。所以，很多成功人士容易患冠状动脉疾病。近年来，年轻的白领人群罹患心源性猝死增多，原因之一很可能就是"A 型性格的人易患急性心肌梗死"。

通常的规律，男性患心肌梗死的概率比女性高，不过，近年来女性的患病率也急速增长，甚至跟男性的患病率相近。究其原因：现代的女性参加社会活动，在事业上拼搏，与男性同工同酬，出现许多女强人，所以，她们与男性一样会罹患心肌梗死。

7. 饮酒。这个问题是目前尚有争议的问题，有专家认为饮酒是罹患心肌梗死的原因之一，也有专家称适当饮酒有益无害，各有各的道理。其实，法国人的饮食中，有很多诸如乳酪、奶油、牛排、羊排之类的食物，但是，他们被世界卫生组织评价为"与日本一样低水平冠状动脉患病率的长寿国"，专家们就提出：这可能跟他们爱喝红酒有关。

美国癌症协会支持一个大型调查研究活动，历时 10 年之久，针对 50 万人加以研究。这 50 万人包括：不喝酒的人，每天喝一杯酒的人，差不多每天喝 100 毫升酒的人，还有每天喝 4～5 杯酒的人。追踪 10 年，研究发现，每天喝酒 2～3 杯酒的人，他们的死亡率要比不喝酒的人低 40%。所以，美国的专家认为：适量饮酒的确可以减少心脏病的发作。不过，如果每天饮酒超过 3 杯，饮酒的益处就下降，饮酒超过 5 杯的就有危害了。所以，允许饮酒，但不要多饮是有益于健康的，过量饮酒有害。

酒是不论什么酒都可以喝的，但不要饮用假酒，假酒是有毒的，会害死人的。中国很多长寿老人都会喝红酒。红酒对心脏有什么好处呢？红酒是整粒葡萄酿成的，在葡萄皮中有所谓"心脏抗氧基"的物质，所以红葡萄酒可防止动脉硬化，降低心肌疾病的风险。它比单纯的酒精性酒类对健康有益。

以上这些致病因素，有许多是我们可以控制的，完全属于自我保健之内可以做到的，比如：不吸烟，不吃含胆固醇高的食物，不吃动物内脏，少吃动物油脂，多吃鱼类，少吃不利于心脏健康的食物等，提倡天天运动，保持健康体重等。自我控制，自我保健，保护心脏，保护健康，远离冠心病，减少罹患冠状动脉疾病，降低心肌梗死猝死发生率，完全可以靠自我保健来实现。

第三节　吃哪些食物能保护心脏健康

血液中胆固醇的含量过高，它与动脉粥样硬化、脑血管病变、冠心病均有密切的关系。然而，人体胆固醇，一部分来自食物，是吃进去的，另一部分是自身合成的。为此，防止胆固醇升高，除了少吃含高胆固醇的食物外，要选择能降胆固醇的食物。那么，哪些食物能降低胆固醇并保护心脏健康呢？专家告诉我们：要多吃含维生素和矿物质含量丰富的天然食物。

一、增加维生素 C 食物的摄入量

增加维生素 C 食物的摄入量，可以抑制胆固醇在体内生成。现代科学研究发现，当人体内维生素 C 中度缺乏时，可导致以下情况：①血和肝中的胆固醇含量升高；②胆固醇的累积增多；③即使食物中胆固醇含量一直都不高，但也容易罹患动脉粥样硬化。

由于人体内没有自行合成维生素 C 的酶，只能靠吃食物来补充维生素 C。人体内自己不能合成维生素 C，因此要多吃含维生素 C 的食物，才能保护好心脏不病变。那么，哪些食物含维生素 C 丰富呢？山楂、猕猴桃、鲜枣、刺梨、橘子、大白菜、西红柿、绿叶蔬菜等食物中含有丰富的维生素 C，可以天天吃，多吃些对护心健身有益。

二、增加含磷脂、铬、碘的食物

含磷脂、铬、碘的食物可影响脂肪、胆固醇在体内运输，从而有助于护心健身，减少患心肌梗死的风险。

多吃些含磷脂丰富的豆制食品，有利于维护血液中磷脂与胆固醇适宜的比例。

适当补充铬，可使血清胆固醇降下来。含铬的食物有：苹果皮、香蕉、牛肉、啤酒、粗制红糖、黄油、人造奶油、奶酪、蛋、全麦、动物肝、牡蛎、马铃薯等。碘是甲状腺分泌甲状腺激素的一个重要原料，缺乏碘会使这种激素水平下降，这种情况通常伴随高血脂、高胆固醇。在某些病例中，缺碘也可诱发动脉粥样硬化，或诱发急性心肌梗死。为此，饮食中要选择富含碘的食物，比如海带、紫菜、苔菜等海产食物。

小贴士

防心肌梗死，饮茶有讲究

一直以来，茶叶都是被公认的保健饮品。绿茶抗衰老，红茶暖胃健脾，普洱茶降血脂，苦丁茶降血压……然而，对冠心病患者选用哪些茶叶更有利于护心健身呢？

在大多数茶叶中有种被称为儿茶素的物质，它能降血脂、降血压、降血黏度，还可以扩张血管，因此，茶被誉为"血管保护神药"，它能使毛细血管不易破裂。茶叶能减轻血清胆固醇浓度和胆固醇与磷脂的比例，从而可以减轻动脉粥样硬化的程度。据法国医学家研究报告：日饮三杯中国茶，可使血液中胆固醇含量下降22%。我国专家也一致认为：茶叶对保护血管不硬化、不破裂有特殊贡献，是血管中的"清道夫"，可去除血脂、胆固醇在血管壁上堆积，使黏稠的血液得到稀释而降低黏度。所以，建议中老年人，尤其是患有心脑血管疾病的人常饮、多饮。但是，不提倡饮太浓的茶，而且饮茶很有讲究，现推荐几种保健茶饮品供选择。

【双参保心茶】

组方：丹参15克＋党参10克＋绿茶10克，冲泡，随饮。

点评：丹参为护心常用中药材，有活血化瘀、清热的功效，可降脂、降压。党参也是传统中药材，有益气补脾、活血生血的功效，比较适合疲乏无力的血瘀病人。茶则可按个人口味随选各类茶叶。值得提醒的是：参片从药店买回后，须用清水冲洗，清除尘土和杂质，因冲泡茶饮的温度不能杀死混杂的各种病菌。

> **【降脂降压保健茶】**
>
> 组方：杭白菊＋茶叶。
>
> 点评：对合并有高血压、高血脂的患者来说，菊花是个很理想的防病保健选择。菊，在《神农本草经》中列为上品，认为久服利血气、轻身、耐老、延年，故古代称菊花为"延年花"。菊分黄菊和白菊，泡茶宜用白菊，可疏散风热、平肝明目、降脂降压。
>
> **【降脂通便茶】**
>
> 组方：决明子＋茶叶。
>
> 点评：决明子属一年生草本植物。性微寒，味甘、苦。它的主要功能是清肝明目，降压降脂，通畅大便。除了含有大黄酸、大黄素、大黄酚外，尚含有蛋白质、脂肪油、胡萝卜素、氮、硫、磷等多种糖类成分，即使从营养价值来看，也是很高的，何况还有降脂降压、通便之功效。因此，泡杯决明茶对健身防病有益。
>
> 值得提醒的是：冠心病患者不要饮浓茶，因为浓茶中含有较多的咖啡因，可导致心跳加快，也可使血压突然升高，使心脏耗氧增加，发生心肌梗死的可能性增高。有些人爱在秋天饮"银杏茶"，但冠心病患者不宜饮。银杏俗称白果，它虽然有扩张血管的作用，其叶可作药，即治心脏病的"银杏叶片"，但果实却不宜泡茶饮，因为白果中含有一种有毒的物质叫银杏酸，吃多了会中毒，一定要小心慎重。

第四节　生活"十忌"防诱发心肌梗死

急性心肌梗死是冠状动脉硬化、痉挛、栓塞，血流中断，心肌缺血缺氧，造成心肌急性坏死的一种心脏病，病情复杂，死亡率高。其诱发病因是多种多样的，在日常生活中，预防心肌梗死应做到如下"十忌"。

一、忌不注意保暖

冬季心肌梗死的发病率占全年发病率的 50% 左右，从 11 月到次年 3 月为发病高发期。这与此阶段气候寒冷有关，当气温较低时，人体的交感神经兴奋，全身毛细血管收缩，血液循环出现障碍，直接影响了心脏的血液供应，使心肌缺氧缺血，从而诱发心肌梗死。另外，机体受冷空气刺激影响后，肾上腺素分泌增加，冠状动脉发生痉挛，也易诱发心肌梗死。

二、忌喝冷茶

有人曾对患有陈旧性心肌梗死和稳定性心绞痛的患者与喝冷茶的关系做了观察。发现患者在每分钟 100 次心率的情况下，饮用了冷茶后，立刻出现窦性心动过缓，心率降为每分钟 60 次，随之伴有 II 度房室传导阻滞，心率进一步降至每分钟 30 次，而后逐渐缓解。医学专家们认为：冷茶在咽部刺激了迷走神经，使心脏的跳动减缓，甚至出现心律不齐。因此，心肌梗死患者应避免喝冷茶。

三、忌洗澡不当

洗澡水的水温过高、洗澡时间过长、浴盆内的水位过高，可促使心动、呼吸加快，加重心肌缺血，诱发心肌梗死。对老年患者，特别是已患有代偿功能不全的冠心病老人，易导致冠心病的突发或加重。因此，洗澡时间一次不宜过长，水温不宜过高，一般以 15～20 分钟和水温维持在 45℃左右为宜；浴盆内的水位一般以坐位不超过乳头为好。

由于洗澡水的热刺激，引起全身外周血管广泛扩张和血压下降，再加上浴室内闷热和通风欠佳，对老年人的心血管、呼吸功能的负影响，以及老年人的自身神经反射调节机制和代偿功能减弱，也易发生一过性脑供血不足而晕倒，重症者可发生摔伤或呛水等意外。因此，老年人特别是体弱有冠心病的人，或久病刚愈的老年人，有心肌梗死发作史的患者，洗澡时应有家人在旁搀扶和照料，防止发生头晕和晕倒，防止诱发心肌梗死。

四、忌绝对卧床休息

绝对卧床休息，对急性心肌梗死患者发病的最初几天来说是十分必要的，而且必须这样做，否则有生命危险。但是，如果过分强调绝对卧床休息也不妥。第一，长期卧床后，一旦起床就容易发生心动过速和体位性低血压。第二，长期卧床容易给病人造成一种精神压力，产生悲观情绪，对疾病丧失信心。第三，长期卧床后，循环血量减少，血液黏稠度增加，容易发生血栓（栓塞）等并发症。第四，长期卧床容易并发肺炎、胃肠功能减退、肌肉失用性萎缩。

理想的休息安排如下：

发病 1 周以内，病人绝对卧床休息，加以特别护理。

发病 1～2 周，病人在冠心病监护室内，可以靠床或坐椅子上梳洗、吃饭等。

发病 2～3 周，可自己穿衣、进食、洗漱、站立等。

发病 4～8 周，病人可以在室内缓慢散步。

发病 8～9 周，可以恢复病前的常规日常生活。

发病 10～12 周，可以根据自身的体力，适当加强体育锻炼，如打太极拳、做体操等，使全身症状得到一定改善，以后可逐步恢复正常生活。不过，最初几天一定要有医护人员陪同，以免发生意外事故。

五、忌情绪激动

病人要保持心情愉快，勿过喜过悲，不要过于紧张劳累。情绪激动可诱发心肌梗死或使病情恶化，对易发病人平时更不要过于激动，不宜看惊险的或易使人激动的电视或电影。

六、忌过量饮酒和饮食不节

过量饮酒，对易发心肌梗死的人是极为不利的，尤其忌饮烈性酒。要加强饮食调理，饮食宜清淡、多样化。要多食新鲜蔬菜、水果及豆制品，少食高脂、高糖食物，戒烟酒，勿饮咖啡和浓茶。平时最好少吃多餐，饱餐和暴饮暴食均会增加心脏负担，诱发急性心肌梗死。

七、忌懒动不锻炼

体育锻炼是健身之宝，运动能增加冠状动脉血流量，提高心肌的应激能力和血管的弹性，减少血液循环阻力。但是，运动要适度，运动时间的长短和运动量的大小要因人而异。此外，还要注意以下问题：

一是：运动前要避免情绪激动。精神紧张、情绪激动均可使血中儿茶酚胺增加，降低心室颤动阀，加上运动有诱发室颤的危险。

二是：运动前不宜饱餐。因为进食后人体血液供应需要重新分配，流至胃肠帮助消化的血量增加，而心脏供应相对减少，易引起冠状动脉相对供血不足，从而发生心绞痛和心肌急性梗死。

三是：运动时应避免穿得太厚。穿衣太厚影响散热，增快心率，使心肌耗氧量增加。

四是：运动后避免马上洗热水澡。因为全身浸在热水中，必然造成广泛的血管扩张，使心脏供血相对减少。

五是：运动后避免吸烟。有些人常把吸烟作为运动后的一种休息，这是十分有害的。因为运动后心脏有一个运动后易损期，吸烟易使血中游离脂肪酸上升和释放儿茶酚胺，加上尼古丁的作用而诱发心脏意外。

八、忌睡眠姿势不当

睡眠的姿势会对心脏产生影响。我们经常采用的睡眠姿势有：仰面直腿、左侧面屈腿、右侧面屈腿等。而最好的姿势是右侧面屈膝而卧，因为这样对心脏的压力最小，这恰恰符合"卧如弓"的古训。冠心病患者本身的心脏功能不好，而夜间又是冠心病的好发时间，因此，冠心病患者更应选择正确的睡姿。

冠心病的重度心绞痛患者和冠心病心功能不全的患者，为减轻心脏负担，应该选用头高脚低位，将头部和胸部垫高，这样可以减少心脏的负担，对病情有益。如果使用的是可以摇起的床，那么，可以根据患者的感觉适当将床摇起，一般摇起10°～15°，这样也可以减少冠心病的发病。

九、忌久坐不动

老人约几个"搭子"在家里打麻将牌，平时大约晚上9点就结束"战斗"，这次因为是节假日，心里特别高兴，余兴未尽，一致决定延长时间，到晚上12点结束。睡觉后翻来覆去睡不着，凌晨3点左右，心绞痛发作，打电话通知120送医院抢救。

由于久坐而缺乏足够的运动，可能会引起下肢静脉栓塞，血栓随着血液四处流动，跑到哪就会引起哪里梗死，最常见的是肺梗塞、脑梗死和心肌梗死。出现以上情况非常危险，抢救不及时或抢救不当，均可危及生命。此外，打牌时，过度紧张或情绪激动会引起老人发生心肌梗死或脑出血等意外事故。因此，冠心病患者切莫久坐打牌。

十、忌下棋成瘾

休闲时邀上一位或几位脾气相投的棋友，放棋对坐，可谓趣味无穷，乐在

"棋"中。经常弈棋，能锻炼思维，防止脑细胞衰退，充实生活，有利于祛病健身。下棋时，全神贯注，心平气和，杂念全消，谋定而动，谈笑之中决出胜负，起到调息、吐纳等作用，能培养良好的性格。下棋还能增进友谊，使人心情舒畅。但是，如果不掌握度，以致废寝忘食，反而有损健康。

下棋时要注意如下几点：

一忌斤斤计较。不要为一子争执不休，乃至唇枪舌剑，情绪过分紧张、激动，往往会导致心动过速，血压骤升，心肌缺氧缺血，诱发中风或心绞痛。

二忌下棋时间太长。如果饭后即面对棋局，必然会使大脑紧张，减少消化道的供血，导致消化不良和肠胃病。下棋时间过长，会使下肢静脉血液回流不畅，出现下肢麻木、肿胀、疼痛等症。下棋应适可而止，下完三局，即可鸣金收兵。

三忌不择场地。下棋的环境好坏也对健康有影响，有的人常在马路边对弈，有的席地而坐，任凭尘土飞扬，影响健康。尤其是冠心病患者需切记，切莫大意，以防诱发心脏病发作而酿成恶果。

第五节　心脏病变新认识，缺硒缺铜是病因

根据国内外研究资料及流行病学的调查发现，冠心病的发病和硒、铜等微量元素失衡有关。

硒不足易发生血栓倾向。德国学者对数百名冠心病患者进行调查，发现这些患者体内的硒含量比健康人少得多。美国有份资料表明，食物中贫硒地区死于冠心病的人数要比富硒地区高两倍。我国一些地方性心脏病的发病与硒不足的关系也已得到证实。这些均提示硒不足与心血管疾病的密切关系。一般来说，成人每天所需的硒为 50 微克。

铜不足也与冠心病有关。铜不仅对构成心脏和动脉的三种结缔组织起重要作用，而且是形成胶原纤维所需要的酶和弹性硬蛋白所不可缺少的成分。而胶原纤维能使心肌细胞互相结合在一起，弹性硬蛋白则能使心脏和动脉壁富有弹性。铜缺乏则弹性组织的合成受抑制，结果大血管失去弹性，易发生冠心病。铜不足往往容易使血胆固醇、甘油三酯和尿酸的水平增高。成人每天所需的铜为 2 毫克。摄取糖类食物过多或膳食中脂肪成分过高是妨碍铜被吸收的重要原因。

硒、铜都是人体必需的微量元素，不足或过多都不行。因此，在人体中补充合理的微量元素是减少冠心病发病率的有效途径之一。而饮食疗法是一种合乎生理摄

取的办法。

那么，哪些食物能提供硒呢？富含硒的食物主要有：鱼类、虾类、海藻类、水产品、糙米、麦面、黄豆、玉米、南瓜、大蒜、洋葱、蘑菇、胡萝卜、香蕉等。

哪些食物富含铜呢？海产品中牡蛎含铜量最高。坚果类食品中如核桃、栗子、花生、葵花子，以及动物肝、肾中也含有丰富的铜。

为了维护血管健康，预防冠心病，应克服偏食的习惯，注意日常膳食中摄取适量的硒、铜微量元素。

第六节 专家研究新发现，缺镁易患冠心病

镁是人体必需的矿物质，具有十分重要的生理作用，人体缺乏镁就会引起一系列代谢失调并导致多种疾病。现代研究证实：镁与保健的关系十分密切，它能保护血管，防治冠心病、高血压等中老年疾病。

一、心脏病与镁有关系

专家研究发现，心脏病的发生与缺镁有关系。从解剖死于心脏病的人得知：其心脏中镁的含量显著比正常人低。同时，心脏病严重程度与心脏中镁的含量成反比。芬兰东北部地区的男子主要从事伐木工作，虽然他们是在风景宜人的野外从事体力劳动，但心脏病的发病率都惊人的高，其心脏病的死亡率为美国男子的3倍。后来研究发现，该地区心脏病的发病率与死亡率如此之高，与该地区土壤中镁的含量低有关。还研究证实：生活在硬水地区的人群与生活在软水地区的人群相比，前者患心脏病的人数要少得多，这与硬水中所含的镁与钙均比软水高有关。人体若严重缺镁，常可诱发各种心律失常。经过补充镁以后，心律失常可得到纠正。因此，医生常用硫酸镁辅助治疗心绞痛。加拿大有关专家通过动物实验得出结论：镁可以抑制胆固醇的形成。镁，对防治高血压也有一定的作用。镁如果缺乏可诱发心脏病，心脏病的发生是与缺乏镁有关系的事实已得到世界各国专家的公认。因此，不可小看微量元素——镁。

二、我国膳食标准规定镁的摄入量

美国食品与营养局建议成年男子镁的需要量为每日400毫克，而对此有广泛研究的专家M.S.西利格博士认为：成年男子每日镁的平均需要量应为500毫克。

我国规定：成人每日需摄入镁量为 200 ～ 300 毫克，孕妇不少于 450 毫克，1 岁以内婴儿每日至少 40 ～ 70 毫克，1 ～ 6 岁 100 ～ 200 毫克，少年女子 200 ～ 300 毫克，少年男子 300 ～ 400 毫克。

三、补充镁最好通过含镁食物

镁在人体内的生理功能，具有利尿、舒张血管、降低胆固醇等作用，且能防止血栓形成，可减少心肌梗死的发病率。富含镁盐的食物有：小米、高粱、荞麦、燕麦、小麦、大麦等谷类，大豆、蚕豆、豌豆、芸豆等豆类，白薯、土豆、洋葱、芹菜、苋菜、小白菜、包心菜等蔬菜，橘子、柑子、柚子、苹果、香蕉等水果，蛋黄、母乳、肉、鱼、海产品等，以及花生、核桃、杏仁、瓜子等果实种子中都含丰富的镁盐。母乳中含镁十分丰富，所以，母乳喂养的婴儿一般都不缺镁盐。牛乳中的含镁量要比母乳中的含量少得多，消毒过的牛奶含镁量更少。小麦中含镁盐本来十分丰富，但被加工成精面粉之后，镁几乎全部损失掉了。

补充镁最好通过选择含镁丰富的食物，以食物补充人体营养不仅效果好，而且安全。但是，必要时也可选用真正含有镁盐的天然营养保健食品，也可以选用氧化镁的片剂、粉剂，或氧化镁口服液、注射液，也可以采用硫酸镁等制剂。国外有含镁、钙的多洛美特。国内也有一些镁和其他微量元素的混合制剂，如 21 金维他等。选用补镁药物可在医生的指导下，根据需要适当选用，切莫乱用和滥用。

第七节　易诱发冠心病的体外环境影响

目前，世界各国对冠心病的防治研究，已经由被动的对症治疗阶段，前进到主动的综合病因的防治阶段。

世界卫生组织心理社会中心主任、瑞典斯德哥尔摩心理社会因素与卫生研究所所长莱纳特·赖维教授指出："社会环境因素（包括物质环境和心理社会因素）对人类健康的影响是很大的。它对人类许多疾病的发生发展所起的作用，并不比病菌的作用低，也并不比毒品的作用差，必须给予足够的重视，认真研究。"

于发病之前，充分认识并及早采取预防措施，使某些有关因素少起作用或不起作用，从根本上减少或消除发病的可能性，这比消极等待发病之后再进行治疗，会收到事半功倍、防病于未然的效果。

专家研究发现，易诱发冠心病的体外环境因素主要有以下六个方面：

其一：吸烟的影响

现在，世界各国关于吸烟对冠心病发病影响的研究，已经积累了很多资料。一般认为，烟草中所含的焦油和烟碱，主要是尼古丁，对心血管有明显的不良影响。它可使血清胆固醇和甘油三酯含量明显增高，并可增加血小板的黏稠性和在血管壁内膜上的沉积，从而促进血管壁增厚而硬化。同时，烟碱能加重心肌缺氧，因此，易于导致心肌梗死和突发心室颤动。专家据大量化验资料证实：一支香烟能燃放出约 2000 毫升烟雾，其中含一氧化碳 369 毫升，入血液后它抢占了氧气的位置，很快与血红蛋白结合成为一氧化碳血红蛋白，所以，经常吸烟者血液中的一氧化碳血红蛋白可高达 5%～20%，不吸烟者仅为 0.5%～1.0%。一氧化碳血红蛋白严重地阻碍氧合血红蛋白携带和运输氧气，使吸烟者经常处于低氧状态。低氧是引起心律失常、血管收缩、供血障碍的重要因素，有专家随访并对照观察经常吸烟和不吸烟的两组男性 6～8 年后，发现吸烟者冠心病的发病率比不吸烟的人高 3.5 倍。

其二：精神情绪因素的影响

根据大量的临床统计资料分析表明：情绪不稳定、遇事易兴奋激动的人，比情绪较稳定、遇事冷静沉着的人患病率高。近些年研究发现，那些对事态不满又不直接表露，经常生闷气的所谓"内向性格"的人，以及由于战争、局势动乱或家庭纠纷，工作不顺心意而使精神长期处于紧张、惊恐、压抑、焦虑、忧伤等状态之中，又不善于采取相应的缓冲保护措施进行自我缓解的人，也容易诱发冠心病。原因何在呢？

专家研究发现，这是因为这些精神状态都能促进血液中胆固醇升高和血脂在血管壁上的沉积，而使冠状动脉硬化，同时，还能引起大量释放儿茶酚胺类物质，从而使冠状动脉痉挛性收缩、变窄，进而造成心脏缺血。

其三：职业因素的影响

脑力劳动者和退休职工，因为静坐时间多，缺乏体力活动，全身血流缓慢，心脏和血管的舒缩幅度小，不易保持血管壁的弹性。退休后随着工作量的减少，体内脂类代谢也发生变化，甘油三酯明显堆积，久而久之，血管容易变硬，患病率高于体力劳动者。

据国内专家调查结果表明：机关干部发病率为 6.31%，而钢铁工人则为 1.92%。原因是体力活动不仅增加热能的消耗，而且增强机体代谢，提高体内某些酶，尤其是脂蛋白脂酶的活性，有利于甘油三酯的运转和分解。由此之故，脑力劳动者每天要坚持适当的体育锻炼，我们所说的"生命在于运动""锻炼身体增强体质"，就是这个道理。

其四：饮水软硬度的影响

联合国卫生组织心血管疾病与饮水性质协作中心合作组织，在加拿大、芬兰、意大利、英国、南斯拉夫等国的调查显示，软水地区的冠心病、心肌梗死患病率较硬水地区为高。原因何在呢？

专家研究发现，软水中缺少镁离子，所以容易诱发冠心病的发生。由此足见，除了要改善水质，使软水变硬水，增多镁离子外，对于一般膳食来讲，要选择摄入含镁量较高的食物，这对预防和治疗冠心病都是有益的。

其五：饮食习惯的影响

长期高热量、高动物脂肪、高胆固醇饮食，这些所谓"三高饮食"，能引起血内胆固醇和甘油三酯增高，是导致体胖、高血压、冠状动脉粥样硬化的重要因素。

欧美国家的膳食中动物脂肪成分很高，达总热量的 35%～40%。所以，这些国家的患病率和病死率均较高。就总体来讲，我国膳食的总热量不高，其中脂肪成分平均只占 8%～15%。所以，总患病率低于欧美国家。但是，就某些个别地区来讲，例如内蒙古西苏旗地区牧民的膳食以动物肉类为主食，血液中胆固醇及甘油三酯含量较高。西藏牧民每天必喝酥油茶，吃牛羊油、牛羊肉、血肠等含胆固醇很高的食品，单酥油一种，每人每月平均摄入 1.25～1.75 千克，最高的达 4.5 千克。据测试：每 100 克酥油内含胆固醇 240～340 毫克，0.5 千克酥油茶相当于肥猪肉 1.25～1.75 千克的含量，因此，这些地区的患病率都较高。

1. 饮酒的影响

酒精能刺激肝脏合成更多的内源性胆固醇和甘油三酯，并抑制脂蛋白脂酶的活性而使血液中的含量大量增加。

2. 偏食的影响

据专家研究：某些人因为完全顺从自己的享受追求而长期的饮食挑剔、单调、喜食精制食品，结果造成某些营养成分的缺乏，特别是某些微量元素过多或过少，或比例失调，都能使冠心病的发病率增高。例如：钙、镁、硒、铬、铜的缺乏，以及锌／铜的比值增大，镉／锌的比值减小，都能诱发冠心病。由此可见，大力提倡改变偏食的习惯，力求饮食的多样化，多吃粗制食品，对预防冠心病的发生是有利的。所以，饮食与健康是密切相关的头等大事，事关一个民族的繁衍与健壮，关系到人类生存的大问题。

其六：地理环境的影响

冠心病还受地理环境的影响，比如高原地区比平原地区的发病率高。但是，地理环境一般人不易改变，所以预防起来有一定的困难。

第八节　饮食防病巧选食谱，防治"心梗"靠食疗

冠心病依然是摧残中老年人健康的罪魁祸首，发展下去会出现动脉粥样硬化而变心肌梗阻，如抢救不适当会猝死。尽管防治冠心病的药物层出不穷，但是千万不要忽视，在应用药物治疗的同时，科学地调摄日常食物种类，同样可以减少中老年人因冠心病而致死的威胁。

据《柳叶刀》杂志报告：国外科学者已发现，日常食物中的类黄酮物质，可减少中老年人由冠心病引起死亡的危险。

类黄酮物质天然存在于蔬菜、水果、茶叶及葡萄酒等饮品中，主要是多酚抗氧化剂。在试验中发现：类黄酮可以抑制对人体有害的物质，还有降低血栓形成的作用。科研者发现，在日常食物中，洋葱、苹果、茶叶中均含有大量的类黄酮。

早在1985年，国外学者便使用核对膳食史的方法对805名年龄在65～84岁的男性，进行了类黄酮摄入量的调查，然后跟踪追查了5年。这些人每日类黄酮摄入量的平均值为25.9毫克，其主要来源61%为茶叶，13%为洋葱，10%为苹果。在进行追踪观察的1985～1990年间，共有43人死于冠心病。在693名有心肌梗死史的男性中，38人发生致死性或非致死性心肌梗死。而观察发现，类黄酮的摄入量与冠心病的死亡率呈明显的负相关，也就是说，类黄酮摄入量低者冠心病死亡率高，类黄酮摄入量多者则冠心病的死亡率低。

虽然冠心病的危险因素，与年龄、体质、吸烟与否、高密度脂蛋白含量、血压、体育活动、咖啡摄入量、维生素C量、维生素E量、β－胡萝卜素量、膳食中纤维素量等，都有一定的关系，但科学专家在进行了科研校正后，依然发现类黄酮的摄入在降低冠心病的发病中，有着举足轻重的作用。观察结果发现，在日常生活中，常饮茶并经常食用洋葱和苹果的冠心病患者，其死亡率明显低于平日摄入茶、洋葱与苹果少的冠心病患者，这是因为前者摄入了较多类黄酮的缘故。

许多年以前，人们就发现茶叶、洋葱、苹果可以降低胆固醇，预防中风和冠心病，并以为是其中的果酸成分在起作用。许多年之后人们才发现，在这些日常普普通通的食物中，蕴藏着可以减少冠心病发病危险的密码——类黄酮。今天，人们则

可以科学地运用膳食中类黄酮抗氧化剂，多饮茶，常吃洋葱，多吃苹果，以更好地和威胁人类生命的冠心病做斗争，防止和减少因冠心病而发生的心肌梗死甚至猝死。

第九节　饮食防病吃出健康，食物助你保护心脏

冠心病患者对饮食有特殊要求：首先，应该测量血脂，并定出属于哪一型，再根据病人的体质（胖瘦）和工作量，综合之后，由经治医生提出适宜的饮食方案。总的原则是：以吃低脂、高纤维素和比较清淡的饮食为宜，主副食的品种越多越好，特别是多吃大豆制品，新鲜蔬菜和水果应该常吃，瘦肉、鸡蛋、牛奶也应适量地吃一些，肥胖患者应适当节食，控制每日摄入的总热量。

要保护好心脏，首先应做到日常生活的防病事项，其次才是饮食调理，用食疗方法助你保护好心脏。

那么，日常生活应注意哪些问题呢？

其一，戒烟。

其二，不要酗酒，但可以少量饮用低度酒或果酒。

其三，避免过劳。

其四，防寒保暖。

其五，晚餐不宜过饱。

其六，看电视时间不宜过长，最多不超过 2～3 小时，更不要看惊险、紧张的节目。

其七，少生气，更不要大发脾气，学会控制、疏导、宣泄自己的不良情绪。

其八，每日至少睡 8 小时，中午也应小睡一会。

助你保护心脏的食物有哪些？据专家研究，主要有以下几种：

【饮绿茶 1 杯】

每天饮一杯绿茶大有裨益。因为绿茶中含有丰富的儿茶素，能有效地降低血脂。同时，茶叶中有一种叫作黄烷醇的物质，可增加血液中磷脂含量，而磷脂可减少冠状动脉壁上硬化斑块形成，保证心脏供血畅通。

【吃鱼 30 克】

鱼肉脂肪中含有一种不饱和脂肪酸，英文缩写为 DHA，此种物质除可健脑外，还能保护心脏。每天吃鱼 30～50 克，最好是肥一点的深海鱼，可减低心脏病的发

病危险，降低发病率为 50%。

【多吃海蜇】

海蜇营养丰富，每 100 克中含蛋白质 12 克，脂肪 0.5 克，还含有维生素 B_1、维生素 B_2、烟酸及钙、磷、铁、碘等，为食疗、药膳常用之品，尤其在保护心脏方面更有独到之处。

海蜇可以保护心脏，主要是因为它能有效地控制血压，血压正常了，心脏的危险病变也随之减少和消失。例如，常用于原发性高血压的"雪羹汤"：海蜇皮 125 克（漂净），荸荠 375 克（洗净连皮用），加水 1000 毫升，煎至 250 毫升，空腹顿服或分两次服；也可制成流浸膏，每日服 10～15 毫升，日服 2 次，空腹服用为宜。适用于各期高血压，尤其对早期患者效果最佳，且可长服，无不良反应。

【常吃 3 个核桃】

据研究，每人每天吃 3 个核桃（约 30 克），罹患心脏病的可能性可减少 10%。其中的奥妙在于核桃油脂中的 70% 为亚油酸等多价不饱和脂肪酸，亚油酸可将体内过多的胆固醇排挤到体外，而胆固醇每下降 1%，患心脏病的危险性减少 2%，每天吃 3 个核桃可使胆固醇下降 5%，故罹患心脏病的可能性降低 10%。

【每天吃 1 个苹果】

据研究，苹果中含有大量黄酮类天然化学抗氧化物，可及时清除体内的代谢"垃圾"——氧自由基。经过 805 名 65～84 岁男性试验，每天吃 1～2 个苹果，遭受心脏病之害的危险减少一半。

【按需摄铁】

铁质是人体重要的造血物质，缺乏可引起贫血症。但是，也不可摄取过多，否则可使你与心脏病结缘。专家研究证实：血铁高的人罹患心脏病的概率较血铁正常者高出 2 倍之多。为此，科学家提出"按需摄铁"的策略。

何谓"按需摄铁"？

就是在儿童期，由于生长发育迅速、造血旺盛，需铁较多，可多吃含铁食物，如多吃动物肝、畜禽血、海带、紫菜、海蜇等食物。但在成人后，特别是 50 岁以后，则应限制铁的摄入量，用奶、蛋、鱼等含铁量较少的食物取代上述高铁食物。假如体内铁的储存已经过多，不妨有意识地吃一些含草酸与纤维素多的食物，如菠菜、苋菜、竹笋等，以减少肠道对铁质的吸收。也可适当献血，削减体内的铁储存而保护心脏。总之，"按需摄铁"便是缺则补、多则减的原则，并非补铁越多越好，也不是越少越好，要使人体血铁保持平衡。

【补充维生素】

专家研究发现，人体产生的一种代谢物质叫高半胱氨酸，它对心脏有害。其致心脏病的作用比胆固醇高得多，对女性的危害更大。

高半胱氨酸也有"克星"，那就是叶酸，以及维生素 B_{12}、维生素 B_6 等 B 族维生素，故多吃含此类物质的绿叶蔬菜、蘑菇、鱼虾、香蕉等食物，可保心脏安康。

第十节　抗病健身，选对方法吃对食物

"人老了，生理机能衰退，免疫力减弱易感染疾病，我被确诊得了冠心病。全靠吃对食物与方法，吃药治疗加饮食保健，达到抗病健身之目标。如今，我身体健康精神好。"

这是社区健康与生活交流会上王师傅的发言，颇有新意，给人启示非浅，节录整理于下。

——题记

一、心肌梗死是凶险疾病

我是退休干部，原来由于一心扑在厂里的工作上，不注意身体锻炼，健康状况本来就不太好，加上老伴又不幸去世，就使得我情绪悲观，忧心忡忡，这就为疾病的侵袭敞开了大门。那是 1999 年冬天的一个早晨，我外出骑车途中，突然胸闷难忍，憋出一身冷汗，昏厥倒地，被 120 急救车送到医院。还好我随身携带身份证和退休证件，医院通知我家人和原单位工会领导。经医生检查，诊断为"可疑冠心病"。后经心电图、心动超声图和冠状动脉造影，确诊为冠心病、动脉粥样硬化、血管被斑块堵塞Ⅱ级。这时候，病区里又来了个姓刘的病友，春节单位来人慰问，他显得异常兴奋，谁知客人刚走不久，他的冠心病突发，抢救无效而死亡。这就更使我心存余悸，不知什么时候我也可能与刘姓病友那样，都是心脏病突发而猝死。因为心肌梗死是十分凶险的疾病，正是这种情绪支配下，我的心脏病频频发作，被病魔折磨得心灰意冷，几乎丧失了生活的勇气，怕不知哪一天，我也会像这个病友一样，因心肌梗死而一命呜呼，丧失了生存下去的信心。是垂头丧气、消极等死，还是鼓起勇气和死神抗争？经过反复的思想斗争，认识到我才 60 多岁，不能就这样消沉下去，要打起精神驱走病魔。于是订阅了许多保健书刊，又去书店淘到了有关冠心病方面的医疗科普书。在学习提高认识的基础上，我采取了以下方式：做好心理调适，分析病因，对症下药；调整饮食，坚持用食疗方法抗病强身；吃纯天然保健食品增加营养；动手动脑，做自己力所能及的工作，坚持适合的体育锻炼。6年过去了，我现在已是七十多岁的人了，但是我背不驼，耳不聋，眼不花，牙齿坚，腿脚健，越活越年轻。我今天把我的食物抗病强身经验介绍给大家，供参考。

二、走上饮食抗病求生之路

人的情绪是大脑活动的外在表现，它和生理功能密切关联，一旦心理失调，焦虑紧张，过度兴奋，都会导致不良情绪的产生，影响机体的神经－内分泌－免疫系统，使之功能下降，诱发多种疾病。有专家从心理学角度，对癌症病人的死因进行了分析，认为大多数病人是被吓死或乱用药致死的。相反，治愈的病人，都是没有什么精神负担，能正确对待疾病的人。马克思说过："一种美好的心情比十剂良药更能解除生理上的疲惫和痛楚。"正是这些至理名言，医治了我心灵的创伤，下定了和病魔抗争的决心。当然，并非一帆风顺，遇到挫折又动摇过，三番五次，最终走上了抗病求生的路途。

三、分析病因，对症下药

护心健身对待疾病也和打仗一样，既要重视，又要藐视。重视它，就是患了病一定要看医生，按医嘱服药，找出原因，对症下药，千万不能掉以轻心，漠然置之，错失治病良机。藐视它，就是从心理上树立信心，认为疾病是可以治愈的。为了和病魔抗争，在医生的指导下，分析了"冠心病"产生的原因和治疗措施。对此，我除了吃一些扩冠药外，还根据中医"通则不痛"的原理，适当开展体育锻炼和按摩活动，促进血循环和侧支循环。每天适时多饮水，以稀释血液，降低黏稠度。我几次发病都是秋冬之交或冬春之交，说明天气变化能引起血管痉挛，诱发心脏病，要注意天气预报，及时增减衣服，避免受凉。情绪紧张，过度兴奋也容易发病，因此，要始终保持愉快、冷静、坦然的心情，遇事想得开，不参加紧张激烈的活动。吃得过饱，也能引发心脏不适，宜少吃多餐，多吃蔬菜、水果、豆制品、奶制品、海产品，以增加营养、降低血脂，还要做到起居有时，劳逸结合。正是在心理调适和对症下药的双重作用下，我的"冠心病"得到了有效的控制。

四、莫以嗜补求寿，靠食疗抗病强身

鲁迅先生曾在《而已集》中嘲讽那些虔诚地服用"五石散"而企望长生的人

们："中毒者肯定不少，延年者实在不多。"武则天服了三年"长生药"而殒命，唐明皇也因服用"延年药"而提前归天，北魏建武帝信服"寒食散"以致精神失常，只活了 38 岁。那位多愁善感的林黛玉也因忧致病，因疾而痨，因为当时尚无有效的抗痨治疗办法，虽吃了一生的"补药"，结果仍然早衰而死。今天大概不会再欣赏和乞灵于这些"仙丹妙药"，但迷信营养品、滋补药的也为数不少。

古今中外，谁都希望自己健康长寿，然而，为了求得健康长寿非用补药补食不可吗？越来越多的临床事实告诫人们：嗜补不当，滥用有害。目前，行销市场的四季补品，不少已成了消费者产生"滥补综合征"的根由之一。据一些省级大医院提供的数据，把营养药当营养品在嗜补中造成的危害已高达 20% 左右。

近些年来，各种营养保健品的广告，铺天盖地充斥于报刊，其中不少谬误和神化宣传，不少顾客样样节省，但为了健康长寿，不惜掷金抛银，但结果并非如愿以偿，有时却适得其反。由此，我信食疗食补，坚持吃天然的自然食物，吃大自然恩赐给人类的"补品"。因为家常食物不仅富有营养，而且有不同的医疗价值，如果再予以科学组合，防病保健的作用就会更好。现介绍几款具有防病的食物最佳"搭档"，以供参考。

【防治心脏病】苹果＋洋葱＋茶叶

专家研究认为：苹果、洋葱、茶叶都是可以保护心脏的食物，能减少和辅助治疗心脏病，减少心脏病的发病率。主要是因为这类食物中含有大量对心脏有益的类黄酮天然化学抗氧化剂。

【防中风】菠菜＋胡萝卜

据专家研究：每天吃一定量的菠菜和胡萝卜，可明显降低中风的危险。这主要得益于 β－胡萝卜素，它可以转化成维生素 A，防止胆固醇在血管壁上沉积，保持血管畅通，从而防止中风。

【防治冠心病】红葡萄酒＋花生米

法国有一个奇怪的现象，尽管人们吃的饭菜中脂肪与胆固醇的含量颇高，但受心脏病之害者少得出奇，被称为"法国怪异"。其实，这一点也不奇怪。原来，法国人受惠于餐桌上的一对好"搭档"——红葡萄酒＋花生米。

据分析：红葡萄酒具有预防血栓形成之功，花生米含有有益的化合物，两者结合可保证心血管畅通，因而能大大降低心脏病的发生率。

【防缺钙】豆腐＋鱼

豆腐鱼头汤，不仅味道鲜美，而且可防骨质疏松。因为豆腐中含有大量钙元素，若只吃豆腐，人体对钙的吸收率会很低。但与含维生素 D 的鱼肉一起吃，就可大大增加钙的吸收和利用。

【防流感】维生素 C+ 铜

服用维生素 C 究竟能否预防流感，关键在于人体内是否有足够的铜。因为铜离子可积聚在"流感"病毒表面，为维生素 C 提供攻击的"靶子"，从而置流感病毒于死地。因此，维生素 C 应与含铜食物共同"对敌"，方能奏效。所以，在流感流行期间，除了要多吃含维生素 C 的食物（如紫茄、柿子椒、猕猴桃等）外，必要时也可口服维生素片剂。但是，尚须多吃点含铜的食物，如动物肝脏、芝麻、豆类等。药物学家称"维生素 C+ 铜"为预防流感的最好搭档，奥妙就在这里。

【利血管，防衰老】芝麻 + 海带

芝麻与海带同食，既利血管畅通，又防衰老，一举两得。芝麻能改善血液循环，促进新陈代谢，降低血胆固醇；海带则含丰富的钙和碘，能净化血液，促进甲状腺素的合成。两者同吃，可使血管软化畅通，减少血脂对它的危害，同时又可抗衰老。

食物营养是人体生长发育和新陈代谢的物质基础，对老年人来说更显得重要，它是提供机体抵抗力，与疾病做抗争的物质条件。人进入老年以后，细胞活力下降，分解代谢超过合成代谢的速度，组织器官老化，消化和吸收功能降低，身体不如以前。尤其是犯了冠心病后，虽经食物与药物治疗，已使病情稳定，但是，更需要充足的营养性物质来修补和恢复各种器官组织，以维持其生理功能。

不嗜补求寿，但不是拒绝保健营养食品，问题是怎样选择营养保健食品。

人类几千年来，植物药一直是治病的主要手段，特别是鉴于化学药物的毒副作用，近年来，天然的草药疗法、昆虫疗法和食疗法等治疗和保健方法已经风靡世界。

五、警惕，保健食品中有误区

任何饮食疗法及保健品，都要防止步入误区，至少应分清以下四个问题。

误区之一：保健食品 ≠ 药品

食品充其量只具有保健功能，药品才有治疗作用，然而，"药者，三分毒也"，是药必有毒副作用。

误区之二：天然 ≠ 无毒

无论是药品还是食品，即使是使用纯天然无毒的生物为原则，也会因各种原因被污染而有害，所以，提倡选用有机食品，它比绿色食品更进一步。

误区之三：彼者 ≠ 此者

要认识到，人有个体差异，对别人有效的药物或保健品，不一定对自己有效。

误区之四：广告 ≠ 科学

商业宣传，往往追求的是利润，不能盲目相信。

那么，有人问我，你吃不吃保健食品？我响亮地回答，我吃保健食品，而且已经吃了三年多了，吃的是麦绿素，这是由天然的大麦嫩叶为原料加工的有机食品，我今天战胜病魔，得益于麦绿素。

六、大麦嫩叶祛病强身

麦绿素是以大麦嫩叶为主要原料，经现代先进工艺加工精制而成的一种天然保健食品。

大麦嫩叶属于乐本科植物的幼苗。性喜光喜寒。它的食疗和防病治病作用，在古医籍中早有不少记载。明代李时珍的《本草纲目》论述麦苗的气味辛寒、无毒，主治消酒暴热、酒疸目黄，并捣烂绞汁饮之。又解蛊毒，煮之滤服。除烦闷，解时疾狂热，退胸膈热，利小肠。作斋食，甚益颜色。现代医学与营养学研究表明，大麦嫩叶不仅含有丰富的营养素、叶绿素和多种活性酶，还具有许多重要的保健功能。

大麦嫩叶营养富有程度十分惊人。100 克大麦嫩叶中含蛋白质 45.2 克，含量比牛奶高 16 倍；含钙质 1180 毫克，含量比牛奶高 11 倍；含钾 8880 毫克，含量比香蕉高 25 倍；含铁质 15.8 毫克，含量比菠菜高 5 倍；含维生素 C 329 毫克，含量比柑橘高 7 倍；含维生素 B_1 1.29 毫克，含量是牛奶的 30 倍；含维生素 B_2 2.75 毫克，含量是菠菜的 9.2 倍；含 β-胡萝卜素 52000 国际单位，含量是胡萝卜的 5 倍。此外，含有 18 种氨基酸，其中包括 8 种人体必需的氨基酸，这是人体自己无法制造的。同时，其他各种营养素也十分丰富。

麦绿素的作用怎样呢？

人体的健康，全依赖于数以万计的细胞，大麦嫩叶加工成的麦绿素，是以营造健康人的细胞而使人身保持健康，有助于身体的平衡、自洁与自我康复，是一种高品质、目标全面、均衡的细胞营养保健品。说它神奇，这是因为它能提供人体细胞所需的营养，激活细胞自我康复的能力，造就细胞修复损伤的良好环境，只要机体细胞健康，人就是健康的。

日本获原义秀博士，对于西药的开发很有成就。就在他英年气盛、春风得意之时，由于在合成化学药品的过程中，接触了较多的有机汞而中毒病倒了。毒素使他头发枯白、牙齿脱落，受多种疾病侵扰。身为医学博士的获原义秀在对健康绝望中反躬自问：为什么我为别人生产制造治病的药，自己却先中毒了？可见，西药的毒副作用对人体的危害、环境的污染不可小视。反省的终极是觉悟。

获原深知西药救不了自己，便走进了一个新的领域。他认为绿色植物是最具解毒功能的，便从1000多种植物中筛选出100多种绿色植物，榨汁、品尝、分析……

13年过去了，他找到了大麦嫩叶，生长在高寒地带的具有深色叶脉的大麦嫩苗含有十分丰富的营养素，而且各种营养含量搭配均衡而全面。更可喜的是，它还含有许多活性酶及叶绿素，于是，他每天喝几大杯大麦嫩叶深绿的汁液。不久，头发黑了，脸红润了，他终于离开了困顿他十几年的病榻。获原义秀博士总结地说："我从研究中发现，大麦嫩叶是唯一单一主源可供应丰富且又均衡营养的物质。"

大麦嫩叶不是药，却对人体起到意想不到的作用，被称为"细胞养护专家"。

七、血管健康人长寿

我服用了麦绿素三个多月，觉得心脏病自觉症状减轻，胸不闷了，心绞痛没有发作过，于是去医院检查心电图，发现原先不正常的 ST 波低直减少了。我既高兴，又惊奇地去了金开健康家园，找到了首席预防医学专家孙教授询问：麦绿素对心脏病也有康复作用？原因何在？

孙教授给我讲解了其中的科学道理：大麦嫩叶加工成的麦绿素中，有丰富的矿物质和维生素，尤其是叶酸、B 族维生素、钾离子，它们能减少心肌梗死和脑中风的死亡率。这个研究成果是由黄雷费心脏病研究而得到的结论，证实叶酸、维生素 B_{12}、维生素 B_6 能有效抑制血浆中同型半胱氨酸水平，加之钾有保护心脏的作用，所以能降低心肌梗死和脑血管出血性中风的发病率。一般只要服用大麦嫩叶加工的麦绿素，你再去做一次心电图，肯定会有意想不到的结果。这就是我们所说的"血管健康，人长寿"的科学道理。

19世纪法国名医卡隆尼斯有一句名言："人与动脉同寿。"人的动脉随着年龄的增长，不断硬化而阻塞，最后在重要器官（心、脑）梗死坏死之日，就是到了人类寿终正寝之时，故形象地把血管比作"生命的蜡烛"。血管健康，人健康。动脉粥样硬化导致的心脑血管疾病引发的"突发事件"（中风、心肌梗死）是中老年人猝死、致残的主要原因，是人类健康的头号杀手。

高血压、高血脂、高血糖、高血黏是动脉粥样硬化的主要危险因素，所以必须降血糖、稳血压、调血脂、防血黏等多管齐下，才能阻止动脉粥样硬化和心脑血管疾病的发生。

大麦嫩叶加工的麦绿素中所含的维生素 C、维生素 E、矿物质钾、钙、镁以及叶绿素、叶酸、β-胡萝卜素、SOD 等活性酶，对降低血压、血脂、血糖及血黏，保护心脑血管健康，均有很好的作用。它的作用是综合的协同作用，也是全方位的。麦绿素可在清洗血管内污染、自由基的基础上，提供细胞所需营养，使细胞健康活跃，从而达到防病、抗病、健身壮体的目的。

大麦嫩叶中的二十六烷醇、水溶性维生素，能增加胆酸的排泄，阻止肠道胆固醇的吸收，降低坏胆固醇低密度脂蛋白（LDL），增加好的胆固醇（HDL），防止动脉硬化的形成，软化血管。血管弹性增加了，血压也自然会降下来。大麦嫩叶中含有大量预防血管障碍的 SOD、叶绿素、维生素 E、维生素 C、β-胡萝卜素，可以祛除血管内过氧化脂质（LPO）沉积形成的斑块，净化血液，有效保护血管健康，预防心梗、脑中风的发生。所以，我们在改变生活方式，注意科学合理的膳食结构，注意均衡营养，多吃碱性食品、蔬菜和水果，加强体育活动，戒烟限酒的同时，适量服用大麦嫩叶的麦绿素，保持和恢复血管健康，是最好的选择。血管健康，人健康；血管年轻，人年轻。长寿一定属于您！

第十一节　好食谱防心肌梗死

冠心病，是冠状动脉粥样硬化性心脏病的简称。过去认为是老年人的常见病之一，近年来专家发现，不但中老年人发病比以前多了，青年人中也常发生。成年期开始发病，病根往往是从儿童期开始的。

国外有专家报道：儿童在 3 岁时，就发现脂质条纹，并且随着年龄的增长而增多。意大利研究冠心病的学者，曾用新生儿的耳血做试验，发现新生婴儿血清胆固醇是偏低的，以后随着年龄的增长，血脂逐渐增高，其中的一个重要因素就是与饮食有关。

那么，怎样预防冠心病的发生和发展呢？

专家研究认为：冠心病目前一般是因脂肪的新陈代谢不正常，以及血液凝固过程失常而引起的。因此，饮食不合理、精神紧张、体力活动过少或过于激烈、遗传因素等，都可以影响脂质代谢不正常，从而导致冠心病的发生和发展。

早在第二次世界大战以后，有的国家通过流行病学调查，就已经发现饮食与动脉硬化有关。有专家把导致发病的饮食习惯称为"危险因素或易诱发因素"。控制这些因素，就可减少冠心病的发病率和死亡率。美国的冠心病死亡率很高，根据国外营养专家调查报告：这些患冠心病而死亡的人，主要是与每日饮食不平衡有关系，如饱和脂肪酸摄入比例过高，达到 40% 以上，热量过多，纤维素太低。因此，饮食合理是预防心肌梗死的重要措施之一。

心肌梗死的饮食防病方法总的来说，要注意以下几个方面：

1. 膳食的总热量不宜过高

专家研究后指出，预防冠心病，首先应防止肥胖，维持正常体重。

根据北京市的情况，冠心病患者中，肥胖型的发病率较瘦小型高 5 倍。陕西宝鸡市的研究结果是 40 岁以上者，肥胖组血清甘油三酯高于瘦型组。这都说明肥胖的人更易发生冠心病。

据美国的调查，该国居民每天膳食总热量高达 3300 千卡，血液胆固醇普遍在 260 毫克左右（正常供应在 230 毫克以下）。现在欧美国家普遍都降低了热量，每日膳食总量以 1800 ～ 2000 千卡为宜，使摄入的热量与消耗的热量持平。

专家指出：成年男性按 60 千克体重计算需热量 2400 千卡，女性按 50 ～ 55 千克体重计算需 2000 ～ 2200 千卡，一般人 50 岁以上的减去 10%，60 岁以上减去 20%，70 岁以上减去 30%。

适宜体重的计算方法：以身高厘米数减去 105，等于标准体重千克数。超过标准体重 10% 为过重，超过 20% 为肥胖。超重者减轻体重时可半个月称重一次，每次减轻 0.5 ～ 1 千克，逐步达到正常标准。

控制热量，一定要做到控制食量，不能放开肚皮吃饭，要牢记"要健康，稍稍饿一点"，"要长寿，只吃七八分饱"。

2. 膳食中的胆固醇和动物脂肪量不宜过高

国内外许多专家调查都证明：长期食用大量饱和脂肪酸或高胆固醇食物，是引起动脉硬化的重要因素。实践证明：如果人体脂质代谢功能紊乱，血中胆固醇等血脂含量增加，这些物质沉积在动脉血管壁上，使管腔变窄，管壁变厚，就会形成冠状动脉硬化。因此，每日脂肪摄入应有一定的限量，过多或过少对身体健康都不利。

人的胆固醇来源有两部分，大部分是肝脏自身合成，另一部分则是由吃的食物直接供给的。一个正常成年人，一昼夜能自身合成 4 克左右，每天通过肠道排泄约 1 克，另外的 3 克则用于全身的新陈代谢。正常人能自动调节胆固醇的合成和排泄。但是，中年以上的人，由于内分泌的改变，脂质代谢的失衡、紊乱，以及肥胖，患高血压病、糖尿病、精神过度紧张、运动过少等因素，都可以使自动调节机制失调。如果摄入的胆固醇增多，体内合成一减少，胆固醇越积越多，从而促使动脉粥样硬化。因此，每日必须控制食物中的胆固醇和动物脂肪的摄入量。

动物脂肪，如猪油、牛油、羊油、黄油、鸡油、鸭油等，含饱和脂肪酸高，能引起人体血脂增高。

含不饱和脂肪酸的是植物脂肪，例如：玉米油、花生油、豆油、茶籽油、棉籽油、菜籽油、葵花籽油等。椰子油虽也属植物脂肪，但它的饱和脂肪酸很高，因此例外。这些含不饱和脂肪酸高的植物脂肪，可降低血中胆固醇的含量，减少胆固醇在肠道的吸收，加速胆固醇的排泄。因此，多食用植物油对冠心病的预防和治疗是有好处的。

含胆固醇的食物每日摄入量不要超过 300 毫克。在此要提醒，对正常人来说，不必忌食动物脂肪，不过不宜多吃，一般在油脂总量中，2/3 植物油，1/3 动物脂。对已患高血脂者，应忌食动物脂肪。

3. 膳食中由碳水化合物供给的热量不要过高

碳水化合物是人体主要的热量来源。

碳水化合物过高，机体能迅速将体内的糖转化为脂肪，使体重增加，脂肪增厚，对心血管不利。动物试验表明：高碳水化合物未发生动脉硬化，然而，高碳水化合物加高胆固醇则引起高血脂，由此而发生动脉硬化。所以，为了避免血脂增高，50 岁以上的老年人，除少吃动物脂肪外，还应控制主食，每日以 300 ~ 400 克为适宜。

4. 饮食中的动物性蛋白与植物性蛋白要合理搭配

膳食中的蛋白质对冠心病有一定影响。有的人怕血脂升高，不敢吃肉类食品，这是一种对食品营养认识的错误。实际上，鸡、鸭、鱼、肉等动物性蛋白中，含有人体需要的各种必需氨基酸，食入量适合，不但血脂不会升高，还能阻止脂质在组织中沉积。但是必须提醒：食入量不能过多，如果大量摄入动物蛋白质，则会出现动脉硬化。

所谓合理的摄入量，应当是：动物蛋白占 1/3，植物蛋白占 2/3。提倡多吃一些大豆蛋白质，可使胆固醇下降，并促进胆固醇的排泄。

各种蛋白质总量，应占全日总热量的 10% ～ 15% 为宜。

5. 尽量多吃富含 B 族维生素和维生素 C 的食物

新鲜的蔬菜、水果、豆类是维生素 C 及 B 族维生素丰富的来源。维生素 C 能加快胆固醇转变胆酸的速度，降低胆固醇水平，并且可使血管壁富有弹性。含维生素 C 丰富的食物有：新鲜绿叶蔬菜、鲜柿椒、橘子、广柑、红果、猕猴桃等。

为了使末梢血管扩张，促使血栓形成而降低甘油三酯，要多吃含尼克酸的食物，如瘦肉、糙米、麦面、干豆、花生、葵花子、芝麻酱等，但不宜大量食用。

6. 多吃富含碘、钾、镁、硒的食物及适量限食盐

碘，可减少胆固醇在动脉壁的沉积，并能破坏钙盐在血管壁的沉积，使动脉粥样硬化病变不易形成。含碘丰富的食物如紫菜、海带、海藻等，除含大量碘外，还含有镁，对防止脂质沉着有好处。镁对心脏健康运转，特别是维持心脏的物理机能的整体性至关重要。镁的食物来源，主要存在于谷、豆类及干果中。

硒，是维持人体健康必不可少的元素，人体缺硒可引起立山病，使心肌变性坏死。食物中硒的来源是大白菜、小麦、玉米、小米、南瓜、薯类等。硒具有保护心脏及循环系统的作用。对不同地区与国家所做的对比性研究表明，在硒含量与心脏病之间有显著的关联性。地壳中硒的含量越低，那里的人们患心脏病死亡率越高。看来硒与 B 族维生素可防止自由基对心血管的破坏，这是有科学道理的。

钾，也是人体所必需的矿物质。当细胞外液中的钾含量不足时，心脏肌肉的活动受到影响，所以，膳食中要吃富有钾的食物，如谷类、豆类、酵母、茶叶、蔬菜、水果、肉类、奶类等。

此外，多吃麻菇、香菇等菌类食物有降低血脂作用。鱼类结缔组织多，酸性和黏性组织多，对减缓动脉粥样硬化也有好处。

食盐是生活的必需调味品，成人每天需要 3 ～ 5 克。如果长期限制盐量，体内盐量不足，会使人体血中钠的浓度降低，并使细胞外液及血液循环量减少，可引起嗜睡、乏力、恶心及休克等症状。反之，食入食盐过多也不好，会使血中的钠含量增高，引起组织水肿，增加动脉血管张力，使血管对体内加压物质敏感，血压升高，易诱发心脑血管疾病。因此，每天食盐的摄入量，以不超过 5 克为宜。

7. 多吃含纤维素的食物

多吃蔬菜、水果及根茎类含纤维素多的食物，可刺激肠管蠕动加快，防止便秘。纤维素还有吸附胆固醇的作用，使胆固醇不容易被肠黏膜吸收。另外，纤维素还能促使胆酸从粪便中排出，以降低血清胆固醇的含量。

蔬菜和水果，含有丰富的钾盐和镁盐，对心血管有保护作用，因此要经常多吃一些。

小贴士
平衡合理食谱举例

在中医学宝库中，就有关于冠心病的记载，并提出了"过食肥甘"是发病的重要原因。主张少吃油腻，少吃辛辣食物，多吃冬瓜、鲤鱼、豆腐、蜂蜜、山楂等适合冠心病患者的营养性食物。总之，冠心病这种老年常见疾病，是可以预防的。对疾病一定要坚持乐观的态度，生活上注意早睡早起，适当进行体育锻炼，安排好合理的平衡饮食，少吃刺激性或胀气的食物，不吸烟，尽量少喝酒，更忌饮烈性酒。

每日膳食的食谱，可按下列食谱进行调整。例如：每天喝豆浆或牛奶 250 毫升，摄入瘦肉或鱼肉 100～150 克，豆制品 100 克，绿色蔬菜 300～400 克，水果 100 克，粮食 300～400 克，植物油 10～15 克，每周吃 2～3 个鸡蛋。

这样的膳食配方，既可维持老年人平衡合理的营养，又可防治冠心病，延年益寿。

相关链接
十大最健康的食品

美国《时代》杂志专刊，介绍了十项现代人最佳的营养食品。

第一种：番茄

番茄富含营养，尤以胡萝卜素和抗坏血酸为多，还含柠檬酸、苹果酸等有机酸和腺嘌呤、胡芦巴碱、胆碱、番茄红素等，特别是富含维生素 P，即芦丁等，对末梢血管脆弱和动脉硬化性高血压患者及冠心病、高脂血症有一定的疗效。较多的抗坏血酸能增强血管柔韧性，而有利于心血管疾病者的康复。

第二种：菠菜

菠菜含丰富的铁与多种维生素，能够有效防治心血管方面的疾病。专家认为，菠菜中所含的铁不易被人体吸收，其补血之由与菠菜中含丰富的胡萝卜素、抗坏血酸有关。菠菜中含的胡萝卜素比蔬菜中胡萝卜素宝库之称的黄胡萝卜还高出6.9%，抗坏血酸要比番茄高出2.25倍，两者对身体健康和补血都有重要作用。胡萝卜素能调节细胞的各项功能，抗坏血酸是还原剂，能将体内的三价铁还原为二价铁以利吸收。此外，菠菜中含有丰富的维生素K，具有止血凝血作用，对血液有特殊的作用。菠菜根中含有菠菜皂苷A和B，具有抗菌活性，有降低胆固醇的作用。菠菜纤维素多，能润肠通便，可治疗便秘，促使肠中胆固醇和胆酸排出体外，所以，菠菜可降低血压，防止冠心病的发生。菠菜被誉为健康蔬菜实不过分。

第三种：花生、杏仁、核桃等坚果

坚果不仅可以提高好的胆固醇，也就是高密度脂蛋白胆固醇，并能降低血液中的甘油三酯，是预防心脏病的最佳食品。尤其是核桃更是对心脏有益，被誉为"心脏保护性食品"。因为核桃中脂肪含量极高，脂肪油达60%，其中主要是不饱和的亚油酸甘油酯。据研究，饱和脂肪酸（用S代表），可使血胆固醇增高。多价不饱和脂肪酸（用P代表），可使血胆固醇降低。P/S值越高，对降低血胆固醇和预防动脉粥样硬化有好处。各种食物的P/S比：猪油0.2，黄油0.1，瘦猪肉0.4，羊肉0.29，豆油4.24，花生油1.89，芝麻油3.73，杏仁3.86，葵花子油4.42，菜油4.78，亚麻仁油10.0，核桃油12.0。可见，没有任何一种植物油油脂P/S值达到核桃油的水平。所以，核桃是防治心血管疾病的最佳食品之一。

但是要注意：不论是花生、杏仁还是核桃，营养虽好，对心血管有益，但是不宜多吃，过量食用对心脏的危害极大。

第四种：花椰菜

花椰菜含有丰富的酒石酸盐和钾盐。前者能阻止人体内过剩的碳水化合物转变为脂肪，后者有促进人体心肌活动的作用。同时，花椰菜还含有一定量的果胶纤维素，能吸收胆固醇及胆汁酸组成粪便，加速排出体外，减少胆固醇在肠内的吸收，所以，对肥胖病人及动脉粥样硬化、心脏局部缺乏病患者，均有疗效。

第五种：燕麦

专家研究发现，高血脂患者食用燕麦食品 3 周，血胆固醇水平平均从 251 毫克％，降至 223 毫克％。究其原因，是因为燕麦中含有十分丰富的亚油酸，因而燕麦对动脉硬化、冠心病和高血压有较好的防治作用。

在第五届国际燕麦会上，专家康斯坦斯指出："燕麦能减轻高脂血症，调节血糖和胰岛素，控制体重，促进肠胃健康。"

大量研究表明，燕麦对控制血脂升高有很强的作用，特别是降低胆固醇的效果更为明显。目前盛行的一些化学合成的降脂药物，虽具有明显的降脂疗效，但却会明显地使肝脏受损，长期服用可能会引起致癌的严重后果。而燕麦既具有类似良好的降脂疗效，又具有预防血脂升高的作用，且长期服用安全性高，因而医学家和营养学家更赞同采用燕麦来降低血脂，预防冠心病。

由此之故，燕麦在国际上被誉为"有益于心脑血管防病治病的最佳健康食品"。

第六种：鲑鱼

鲑鱼是深海水产品，其含有多元不饱和脂肪酸奥米加 3 号达 500 毫克。然而，普通鱼油最多只有 300 毫克。高含量的鱼油能有效预防脑血栓、脑出血、心脏病、老年痴呆症，被专家誉为防治心血管疾病的"降脂灵"。

鲑鱼的保健作用：预防高血压、冠心病等心脑血管疾病，直接抑制血小板的凝集，预防血栓、脑出血。

第七种：草莓

草莓，在所有蔬果中拥有极高的抗氧化剂，除了可以预防心脏病和癌症外，还能增进脑力，好处多多。

第八种：大蒜

大蒜中含有一种蒜素，可以明显降低血中甘油三酯的含量，降低血胆固醇，抑制动脉粥样硬化灶的形成，提高血中有益脂蛋白胆固醇（即高密度脂蛋白胆固醇），有利于保护心脏，同时，可明显抑制血小板黏性，阻止血栓形成，所以，大蒜是天然心脏保护良药，被誉为健康优秀食品。

第九种：茶叶

研究发现，茶叶中有多种成分对降血脂有效，可对心脏病有防治作用，因为茶叶中的药效成分分别属于生物碱、茶多酚和脂多糖类。从茶叶中提取的茶丹宁，是一种毛细血管壁增强剂，可使毛细血管不易破裂，因此对心脏有益。同时，茶叶能减轻血清胆固醇的浓度和胆固醇与磷脂的比值，从而可减轻动脉粥样硬化程度。据法国医学专家报告：日饮3杯茶，可使血液中的胆固醇含量下降22%。由此可见，茶叶是保护心血管的最佳健康食品。

第十种：红葡萄酒

有报道指出：法国人享受乳酪、奶油制品的量是十分惊人的，按理他们的血脂很高，患心血管疾病的人一定很多，但是，事实上却很少有人患心脏病，这是个谜。专家研究揭开了谜底，原来，他们每天大量饮用红葡萄酒，而葡萄酒酿造时，葡萄皮上含有抗氧化物，对清除血中胆固醇和甘油三酯均有效果。所以，尽管他们吃了太多的饱和脂肪酸食物，但喝的葡萄酒更多，抗氧化物战胜了脂质，所以他们的健康没有被脂质所害。红葡萄酒虽然属于健康食品，但也不要饮用过量，过量饮酒会适得其反，引发中风和心肌梗死疾病的急性发作。

第九章　心脏病变结局——心肌梗死甚至猝死

　　一项研究报告表明：心血管疾病是导致人死亡的最主要原因。动脉粥样硬化，使动脉壁增厚，血管变硬，管腔狭窄，严重时斑块脱落，形成血栓，阻塞血管腔，是中老年人心血管病变的重要病理过程。

　　心绞痛得不到及时治疗，可发展为心肌梗死，心肌梗死得不到正确的处理而造成死亡的悲剧时有发生。心力衰竭是各种心脏病病变的共同结局，在致病因素的作用下，发生意想不到的心脏突然骤停搏动。心脏骤停是非常凶险的临床状态，表现为意志丧失，颈动脉和股动脉等大血管搏动消失，呼吸断续或停止。

　　心绞痛是心肌暂时缺血缺氧引起的心脏病变，是心肌梗死的前兆。心肌梗死是由于冠状动脉硬化，心肌供血急剧减少或中断，引起的心肌坏死。心力衰竭是各种心脏病病变的共同结局，是严重的心脏病，往往会发生猝死。

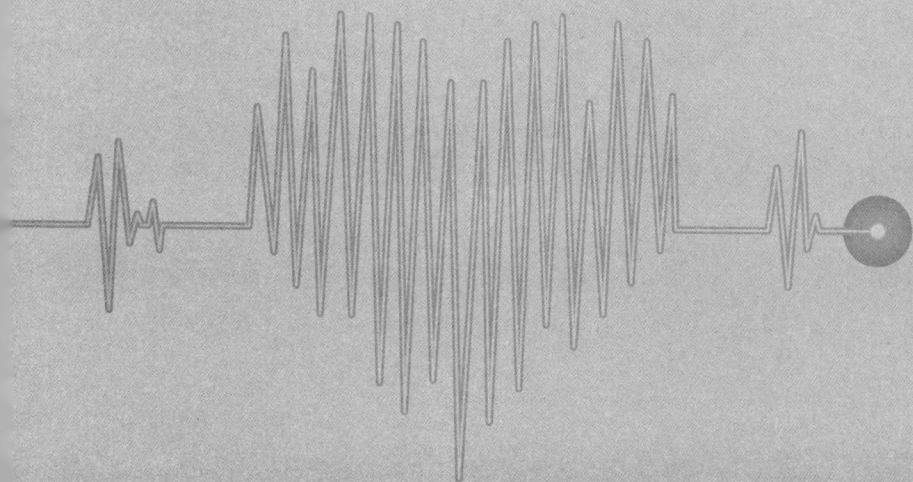

第一节 心绞痛如何自我判断

心脏要维持正常的代谢和机能，必须要有足够的血液供应。如果营养心肌的冠状动脉发生粥样硬化时，可造成心肌血液供应不足而使心肌缺血、缺氧。心绞痛就是由心肌暂时性缺血、缺氧所引起的，以发作性心前区疼痛或胸部不适为主要表现的临床综合征。心绞痛常发生于 40 岁以上的中老年人，其临床表现多种多样，简要介绍如下：

1. 劳累性心绞痛

常发生于劳动、运动、爬山、上楼、骑自行车等增加心肌需要量的情况下，经休息或舌下含服硝酸甘油后，疼痛常可迅速消失。此类型的心绞痛最为常见。

2. 情绪性心绞痛

是指在愤怒、生气、焦躁不安等情绪过于激动的情况下发生的心绞痛，常表现为窒息感、胸闷感、紧压感、胸痛或呼吸困难等。

3. 饱食性心绞痛

饱食后血液流向胃肠道，可造成心肌相对供血不足。此外，饱食后血脂升高，血液黏稠度增加，血小板黏附性增强，局部血流缓慢，血小板易于集聚而致血栓形成，导致心肌供血不足。

4. 寒冷性心绞痛

寒冷天气可诱发心绞痛，这是因为低温可使血压升高，心率加快，使心肌耗氧量增加。此外，低温还可反射性地引起冠状动脉收缩，造成心肌缺氧。

5. 贫血性心绞痛

贫血病人由于红细胞减少，血液的运氧能力降低，导致心肌缺氧。

6. 自发性心绞痛

也称休息时心绞痛，心绞痛发生于安静状态而并无明显增加心肌需氧量的情况下，劳累时反而不常发心绞痛。

7. 变异性心绞痛

常在下半夜或清晨或其他固定时间发生，每次发作持续时间较长，可达 15 ～ 20 分钟，病情比较严重。

8. 睡眠性心绞痛

夜间突然醒来，心前区疼痛，胸部有重压感，可能是做噩梦惊醒，心率加快，心肌耗氧量增加所致，也可能与睡眠时迷走神经兴奋性增强，易使冠状动脉痉挛有关。

9. 卧位性心绞痛

指平卧位时发生的心绞疼痛，可能与躺下时心脏的静脉血回流增多，使心脏容积及心肌需氧量增大有关。

10. 排便性心绞痛

用力大便时，可使腹腔内压力增加，从而压迫腹腔内静脉，使静脉血回流到心脏增多，增加心脏负担。排便时还可反射性地引起冠状动脉痉挛，导致心肌缺氧。

11. 无痛性心绞痛

此种心绞痛发作时，病人无心前区疼痛感觉，或仅有胸部轻微不适、气短、乏力、头晕、恶心等表现，易误诊。

12. 涉外性心绞痛

心绞痛发作时，疼痛部位不在心前区，而表现为牙痛、下颌痛、颈痛、背部上方痛、左上肢痛、上腹痛等，易误诊。

一、心绞痛为啥当胃痛

一天，46岁的陈经理在出席公司的年度表彰会上，突然感到上腹部疼痛，继而胸闷、出冷汗等。经医务室医生判断是"胃痉挛"造成的"胃痛"，随即开了解痉挛药、止痛药等。不料，服药2小时后，疼痛未明显缓解，仍有胸闷、气短现象。最后只得上医院，经综合检查后，得出的结论是：心绞痛（冠心病发作）。他本人也大吃一惊，心想：自己平时工作尽管忙些，但身体一直都没啥大毛病，这次明明白白是"胃痛"，怎么会是心绞痛呢？

其实，生活中把冠心病的心绞痛误当成胃痛的例子不算少。这与病人和个别医生对这两种病缺乏分辨常识有关，也与这两种疾病在症状上确有"相似"之处易被混淆有关。心脏与胃，虽为两种主司截然不同功能的器官，且分别位于胸腔、腹腔内，但两者却仅一肌（膈肌）相隔，同受自主神经支配，有病变时又常以疼痛为主要表现，所以，如不细致区分，极易"张冠李戴"。如果熟悉这两种疾病的特点，将有助于做出较为准确的判别，就不会发生"心绞痛误当胃痛"了。

胃病的发生常见于中年之前，病程可能很长。疼痛多因饮食失当，例如冷、硬、刺激性强的食物，或因气候骤变而诱发。疼痛部位在腹部，有烧灼闷胀感，平时常可能有反酸、嗳气等现象。发作时一般不影响正常活动，病发时常缠绵数日以至数周，但服用一些常见的止痛解痉药、止酸药或复方胃药等，可以收到明显的效果。

心脏病所致的疼痛，主要指冠心病，常因劳累或情绪紧张等刺激而引起。疼痛部位在胸骨后，多有如刀割、压榨沉闷感，且可游走至左上肢内侧或颈、背部，疼痛可持续数分钟或数小时，常常迫使病人不得不停止活动。不过，经休息或用药如硝酸甘油含片等多能缓解。大多数病人有反复发作的历史。

尤应注意的是，人过中年，缺乏必要的运动，加之工作压力太大及饮食失节等因素，易使心血管病的发生率明显增高，更应重视这方面的保健。所以，凡年届不惑，平时从无胃痛的人，突然出现胸或上腹部疼痛，或仅有胸闷、气短时，都不要轻易断定是胃痛，应考虑到心绞痛、心肌梗死的可能。平时有胃痛史的人，遇有疼痛异常，服胃痛药不止时，也应当考虑是否是心绞痛、心肌梗死，到医院去做一个心电图很有必要。

二、胸痛不等于心绞痛

经常有一些人一旦出现了胸痛，就认为自己患了冠心病、心绞痛，弄得自己和家人十分紧张，花了许多钱，吃了许多药，胸痛却仍不见好。

其实，胸痛并不一定是心绞痛。心绞痛只是胸痛的一种类型。

胸部有许多组织器官，如果有病变，都可以引起胸痛。引起胸痛的原因很多。例如：①炎症：皮炎、肋软骨炎、带状疱疹、肌炎、流行性肌痛、胸膜炎、心包炎、纵隔膜炎、食管炎等。②内脏缺血：心绞痛、急性心肌梗死、心肌病等。③肿瘤：原发性膈癌、纵隔肿瘤、骨髓瘤、白血病等的压迫或浸润。④心脏神经官能症。⑤其他：如自发性气胸、过度换气综合征、外伤等。

那么，什么样的胸痛是心绞痛呢？心绞痛为阵发性的前胸压榨性绞痛或痛样感，主要位于胸骨后部，并常常扩大到全胸和左肩、左臂或左手。心绞痛的特点为：

（1）疼痛部位：主要在胸骨体上段或中段之后，可波及心前区，有手掌大小的范围，甚至横贯前胸，界限不是很清楚，常放射至左肩、左肩内侧达无名指和小指，或至颈、咽或下颌部。

（2）疼痛性质：不是真正的痛，往往是一种难以说明的不适感，加紧缩感、挤压感，并伴有窒息或濒死的恐惧感。发作时，病人往往不自觉地停止原来的活动，直至病状缓解。

（3）发病诱因：体力劳动过度、情绪激动、饱食、寒冷、吸烟、喝酒、心动过速、休克等均可激发，心绞痛发作在活动的当时，而不是活动之后，但有时同样的活动只在早晨而不在下午引起心绞痛，这可能与晨间痛阈较低有关系。

（4）持续时间：疼痛一般持续 3～5 分钟，在停止原来诱发因素后即缓解。若舌下含服硝酸甘油也能在几分钟内缓解。可以数天或数星期发作一次，也有的一日内多次发作。

根据上述心绞痛的特点，就可以对一般胸痛病与心绞痛进行区别。例如：急性心肌梗死，其疼痛部位与心绞痛相仿，但性质更剧烈，持续时间可达数小时，常伴有休克、心律失常及心力衰竭，并有发热。这时，病人含服硝酸甘油多不能缓解。又如：心脏神经官能症，其胸痛较为短暂，一般只有几秒钟的刺痛，或持久几小时的隐痛。如果长吸一口气或做叹息性呼吸，其症状可以缓解。胸痛部位多在左胸乳房下心尖部位附近，有时也有变动，症状多在疲劳之后出现，而不在疲劳的当时，做轻度体力活动反而觉得舒适。有时可进行较重的体力活动而不发生胸痛或胸闷，含服硝酸甘油无效或十多分钟后才"见效"，常伴有心悸、疲乏及其他神经衰弱的症状。再如：肋间神经痛，多为持续性的剧痛，疼痛范围比心绞痛更大些，咳嗽、用力呼吸和身体转动都可使疼痛加剧，沿神经分布处有压痛，手臂上举活动时局部有拉痛感。

综上所述，只要能用一个手指头清楚地指出病处的范围和有明显的压痛，或疼痛的性质为针刺样痛、刀割似的痛，往往不是心绞痛。持续性痛超过 15 分钟，用药（如硝酸甘油）也不能缓解，那就不是心绞痛。若长出一口气能减轻疼痛者，也应考虑不是心绞痛。

三、貌似心绞痛的食管痉挛

大李，40 岁，6 年前开始胸部出现绞痛，疼痛常在心前区，可放射到左肩、左腕，含服硝酸甘油等松弛平滑肌的药物可以缓解，当时被诊断为变异性心绞痛。

前两天在医院做了 X 线吞钡食管造影，发现为食管痉挛症，从而摘掉了心脏病的帽子。

食管痉挛症酷似心绞痛，被误诊为心脏病者屡见不鲜。为防止误诊误治，可参考以下诸点进行鉴别：

（1）食管痉挛症较心绞痛发病年龄轻，一般为 30～40 岁。

（2）食管痉挛症疼痛的放射部位虽然与心绞痛相似，但是，还常向后背正中放射，这为心绞痛所没有的症状。

（3）食管痉挛症患者含服硝酸甘油可缓解疼痛。

四、扑朔迷离的心绞痛

在门诊，常有病人主诉心前区疼痛多年，多数心电图正常或有轻微改变，在以前一直按冠心病治疗，效果不佳。住院治疗后，做心脏平板运动试验正常，冠状动脉造影也未发现冠状动脉有任何病变。后来，给病者做了胃镜检查，发现有食管裂孔疝和反流性食管炎。于是，医生给患者针对食管裂孔疝和反流性食管炎治疗后，胸痛症状明显减轻。食管裂孔疝是消化系统疾病，但是，由于食管位于心脏后方，它与心脏相近，因而，食管疾病引起的疼痛可能与心绞痛混淆。经常有把食管裂孔疝误诊为冠心病心绞痛的情况。

这些病例提示我们：心前区疼痛不一定都是冠心病。

典型的心绞痛为：胸骨中下段压榨性疼痛，疼痛持续 3～5 分钟并向左肩及左臂内侧放射，疼痛往往由体力活动或情绪激动等因素诱发，停止体力活动或口含硝酸甘油可使疼痛缓解。而不典型的心前区疼痛为针刺样或刀割样，疼痛持续几秒钟或持续几小时甚至几天，含服硝酸甘油不缓解，大多数情况下都不是冠心病、心绞痛。但是，这些患者要提高警惕，并排除冠心病的可能性。活动平板试验、核素心肌显像或冠状动脉造影，均可帮助明确诊断。

食管裂孔疝是由于先天或后天因素，致部分胃囊经横膈食管裂孔进入胸腔所致，绝大多数属滑动型裂孔疝，常在平卧时出现，而站立时消失。由于膈下食管、胃贲门经松弛的食管裂孔滑入胸腔，使食管与胃交接部由锐角变为钝角。同时，食管下段正常的防反流机制破坏，故而多合并不同程度的胃与食管反流及反流性食管炎而出现症状。约 1/3 的食管裂孔疝患者可有心前区疼痛症状，有时易误认为是冠心病心绞痛。但是，食管裂孔疝所致胸痛，系胸骨后烧灼样疼痛而非压榨性疼痛；多在饱餐后平卧时发作，并非运动诱发；硝酸甘油不能使疼痛缓解，而起立却可减轻或缓解症状；疼痛持续时间较长且伴有"烧心"、咽下困难、反胃等消化道症状。食管裂孔疝中层的心电图一般是正常的，但也有心电图、活动平板试验或潘生丁试验呈缺血改变者，心电图改变可能与患者的迷走神经受到疼痛刺激，反射性地引起冠状供血不足有关，但是也有可能食管裂孔疝患者同时合并有冠心病，此时冠状动脉造影有助于鉴别。

食管裂孔疝患者，应当减肥、忌烟、戒酒，不要饮用咖啡，饮食避免过冷、过烫之物，包括不喝冷茶、冷开水，更不能喝冷饮。要避免做使腹压增高的动作。此外，不宜在饱餐后立即卧床，卧床时抬高床头 20 厘米等措施可以减轻症状。服用胃动力药物，如吗丁林及制酸药物也有一定的疗效。

五、易被误诊的甲亢性心绞痛

李师傅今年 67 岁，因为反复发作心房颤动伴心绞痛而住院治疗。

入院后，心电图检查示：左心室肥大，胸部 X 片也显示左心室略大，诊断为"冠心病"。然而，住院应用抗心绞痛药物治疗已两个月却效果不明显，仍频发心绞痛，且有夜间胸闷、气促，不能平卧，应用洋地黄、利尿剂治疗也无好转。后经医生仔细观察，发现老李的双眼有突出。追问病史，得知老李最近食欲特好，但人却消瘦，怕热，易出汗。医生让他把两手平伸，见有轻度震颤，伸舌也有轻度震颤。立即检测其甲状腺功能，确诊为甲状腺功能亢进症，老李的病经用抗甲状腺药物治疗 3 个月后，随甲状腺功能逐步恢复正常，心绞痛发作减少，症状减轻，夜间不再胸闷气促，心房颤动也未再发作。出院后一年随访检查，左心室扩大也消失，没有再发作过心绞痛。

甲状腺功能亢进，简称"甲亢"，是由于多种病因导致的甲状腺功能增强，分泌甲状腺激素过多所致的一种十分常见的内分泌疾病。甲状腺激素参与人体新陈代谢与生长发育的调节。甲状腺功能亢进时，甲状腺增多，可使新陈代谢率增高，以致出现怕热、易出汗、食欲亢进、体重锐减等；甲状腺素增多，可使循环系统活动加强，心率加快，即使在休息和睡眠时仍快，多在 90 ～ 120 次 / 分钟，收缩压上升，舒张压下降，出现各种心律失常，尤以房性早搏为多见，还可出现类似冠心病的心绞痛。

甲状腺素增多，可使胃肠蠕动加强，引起慢性腹泻，大便呈糊状，含有较多不消化物；甲状腺素增多，使神经肌肉兴奋性增高，出现伸手、伸舌震颤及中枢神经系统兴奋性增高，导致情绪不稳定，脾气暴躁易怒，易激动，爱哭，并可引起失眠；甲状腺素增多，使内分泌异常，如出现男子乳房增大、阳痿，妇女常有月经失调或闭经。此外，典型的"甲亢"，还可引起甲状腺肿大，表现为脖子粗，并常有眼球突出，目光炯炯，似有闪亮。

"甲亢"引起的心血管疾病，称为"甲亢性心脏病"，占"甲亢"病的10% ～ 20%，随年龄增加而增加，男性多见。有些病人，其他"甲亢"的表现症状并不突出，就以心脏表现为主要症状，尤其是老年人伴有高血压、左心室扩大、心绞痛，极易误诊为冠心病。有一些甲亢性心脏病，因心脏可闻及杂音，还易被误诊为风湿性心脏病。

甲亢性心脏病出现心律失常十分常见，多为房性早搏、心房颤动。心房颤动多数表现为阵发性、反复发作，间歇期可转为窦性心律，但心率仍偏快，部分患者呈持续性心房颤动，应用洋地黄类药物后心律也不易变慢。甲亢性心脏病还易发生心力衰竭，应用洋地黄类强心药物——利尿剂效果欠佳，且容易发生洋地黄中毒。有些患者出现心绞痛，但用扩张冠状动脉药效果不明显，而口服心得安等 β 受体阻滞剂后，随心率减慢，症状可明显缓解。

大部分甲亢性心脏病，经有效的抗甲状腺药物治疗后，随甲状腺功能恢复，心律失常、心力衰竭、心绞痛均可明显缓解或完全恢复正常，扩大的心脏也可缩小或恢复正常。

中老年甲亢性心脏病由于症状不典型，易被误诊。因此，为防止误诊，以免延误正确治疗，凡有下列症状者，应警惕甲亢性心脏病的可能。

其一，有原因不明的心动过速，心电图发现有阵发性心房颤动、频发房性或室性早搏、阵发性室上性心动过速，用抗心律失常药无效。

其二，顽固性心力衰竭，用洋地黄类强心药、利尿剂无效，易发生洋地黄中毒者。

其三，伴有消瘦、慢性腹泻、怕热多汗、胃纳亢进、易激动、多言多动、伸手伸舌震颤等"甲亢"症状，都需进一步做甲状腺功能测定，以明确诊断。

六、节食节出心绞痛

老卢的心绞痛近半年来发作得越来越频繁了，服用抗心绞痛的药物效果也不理想。于是，他又走进了市医院的心血管专科，找到了 3 年前曾经抢救过他的金医生，想问个究竟。

金医生看老卢面黄肌瘦的样子，就让他先查一下血常规，发现他严重贫血，血红蛋白只有 5 克，尚不到正常人的一半。又给他做了其他一些检查，没有发现慢性失血的原因，再询问一下老卢的饮食情况，病因一下子就明白了。原来，他的心绞痛是为了减肥而节食引起的。

自从上次患心肌梗死治疗好转后出院回家，老卢听人说："高脂肪、高胆固醇的食品对心血管不利，患冠心病心肌梗死的病人应少吃。"但是，老卢干脆来了个一不做二不休，就把肉类、蛋类、奶类全戒掉了。3 年来，他不敢沾肉类、蛋类，不吃肉，甚至瘦肉也不敢吃，更不吃蛋黄，连蛋白也戒掉了，牛奶更是一口都不敢喝，连植物油也很少吃，更怕动物性荤油了，长期吃水煮菜、水煮萝卜，开始病情还好，原先肥胖的身体也消瘦了，"将军肚"变小了，可是，后来却出现了营养不良性贫血，导致了心绞痛的频繁发作。

那么，营养不良为何会诱发心绞痛呢？

面对老卢的疑问，医生向他做了解释。

贫血时的血红蛋白减少，使血的携氧量降低，迫使心脏加快泵血，而增加血流又意味着心脏工作量加大，心肌耗氧量增多，所以会诱发心绞痛。这种心绞痛，使用通常的抗心绞痛药物是很难见效的，只有增加营养，提高血红蛋白，消除贫血后，才能缓解心绞痛。对于冠心病患者来说，强调低脂肪饮食的观点是正确的，但是过分地控制饮食，以致发生营养不良性贫血，矫枉过正，就对健康有害了。

据统计，我国约有 1/3 的老年人患有不同程度的贫血，其中有不少是由于营养不良所致，对患有冠心病的老人来说是一种潜在的威胁。因此，冠心病患者的节食，应适可而止，不能放开肚皮吃，想吃啥就吃啥，一点没有控制，这样必然会加重病情，发展下去会酿成恶果，危及生命。但是，如果这也不敢吃，那也不敢沾边，就会发生营养不良症，贫血性心脏病是常见的一种疾病，发展下去也可使病情恶化，也可危及生命。

那么，冠心病患者应该如何进行饮食调理呢？应注意选择一些脂肪和胆固醇含量较低，而维生素、食物纤维、有益无机盐和微量元素较多，并有降血脂、抗凝血作用的食物，具体可以从以下几类食物来选择：

1. 可以随意进食的食物

各种谷类：尤其是粗粮，要搭配吃。

豆类：尤其是豆制品应多吃。

蔬菜类：如洋葱、大蒜、花菜等可以多吃。

菌藻类：如香菇、黑木耳、白木耳、海带、紫菜等可多吃。

各种瓜类、水果：可多吃。

2. 适当进食的食物

瘦肉类：包括猪肉、羊肉、牛肉及鸡、鸭、鹌鹑鸟、鸽子等家禽畜肉，但吃时应去皮，勿食脂肪。

鱼类：包括多数河鱼、塘鱼和海产鱼类。

植物油类：包括豆油、玉米油、菜籽油、芝麻油、花生油、红花油、葵花子油等。

奶类：包括去脂乳及其制品。

蛋类：包括蛋清、蛋黄。

3. 少吃或忌食的食物

忌动物脂肪，如猪油、黄油、鸡鸭油等。

忌脂肪多的肥肉，包括猪、牛、羊等肥肉。

忌动物内脏、脑、骨髓、鱼子等。

忌软体动物及贝壳类动物。

忌糖、烟、酒、巧克力等。

医生给老卢制订了适当的营养食谱，结合药物治疗。一个月后，老卢的血红蛋白上升到 10 克，心绞痛也被控制了。

七、貌似冠心病的"更年心"，情绪不佳也会"心绞痛"

说起"更年心"来，还真迷惑了不少人，那症状多变的"更年心"，不仅困扰着病人，有时也给医生诊断疾病带来失误。这里不妨介绍几位几度曲折，但终于闯出困境的病人和大家见见面，或许能对那些正被该病纠缠，久久不得脱身的人有所启迪。

病案一：戴了 8 年"冠心病"帽

某科研人员，8 年前 50 岁时，她就出现了心前区不适，由于职称问题受挫，情绪不佳，病情时有加重，心电图显示心动过缓，所有 T 波低平。医生怀疑她冠状动脉供血不足，给戴上"冠心病"帽子。从此她开始吃素，连蛋黄也不敢吃，停止了坚持多年的晨练，怕引起猝死，工作也只是挑最轻的做。即使这样，她仍觉得自己心跳气短，不能入睡，经常失眠，后来竟不能上班工作了。

在她自己的强烈要求下，医生给她做了"冠状动脉造影检查"。发现她的冠状动脉各个支都不狭窄，十分通畅，彻底给她摘掉了冠心病的帽子。没想到这就像吃了一副灵丹妙药一样，她立竿见影地好了起来，医生只给她开些"更年康"药物，她就痊愈出院了。回到科研岗位上了，不管怎么劳累，她再也没有犯病，医生说，她患的是"更年心"，已经治好了。

病案二：她的"心绞痛"是情绪性的

患者是3个孩子的妈妈，可3个孩子都不争气：老大因工厂效益不好，三天两头回家来"搜刮"；老二连续两年高考落榜，闲待在家里；三女更惨，连高中都没念完，成了社会青年，整天不在家，和小青年在街上混。这位妈妈的脾气也就变坏了。一次，她正和小女儿吵嘴，突感全身发热、哆嗦、面色潮红、喘不上气来，并觉心里憋闷发紧，十分恐惧。有人说她这就是严重心脏病的表现，从此，她便背上了思想包袱。以后，每逢生气、发脾气，都会出现类似的发作，有时这种症状竟会持续1～2天，医生给她做24小时监测的动态心电图，正赶上一次"心绞痛"发作，可动态心电图上却没看出异常，医生诊断她为"更年期症状"，给她用了些激素类药物，很快见效。

病案三：男人也有"更年心"

朱院长在位时没什么病，整天忙里忙外的，还挺有精神，可自从退居二线当调研员之后，许多病都找上他了。溃疡病治好没几天，又因心脏病住院了。

这位业务精通的院长，自己也觉得奇怪，他自觉心慌、憋闷，难受得要命，近似于心肌梗死的症状，但各项检查都正常，最后医生采用"暗示疗法"，说给他用一种特效新药，其实是"更年康"普通药物，他觉得很有效，医生便给他做进一步心理治疗，讲明男人也有更年期综合征，也会发生"更年心"，这是一种良性病，完全可以治好的，解除了他的思想负担。这还真灵验，他的病真的很快好转了。

小贴士

如何识别"更年心"

"更年心"又叫作"更年期心脏综合征"，其主要特点是：

1.发生在更年期，女性50岁，男性55岁前后，以往没有心脏病史，女性多于男性。

2.主要是心血管运动失调所致，并非器质性疾病，所以病人的主观症状多，客观却检查不出什么毛病，包括特殊检查在内，常被说成是"神经官能症"。

3.主要症状是心慌，叹气样呼吸，心前区不适，但不像心绞痛那样严重，工作忙时症状轻，闲时症状重。

4.症状发作与情绪波动、精神创伤有密切关系，病人越恐惧，病情越重。

5.常伴有潮热、皮肤发红、多汗、失明、胃肠功能紊乱等自主神经系统症状，或更年期的症状。

6.心理治疗或治疗更年期综合征的药物可以奏效。

掌握以上特点，在排除器质性心脏病之后，"更年心"就不难诊断了。

相关链接
"更年心"可以治愈

"更年心"是一种非器质性疾病，是完全可以治愈的，治疗要抓住以下几个关键：

关键之一：心理治疗

放下思想包袱，解除对该病的恐惧和焦虑是治疗的关键。

关键之二：激素治疗

对于严重病人，可用激素替代疗法，女性用雌激素和孕激素，如乙烯雌粉 0.25 毫克/日，或雌二醇 1 毫克/日，连服 4 周，即可见效。孕激素安宫黄体酮 10～20 毫克/日，也有良效。男性可用雄激素，如丙酸睾酮 25 毫克，每周肌注或每日口服甲睾酮 5 毫克。

关键之三：非激素疗法

症状轻者，可不用激素，只用更年康、维生素 E、谷维素类药物即可。

关键之四：调节生活

增加娱乐活动，参加适当的体育锻炼，或学琴棋书画、种树养花、旅游等。保证睡眠，改善家庭环境和气氛，对治疗该病也起到重要作用。

相关链接

"更年心"的饮食疗法

　　在饮食方面，要少食含糖量高的食物，多吃富有蛋白质、钙质和多种维生素的食物。注意合理营养，鸡、鱼、兔肉易于吸收，可以适当食用。豆类及其制品，不仅含有大量植物性蛋白质，而且还是人体必需的微量元素的"仓库"。新鲜蔬菜可提供大量维生素，应作为菜谱上的"主角"。饮食结构上要注意吃低盐、清淡食物，荤素适度，不暴饮暴食，晚餐不要过饱，每天吃蜂蜜1～2茶匙。多吃水果，坚持每天饮牛奶200毫升。

　　大部分男性进入更年期后，会出现性机能衰退，性欲减弱，许多人为此苦恼，并想方设法进行治疗，上了年纪的男子性事不能过度，但也不能没有，若长期没有性生活，会使精液的产生能力下降，因此，性事要正常化，它的周期因人而定。在膳食中，提倡多吃一些能改善性腺功能的食物，性腺功能改善后，可减轻男性更年期的各种症状。能改善性腺功能的食疗性食物主要有：虾，包括河虾、海虾、江虾、龙虾等，以及羊肉、狗肉、麻雀、羊肾、韭菜、核桃等。可以烹制羊肉苁蓉粥、肉苁蓉清炖羊肉、杜仲爆羊腰、冬虫夏草清焖鸭、小虾炒韭菜、韭菜炒蛤肉、羊肾爆洋葱、核桃仁炒韭菜花、红烩麻雀、麻雀韭菜粥、一品山药等食疗药膳。

　　男性更年期还表现出精神、神经和心理方面的症状，如烦躁易怒、失眠头痛、记忆力减退、容易紧张、倦怠，特别是心血管功能不稳定，出现似"冠心病"的一系列症状，所以，医学上称它为"更年心"。由此之故，要多吃一些能改善神经系统和心血管系统疾患的食物，如羊心、猪心、山药、核桃仁、大枣、龙眼、桑椹、茯苓饼、参枣蜜宝、核桃仁粥、糖醋龙眼肉、玫瑰烤羊心等药膳佳品。实践证明，吃些食疗食物、药膳、药粥，用饮食疗法可以取得较为满意的疗效。因为各种食疗的食物，有助于安神养心，减轻神经系统和心血管系统疾病的症状，对治疗头痛、头晕、乏力、心悸、心慌、心闷、气急、手足发凉、发麻等症状，都有较好的疗效。

　　另外，要少饮酒、戒烟，最好不饮烈性白酒，因为酒精与尼古丁对中枢神经系统均有不良的影响。

八、自我判断心绞痛的方法

老年人常有胸部这里痛、那里痛的毛病，其中有些是心绞痛，有些则不是。那么，怎么把心绞痛从这些一般的胸痛中区别出来呢？自我判断的方法有如下十个：

方法之一：疼痛的位置

胸骨中下段疼痛，即在胸部正中偏下处疼痛；不是表面皮肤痛，而是内部作痛。部分病人疼痛的位置可在胸廓中线与左侧乳头之间。除了这两个部位之外，大多不是心绞痛。

方法之二：疼痛的范围

疼痛的范围往往是一片，病人通常用一个握紧的拳头放在胸部中间或稍偏左来表示疼痛范围。如果问病人什么地方痛，他只用一个指头来指示疼痛范围者，往往不是心绞痛。

方法之三：疼痛放射

心绞痛时往往不只是胸部疼痛，还常常放射到颈部前方、喉头处。病人常常觉得在心绞痛发作时，脖子似乎被人勒住了，有时疼痛还向左上肢放射。颈后部疼痛通常不是心绞痛放射而来的。如果疼痛从前胸或后胸部起，向上传到颈后部，大多是因食道疾患引起的。

方法之四：疼痛起始

心绞痛往往缓缓开始，起初疼痛较轻，经数分钟后达到高峰。如一开始就是剧痛，以后逐步减轻，往往也不是心绞痛。

方法之五：疼痛持续的时间

心绞痛一般持续 3～4 分钟，不超过 15 分钟。持续长达数小时或数天的疼痛大多不是心绞痛。疼痛时间太短，像闪电样或心前区针刺样痛几下，往往也不是心绞痛。对于疼痛超过 15 分钟以上，须做具体分析，假如平常只痛 3～4 分钟，而这次疼痛长达 15 分钟以上，且疼痛特别剧烈，则应警惕是心肌梗死所致。

方法之六：疼痛的诱因

心绞痛通常因情绪激动或体力劳动引起。最近还发现，无上述诱因，在平静时也会发生冠状动脉痉挛而引起心绞痛，因而究竟什么是引起心绞痛的诱因则比较难说。

方法之七：疼痛的缓解

由体力活动引起的心绞痛，在停止活动后，数秒钟内疼痛消失，这是一个典型的表现。

方法之八：体位对疼痛的影响

心绞痛发作的病人往往不愿在发作时平躺，平躺以后，往往使心绞痛加重。因为平躺后，下肢血液回心量增多，心脏负担加重，因此，心绞痛病人发作时宁愿站着或坐着，不愿躺下。向前俯身引起的胸痛往往不是心绞痛。因胃或结肠内有气体，向前俯身常使气体压迫胃或肠，引起上胸部或下胸部疼痛，这种疼痛在打嗝排气后往往消失。

方法之九：胸壁压痛点

心绞痛病人的胸壁上一般没有压痛点，有压痛点的多不是心绞痛。常见有胸壁压痛点的病为：肋软骨炎、肋间神经痛、胸大肌炎症等疾病。

方法之十：疼痛与进食的关系

饱餐后常常引起心绞痛，往往在进食后半小时内发生。如果进食后数分钟内疼痛反而消失者，大多不是心绞痛，最可能的是食管痉挛。特别是在喝冷水时疼痛加重，喝热水时疼痛减轻，要想到可能是食管痉挛。

第二节　急性心梗来势凶猛，如何应对牢记妙招

一、剧烈运动引起心绞痛

剧烈运动、情绪紧张、不饱餐等引起的疼痛，可持续数分钟或更长时间，停止活动或休息后症状缓解。被牵涉区有束带样痛感或痛觉过敏。皮肤出现潮红，对抚摸、冷热刺激异常敏感，局部肌肉紧张或强直，患者常采用相应的体位以避免牵涉区受到外界的影响。因此，老人们应该注意，当躯干上半部因劳累或兴奋产生经休息后好转的疼痛时，应警惕心绞痛牵涉病的可能，并及早去医院进行诊治。

心前区症状不明显的牵涉痛，往往会干扰心绞痛的诊断。有些病人因其他部位疼痛明显，然而心前区无疼痛症状，容易被误诊为其他疾病而延误治疗。所以，冠心病患者如出现牙痛、下颌疼痛、背疼痛和上腹疼痛时，要考虑到心绞痛的可能，切莫大意，否则后果十分严重，甚至危及生命，发生冠心病猝死。

二、无痛的心梗更凶险

吴工程师是省级劳模，市总工会组织劳模到空军医院体检，医生看了吴工的心

电图，大吃一惊，发现其心电图上有前壁心肌梗死的表现。

吴工听了这个消息不信，他说："身体棒棒，吃饭喷香，医生，你有没有搞错？"

医生又为吴工检查了一遍心电图，病理性 Q 波和抬高的 S-T 段确实提示吴工发生了心肌梗死，病人的血压为 150/100 毫米汞柱，有点高，但是并无胸闷和心前区疼痛，上腹部也没有明显不适等自觉症状，精神状态尚好，能正常工作。在医生的一再建议下，要进一步做追踪检查，并讲清楚这种病发展的后果很危险，后来，最终还是住进了特约医院做进一步的检查。

心脏彩超检查显示：前壁变薄，心脏的运动能力减弱，二尖瓣舒张功能下降，而心内科医生建议他做冠状动脉造影，以便进一步明确诊断。结果发现，吴工的右冠状动脉有散在斑块和不同程度的局限性狭窄，结合患者的其他检查，最后确诊为：冠心病，广泛前壁心肌梗死，高血压病 II 期。

吴工一看诊断书，吓出一身冷汗，腿都软了，连说："多亏听了医生的话住院检查，不然死都死不明白。"于是，在病房里配合医生治疗，出院后坚持吃药，控制饮食，坚持体育锻炼，一直健康地活着。

一般来说，冠心病发作都有气短、胸闷、心慌、胸痛等自觉症状，但是，并非每一次发作都有心绞痛，许多心血管的临床医生都证实，有一部分病人，虽有心肌缺血的病理改变，但是，由于病变较轻或冠状动脉的侧支循环建立较好，或者由于病人的痛阈较高，所以，病人虽有心电图的明显改变，但是自己却感觉不到明显的躯体不适，甚至发生了心梗也无明显感觉，在临床上称为"无症状性冠心病"。

无症状性冠心病，可突然转变为心绞痛或心肌梗死，也可慢慢转为心脏扩大，最后发展为心力衰竭，也有的病人突然发生猝死。这类病人由于平素无自觉症状，所以不易被发现，更不容易引起人们的重视，没有能及时采取必要的防范措施，所以一旦病情发作，大多数凶多吉少，在劫难逃。我国著名作曲家施光南即是如此，一次作曲劳累过度，突然死亡。

据媒体报道：有位科学家，前一天从国外回国，第二天却突然与世长辞。由于他的身体一直很"健康"，但是家庭不是十分和睦，在外面有一个人所皆知的红颜知己，每年拿的奖金也十分巨大，必然遭到一些人的嫉妒，他的死自然引起了各种猜疑和传言，有人说是由于出了经济问题，畏罪自杀，有的说他与人争风吃醋，被情敌所害，众说纷纭，莫衷一是。后经公安机关介入，法医通过尸体解剖，找出了真正的死因，既非他人谋害，也不是服药自尽，而是突发性大面积心肌梗死，令人扼腕叹息。这种广泛性心梗不仅可导致致命的恶性心律失常，如窦性心动过速或心室颤动，也能引起心脏穿孔破裂。

又据报道：医学专家对大量的猝死病例进行尸体解剖发现，这些人生前大多患有隐性冠心病，只因为自己感觉不到明显的症状，所以没有引起病人的警觉，医生也容易忽视，漏诊者很多，病人不知道通过服药和休息来预防发作，这些患者日后发生心肌梗死或猝死的机会比有症状的冠心病还高，因此说，无痛的心肌梗死更凶险。

人体如一部机器，进入中年以后，需要大修和保养，各个器官的功能逐步衰退，特别是对于年龄在 40 岁以上，伴有高血压、高血脂、长期吸烟嗜酒、肥胖、糖尿病等冠心病的高危人群，应定期检查心电图，必要时应做心电图负荷试验或动态心电图 24 小时跟踪检查，以便及时发现早期冠心病、无症状性冠心病，防患于未然。

三、急性心梗初发须禁动

急性心肌梗死，是中老年人猝死的主要原因之一。许多患者在发病后 4 小时内死亡，悲剧的发生除了疾病凶险之外，另一个重要原因，就是发病初期救治不当，如急于送病人去医院，人背、车拖、一路颠簸，使病情恶化。

急性心肌梗死多因冠状动脉分支的一支或多支的痉挛使血管腔狭窄，或因血栓形成而阻塞血管腔造成局部心肌供血阻断，出现心肌严重缺血、缺氧而造成心肌广泛坏死，如果此时病人处于活动状态，心肌的耗氧必然增加，心脏负担明显增重，病情也随之加重。实验证明：活动时的心肌耗氧量是安静平卧时的 4 倍，翻身活动、搬运不当等都会造成患者早期出现窦性心律失常，这是心梗患者猝死的首要原因。

因此，如果家中有心血管疾病患者，突然出现剧烈的心口疼痛，并伴有周身冷汗，要想到急性心梗的可能。此时绝不可忙于搬运病人，而应该让病人就地安卧，不要翻身，不要让其肢体活动，不要让病人说话，周围的人也不要大声说话，如患者身边有急救药，应及时让其服用，并速通知 120 急救车，求请救护医生处理。当病人病情得到控制后，再平稳地抬上救护车送往医院治疗。如找不到救护医生，亦可用担架尽量平稳地把病人送往医院。

切记，禁动是现场处理急性心梗的极为重要的措施。禁动可以使许多的心肌梗死病人逢凶化吉，为此后的急救和治疗赢得良好的条件和宝贵的时间。

四、对付心梗猝死的妙招

少数冠心病患者的病情凶险，来势十分凶猛，预后不良，有的甚至发生猝死，对此，应提高警觉。冠心病猝死的原因有：①供给心脏血液的冠状动脉主支突发梗死，通常由血栓造成的，致心肌大面积急性缺血和梗死。②急性心肌梗死后，心肌缺乏营养，致使心肌破裂。③在动脉粥样硬化的基础上，发生冠状动脉痉挛，致心脏电生理紊乱，引起严重心律失常，如心室纤颤。

由于冠心病是一种老年退行性疾病，目前尚无根治方法，为了避免冠心病猝死，专家建议患者采取防治措施，这就是抵御冠心病猝死的妙招。

妙招之一：保持情绪稳定

要避免情绪激动、精神紧张，以免内分泌紊乱而引起心肌突然缺血。

妙招之二：戒烟限酒

要彻底戒烟限酒。研究证实，在心脏病患者死亡中有 21% 是由吸烟造成的。每天吸 1～14 支烟的人，死于冠心病的危险性（67%）比不吸烟者高。每日吸 25 支烟者，则死亡的危险性要高出 3 倍。但是，戒烟以后这种危险性可逐渐降低，3～5 年后降至不吸烟的水平。

虽然少量饮酒有减少冠心病突发的作用，然而酗酒的危险性极大，人们当适可而止，不可恃强狂饮，有冠心病者更应当敬而远之。

妙招之三：保持理想体重

医学家们发现，如果超过标准体重 20%，则冠心病突发的危险性增加 1 倍。因此，超重过多特别是肥胖者，颇有减肥的必要。不过，减肥的最好方法不是饥饿节食，而是坚持运动。喜欢运动的人，其冠心病突发的危险性比习惯久坐者减少 35%～55%。当然，运动的方式不可太剧烈，时间不宜过长，应适度。

妙招之四：治疗高血压

有高血压的冠心病患者不仅可因突发中风而致猝死，同时，也会增加"心肌猝死"的危险，所以，从高血压的早期就应开始治疗。具体方法是：放松精神，规律生活，保证睡眠；在医生的指导下，选择作用缓和且可长期服用、副作用小的降压药物。另外，千万不要突然停药，以免出现反跳而发生危险。

妙招之五：降低增高的血脂

血脂（甘油三酯和胆固醇）增高是冠心病发生和加重的原因，故应重视饮食，坚持不吃含胆固醇高的食物，不吃动物油脂，不吃甜食和油炸食品，高糖类食物也要少食，否则，易使甘油三酯和胆固醇升高而加重病情，进一步使血管狭窄而堵塞，导致心血管发生恶变而发生猝死。

妙招之六：防止便秘

排便时，若大便秘结会增加腹压而影响心脏，诱发冠心病急性发作，故应多吃含纤维素多的食物及蔬菜、水果，以保持大便畅通。

妙招之七：药物自救

有冠心病的患者，要随身携带装有硝酸甘油、消心痛、麝香保心丸等保健盒，在疾病发作之初可立即服用，以减轻疾病的严重程度。此外，冠心病患者平时也可常服麝香保心丸、速效救心丸，这种药物在预防冠心病心肌梗死方面有良好的效果。

五、冠心病患者防止夜里"出事儿"

冠心病若在白天发作，一般能得到及时的抢救治疗。但是，不少病人夜间突然发作，出现心绞痛，甚至心肌梗死和脑血栓，严重者将失去抢救机会而猝死。为此，必须认识到夜间预防冠心病发病的重要性，掌握防止夜间突发心梗的妙招。

妙招一：晚餐不宜过饱

晚餐摄入的食物过多，机体不能将过多的胆固醇代谢转化，便沉积在动脉管壁，久之引起动脉硬化，而且还可以刺激肝脏的低密度脂蛋白合成增多，将肝脏中合成的胆固醇运至肝脏外，导致血胆固醇和甘油三酯升高，发生动脉硬化，罹患冠心病。

妙招之二：夜间情绪要放松

晚饭后不要马上坐到沙发上喝茶，最好散散步，晚上应以休息和娱乐为主，欣赏自己喜欢的文娱节目，与亲友们聊天，情绪要放松，切莫激动和发怒生气。

看电视也不要太认真，时间不宜长，可选一些轻松、幽默、愉快的节目，不要看惊险、紧张和伤感的节目。

临睡前不要看书，不进行激烈交谈，可用温水洗脚，并将有急救药品的保健药盒放在床边，一有不适情况可立即随手取到。

妙招之三：睡姿要正确适当

提到睡姿，人们往往不屑一顾，仰卧是大多数人采取的睡觉方式，当然这种睡姿对于健康者来说既利于睡眠质量，又利于美容，还可预防疾病。但是，对于身患某些疾病的人来说，为了治疗需要，为了减轻疾病症状，为了防止诱发疾病，为了康复，就不得不常常变换一些睡姿或采取一些特殊的睡姿。

众所周知，心脏位于左侧胸腔，心脏病患者虽心功能代偿良好，也应有侧卧位，以减轻对心脏的压力。一旦心衰发生，可垫高上半身，呈半右侧卧位，这种睡姿可降低回心血量，减轻心脏负担，同时，缓解因心衰引起的呼吸困难。

妙招之四：夜间请喝安全水

夜间注意保健，尤其注重夜间喝水，及时补足体内水分，减少血液黏稠度，可以防止和减少冠心病发作，使之安全度过夜晚。

冠心病患者睡前在床头备好水，一夜最好喝 3 次，临睡前喝第一杯温开水，以降低血液黏度，增加晚间血液流速，溶解血栓等。根据脑血栓和心肌梗死好发于午夜 2～4 时的特点，在深夜醒来时，也要主动喝上第二杯温开水。特别是出汗多或腹泻的患者，更需喝水，给机体补足水分，以缓解病情。第三杯"安全水"，应在清晨醒后起床之前喝，醒后稍加活动四肢，慢慢地坐起，第一件事是喝一杯温开水，这一杯水喝不喝至关重要。因为清晨是最容易发病的，清晨患者体内水分不足，经过一夜的尿液排泄，皮肤蒸发和口鼻的呼吸均会丢失不少水分，使血液黏稠度增高，血液循环阻力增大，造成心、脑供血不足，此时及时喝一杯温开水，可迅速被吸收，使黏稠的血液得以稀释，不但利于改善脏器循环与供血，亦利于胃肠和胰肾代谢，能更好地排泄体内废物，所以，冠心病患者夜间喝好这 3 杯"安全水"的作用不可低估。但是，必须提醒，一定要喝温开水，切莫喝冷水，因为冷水对人体有刺激作用，可诱发冠心病发作。因喝冷水而诱发心肌梗死猝死的悲剧已发生多起，切莫忽视。

妙招之五：不要独居一室

冠心病患者切忌独居一室，否则夜间突发心肌梗死无人救治而猝死。如果有人陪伴，一旦发生突发病变即可急救或向 120 急救站求救。

中年以上的男子，最易受冠心病的袭击，这往往给家庭尤其是妻子带来忧虑。做妻子的应该积极帮助丈夫与冠心病做斗争，增强抗病能力。那么，该从哪些方面着手呢？

第一，要保持家庭欢乐，因为压抑是诱发心肌梗死的最重要因素之一。生气、灰心或紧张等情绪易导致冠心病发作。

第二，不要老在丈夫面前唠叨一些不愉快的事，丈夫刚回家进门，绝不要把自己碰上的不顺心的事情向他倾诉，尤其在夜间睡觉时，更不要谈论不愉快的语言和事情，以免影响情绪，使之激怒、伤感而诱发心肌梗死。

第三，要劝丈夫不要太劳累，不要让他去干那些力不从心的事情，或看惊险的影视和激动的体育比赛。

第四，要规劝丈夫严禁吸烟，一定要戒烟禁酒。

第五，了解一些医学知识，妻子往往是观察病情最仔细的"护士"，也是处理疾病最早的"医生"，多掌握些急救常识，及时督促丈夫按规定服药，发病时能沉着地处理急救，这不仅对病人的病情有好处，还可以使丈夫在心理上更有安全感，一旦夜间突发心梗也可及早救治。

六、心肌梗死愈后调养怎么做

急性心肌梗死经积极治疗，大约经过一个月，病情便可趋向稳定，此即为"痊愈期"。

但是，因为坏死的心肌通过组织修复，形成纤维化，即俗话说的结疤。这种组织不像正常心肌组织那样富有弹性，如果疤痕面积过大，就会影响心脏的收缩功能，发生心力衰竭或心脏功能不全。另外，虽然坏死的心肌得到重新修复，可是冠心病的基本病变——动脉粥样硬化仍旧存在，还可能出现心绞痛甚至再次发生心肌梗死。因此，患过心肌梗死的病人，半年至一年内，应严加注意，尽量减轻心脏的负担，防止病变复发，争取建立侧支循环，以改善心脏的功能，必须注意以下几点：

注意之一：坚持服药治疗，定期就医

首先，病人应坚持服药，定期就医，一般在病后半年之内，应每个月去医院检查一次。此期间病人服用的药物大致有以下几种：①扩张冠脉、改善心肌血氧供应的药物，包括硝酸酯类的消心痛、长效心痛治。②β-受体阻滞剂，如倍他乐克、氨酰心安、康心。③中成药，如地奥心血康、复方丹参片、参芍片、蚓激酶等。④防止血栓形成的药物，如阿司匹林。其目的是避免心绞痛发生，逐渐建立心脏侧支循环，改善心肌营养状况。如果发生心肌梗死后仍伴有高血压，则宜选用血管紧张素转换酶抑制剂，常用的有开搏通、洛汀新、雅施达等药物，对心脏功能的恢复是十分有利的。病人可依据自身情况，选择 1～2 种药物服用。

注意之二：重视早搏，切莫麻痹

急性心肌梗死痊愈之后，部分病人会遗留有心脏早搏，其中较为严重的是室性早搏。因此，对于这类早搏应给予足够的重视。病人应接受连续心电监测，以明确早搏的性质、发生的次数、早搏的形态等，以便采取相应的治疗措施。由于心肌梗死后的室性早搏非同一般，往往带有一定的危险性，可能诱发更为严重的心律失常，如阵发性室速甚至室颤，会威胁患者的生命，不可掉以轻心，常需采用抗心律失常药物治疗。目前治疗室性早搏的药物有胺碘酮、安搏律定、心律平、慢心律等，此类药物均应在医生的指导和监督下使用。

注意之三：提高警惕，防止复发

心肌梗死愈后，再次发生的现象是常见的。为了防止再次发生心肌梗死，病人要严格做到下述几点：

第一，防止过度劳累，不做剧烈的体力活动。

第二，保持平和的心情，稳定情绪。

第三，保证充足的睡眠和良好的生活习惯。

第四，饮食宜清淡，减少脂肪和甜食的摄入。

第五，不吸烟，不喝烈性酒。

第六，认真防治高脂血症及血液高凝状态。

第七，认真控制糖尿病。

第八，控制体重，防止肥胖。

第九，根据气候变化，随时增减衣服，防止着凉。

第十，保持大便通畅，避免排便过度用力。

经上述综合治疗后，仍反复出现心绞痛等并发症者，则需做冠状动脉的造影等特殊检查，进一步了解病情，以便采取更进一步的治疗措施，千万别硬"扛着"，麻痹不得，这是威胁生命的疾病。

七、心肌梗死痊愈后能否过性生活

心肌梗死是中老年人的一种常见病。急性心肌梗死痊愈后，能否过性生活呢？什么时候开始恢复性生活呢？许多病人和家属都很关心这个问题，却又羞于启齿。

现实情况是：心肌梗死虽然已治愈，却依然在影响着一些人的工作和性生活。有人经过统计后发现：心肌梗死后的男病人能恢复到梗死前的性生活水平的，不到1/3；另有接近 1/3 的病人发生阳痿；其余的人虽有性生活，但次数和质量却明显不如以前。心肌梗死后在性功能下降这一点上，男女都一样，不同的是，在梗死前有性高潮的女病人，病后性高潮依然存在。

性功能的减退，它与心肌梗死有直接关系，但不是绝对的。心肌梗死病人出现的心绞痛和呼吸困难，会直接影响着性生活，治疗心血管疾病的某些药物，也可引起性功能下降。此外，焦虑、抑郁、恐惧、缺乏信心等负性心理因素，也会影响性功能。从配偶的角度来讲，因很关心病人的健康状况，怕性生活会影响病人的健康和生命，所以尽量回避这个问题，这也是影响性生活恢复的原因。

有些人在想，过性生活总得要消耗一定的体力和精力，心肌梗死后的心脏是否能承受得了？对这个问题，有关专家经过研究后得出结论，认为健康人在性生活和性高潮时，心率和血压明显升高，在很大程度上增加了心脏的负担。不过，心肌梗死后的病人却不一样，因为他们绝大多数是中老年人，性生活兴奋程度较低，动作幅度较小，而且又比较谨慎，所以，在性生活时体力消耗并不大。有人对心肌梗死后的病人做 24 小时动态心电图监护后发现，男病人在性高潮时的最高心率平均每分钟不足 120 次，性高潮的持续时间不超过 10 秒钟。从达到性高潮往前推算 20 分钟，这 20 分钟内的平均心率每分钟不超过 100 次，这 20 分钟是整个性交过程体力消耗最大的时候，其实性交所消耗的体力，并不是日常生活中体力消耗最大的活动。

那么，心肌梗死之后什么时候可以恢复性生活呢？那就得看心脏功能恢复的程度了。如果是纯粹的心肌梗死，没有其他并发症，在病愈后两个月便可恢复性生活。如果有心脏功能不全、休克、严重的心律失常、乳头肌断裂和急性室壁瘤等，心脏功能恢复的时间还要延长，开始恢复性生活的时间也要延长。如果在住院期间出现新的梗死，恢复性生活的时间则要从第二次梗死时间算起。

如何知道心脏功能是否恢复到可以进行性生活的程度呢？可以做心脏负荷运动试验来测试心脏的功能。最简单的办法就是用平常的速度，登上一到二层楼梯，如果登上楼梯后，病人的心率未达到每分钟 110 ～ 120 次，不出现严重的呼吸困难和心绞痛，就说明心脏功能较好，可以恢复性生活。不过，这些试验应在医生的监护下进行，以防发生不利。如果在静止状态下就有呼吸困难甚至心绞痛，那就说明心脏功能不好，就不能恢复性生活，也不宜做上述心脏功能的测试。当然，恢复性生活要循序渐进，性交不宜过度用力，性交时间不宜过长，尤其在开始恢复性生活时更应如此。同时，要采取舒适的体位和姿势，例如取下方体位、侧位等。最好让配偶用力，病人不主动用力，这样可以在很大程度上减轻心脏的负担，经过一段时间后，如果无明显不适，便可恢复到心肌梗死前的习惯了。如果在性交过程中出现呼吸困难、早搏、心绞痛时，就应停止性交，并服相应的药物，也可以在刚开始恢复性生活前半小时口服心得安、消心痛和心痛定之类药物各 1 ～ 2 片，以预防性交引起的心绞痛。总而言之，心肌梗死痊愈后是完全可以过性生活的，至于各人的某些具体细则问题，可以向心内科医生咨询。

第三节　心脏病的共同结局——心衰猝死

心力衰竭是心脏病的凶险事件，它可致死。

随着现代医学诊治技术的不断提高，作为人类健康第二号"杀手"——冠心病心肌梗死，其急性期的病死率已明显下降。但是，心肌梗死后患者心功能下降使慢性充血性心衰日趋增多，这是值得重视的问题。就世界发达国家美国来说，每年约有 40 万人死于心衰。我国每年死于心衰的病人也是成千上万，尽管心脏病的分类各式各样，症状也形形色色，但心衰往往是各种心脏病的共同结局。因此，防治心衰是减少心脏病死亡率的重要措施，是目前国内外共同攻克的一个医学重大课题。对广大群众来说，也要懂一点有关心衰与长寿的科普知识。

一、心衰是怎么一回事

心衰是什么概念？要回答这个问题，还要从心脏的构造讲起。原来，人体里的血液在心脏这个动力泵的驱动下，川流不息地进行循环，左心室搏出的血液中带有新鲜的氧气和营养物质，经主动脉各级小动脉、微动脉、毛细血管网营养组织细胞。而组织细胞在代谢过程中，产生的废物和二氧化碳，经毛细血管流入小静脉、大静脉，最后回输到右心室。由右心室搏出到肺脏进行气体交换，经过交换后的血液获得了大量的新鲜氧气，回流到左心室，形成了血液的循环。

俗话说："树靠根，人靠心。"如果心脏的泵血能力下降，即心脏不能正常地收缩和舒张，以致左心排出的血量不能满足全身组织细胞的代谢活动需要，右心又不能有力地回收从大静脉回流的血液并把它搏出到肺脏进行气体交换，这样，组织器官就得不到足够的血液供应，这种严重的状态就叫心力衰竭，简称心衰。

二、及早发现心衰的蛛丝马迹

对于心脏病患者，及早觉察心衰的蛛丝马迹，对治疗来说至关重要。及时治疗，则事半功倍。那么，怎样捕捉心衰的蛛丝马迹呢？

凡心脏病患者出现尿少，每天尿量少于 500 毫升，下肢浮肿，早期表现为下午或傍晚踝关节附近浮肿，第二天清晨浮肿消退，从平卧状态坐起来仍可见颈静脉曲张，或体检发现肝肿大，按压肝脏颈静脉出现紧张（临床上称肝颈静脉回流出现怒张阳性），便是右心衰的临床表现。

左心衰的主要表现为呼吸困难，早期病人常感到疲乏和体力下降，劳累或劳动后心悸气促，若是心脏病患者夜间喜欢高枕而卧，这便是左心衰来临的信号。若半夜需坐起来喘气则左心衰已经来临，务必立即请医生诊治，这时候医生用听诊器在患者心尖部常听到像骏马奔驰样的哒哒哒的马蹄声样心音，医学上称为奔马律，双肺底部常可闻及像煮沸水般的水泡音，这种情况若不及时治疗，便会危及生命。

三、专家对保护心脏的忠告

常常耳闻目睹一些心脏病患者由于缺乏防治心脏病的基本常识，酿成本来可以避免的恶果。为此，专家提出忠告：必须普及保护心脏的知识，防止心脏病变，患了心脏病要及时诊治。

忠告之一：自我留意，定期检查

心脏病患者应定期到医院检查诊治，定期的时间长短可根据病情不同，由专科医师建议约定。同时，患者本身应留意有无心衰发生的蛛丝马迹，发现情况要及早请医生诊治，决不可等闲视之。因为心衰的早期防治往往事半功倍，若待到心衰明显出现再行治疗则事倍功半，甚至会因延误治疗时机而回生乏术。

忠告之二：谨遵医嘱，按时用药

心脏病患者务必听从医生的指导，按时按医嘱打针服药，切勿擅自加量服药或用药时三天打鱼两天晒网，特别是洋地黄类的强心药物，切忌随意擅自加重或停药，否则后果不堪设想。有的药物如氯化钾溶液，由于味怪难饮，有的病人便弃之不服，结果造成水电解质紊乱和加重洋地黄的毒副反应。目前，氯化钾已制成缓释片剂，可减少氯化钾溶液的苦涩味并调控病人体内的浓度。

此外，如用药过程中出现不适，有可能是药物的副作用所致，病人应及时向医生反映，以便及时调整用药。

忠告之三：饮食适度低盐，切忌暴食暴饮

病人的饮食宜清淡，应富含纤维素并且易消化。对于出现浮肿的病人，一定要坚持低盐饮食，因为食盐是造成人体内水分潴留的主要原因，低盐饮食有利于消除水肿。同时，对于高血压病人，低盐饮食还有助于血压的降低。如果采用低盐饮食不能消除水肿，可在医生的指导下使用利尿剂。由于低盐饮食，病人的食欲会有影响，除了可用代盐品外，烹调时应尽量在色香味上下功夫，使食物能尽量刺激病人的食欲。

进食时宜少食多餐，不宜暴饮暴食。少食多餐有利于消化和吸收，暴饮暴食会加重心脏的负担，易诱发心衰病变。

过于肥胖的心脏病患者，宜节制饮食，消耗掉体内多余的脂肪，这样可减少心脏的负担，对高血压、冠心病治疗有利。

血脂高的心脏病患者，要在医生的指导下服用降脂药物，饮食要少油脂，尽量不吃动物性油脂，以素为主，适当吃些瘦肉与鱼虾，多吃豆制品、新鲜蔬菜和水果，忌吃含胆固醇高的食物，把过高的血脂降下去。否则，血脂过高会加重心脏病，促使心衰加快发展，不利于健康。

忠告之四：劳逸结合，避免过劳

对于心功能代偿期的心脏病患者，应鼓励他们做一些力所能及的活动，避免终日卧床休息，以免造成褥疮或静脉血栓形成导致肺栓塞等。但是，心脏病患者的活动要劳逸结合，适可而止，不宜过剧，过度劳累则会加重心脏的负担，诱发心衰而发生悲剧。

忠告之五：衣着宽松，防寒保暖

在临床上，不少心脏病患者病情突然恶化，常常是由于衣着不当，受凉感冒，呼吸道感染等，结果使心脏的负担进一步加重，引起心衰。因此，保暖防寒是首要因素。但是，要注意衣着过多过紧反会妨碍心跳和呼吸，一般提倡宽松为宜。衣服穿着过多也是个问题，有的病人穿得太多，结果容易出汗，出汗时遇到冷风一吹，反而受凉感冒，诱发心衰，这应引以为鉴。

忠告之六：乐观豁达，心境明朗

对病情的过度担忧反而影响健康的恢复，这已是众所周知的常识。对于心脏病患者来说，保持心情愉悦，乐观豁达尤为重要，情绪对心血管系统的影响是明显的。过度的心理紧张，往往会造成血压升高，心律不齐，从而影响心脏的功能，诱发心衰。相反，心境明朗，乐观豁达，可调整心脏和自主神经功能，令心律均匀，血压趋向平稳，同时，调整体内内分泌系统、免疫系统的功能，是战胜疾病的精神良药。

忠告之七：刨根探源，战胜疾病

建议病人自觉主动地协助配合医生刨根探源，找出心衰的原因，以便对症下药，目前不少心脏病是可以治愈的。例如：一些先天性心脏病、心瓣膜病，可以通过手术或心导管介入性治疗而获治愈。因此，发现问题尽早求医，自我保健，有病早治，是防治心衰的最佳选择。

四、专家警言：莫要忽视隐性心衰

冠心病的常见表现之一为急性心肌梗死，它可致命。但发生心肌梗死时，一半以上的人没有先兆，没有任何思想准备。冠心病的另一常见表现为心绞痛，心绞痛有两种类型：一种是稳定性心绞痛，一般不突发心肌梗死；另一种是不稳定心绞痛，它可以是在稳定性心绞痛的基础上恶化加重，也可以是无先兆的突发性心绞痛，特别容易发生致命的心肌梗死或猝死。这是因为它们的发病机制不一样而产生的不同表现与后果。

过去，人们错误地认为：心肌梗死的发生是由血管狭窄的程度决定的。其实，现在已经有了新的认识：心肌梗死的发生并不仅取决于冠状动脉狭窄的程度，还取决于斑块的性质。稳定性心绞痛的患者，大多数冠状动脉严重狭窄，≥ 70% 的管腔塞住了，只剩下 ≤ 30% 的空隙，这种血管中附着的是稳定的斑块，其中脂肪少、狭窄重，斑块内面覆盖的纤维帽子厚，就像厚皮小馅的饺子，煮的时候比较安全，不容易破裂。而不稳定的斑块，是作为导致突发心肌梗死或不稳定性心绞痛的元凶，非常危险。不稳定的斑块虽然导致血管狭窄的程度轻，多数情况下管腔才堵了 20% ～ 50%。但是，这种不稳定的斑块内脂肪含量高，并且含有大量活跃的炎性细胞，纤维帽子薄，就像一个薄皮大馅的饺子，特别容易破裂。这种不稳定的斑块，特别容易破裂而激活血小板形成血栓，斑块加血栓导致冠状动脉腔狭窄的急性加重，甚至完全闭堵。所以，斑块是否稳定是心肌梗死发病的决定性因素。

目前，每 100 个心肌梗死的患者，就有 40% ～ 45% 的人因来不及抢救而死在入院之前。逃过心梗这一关的病人，常常在 10 ～ 15 年后发生慢性心衰。慢性心衰患者目前已成为全世界最严重的负担，慢性心衰存活 5 年的还不到一半人，其中男性存活不到 20%，女性则存活 50% 左右。

心衰是各种心血管病的终末阶段，也是老年人的主要杀手。然而，值得注意的是，相当一部分老年心脏病患者，心功能已经不全，却缺少心衰的典型表现，其症状往往以不同的方式出现，或被其他疾病的症状所掩盖。这种情况，即我们所说的"隐性心衰"，这种隐性心衰极容易被人忽视。

专家临床发现，隐性心衰要占心衰总数的 50% 或更多，所以，专家提出警言，心脏病患者要防治心衰，若能从平时的蛛丝马迹中识别早期心衰，并给予早期治疗，则对患者的预后意义重大。

心脏就像是一个水泵，每分钟能泵出 5 ～ 6 升血液，以供应全身需要。当心脏功能受损时，心脏收缩能力和舒张能力变弱，泵血作用降低，如果不能满足和适应机体代谢的需要，这种状态就被称为心功能不全，即我们所说的心力衰竭，简称"心衰"。

五、早期心衰的蛛丝马迹

中国有句古话叫"防患于未然"。中国最早的一部医书《黄帝内经》，几千年前就挑明了"上医治未病"。什么叫"防未然，治未病"呢？就是在没发病的时候去防病，对心力衰竭的防治也是防重于治，早发现早治疗，预后效果则不一样，如果到了病重后再治疗就难了。因为心衰有个发展过程，它一定有蛛丝马迹露出来，如果一发现它的蛛丝马迹就紧追不放，查明病因和程度，对症治疗，疾病就能控制，将会延长寿命，这是十分重要的保健常识。那么，早期心衰的蛛丝马迹有哪些呢？具体说来，有下列几种情况：

蛛丝马迹之一：倦怠乏力

患有冠心病、肺心病、风心病和高心病的患者，平时没有劳作等也感到倦怠乏力，心悸气短，或有反应迟钝、淡漠、厌食、嗜睡等表现，极有可能是因心功能不全而导致的，因全身供血不足而造成的上述症状。

蛛丝马迹之二：烦躁失眠

夜间睡眠时有烦躁失眠或睡中常醒等症状，多是心肌泵血无力而致，因大脑供血不足造成的，往往是心衰的早期表现。

蛛丝马迹之三：夜间气喘

平卧时出现咳嗽气喘，并常在睡眠中憋醒，需要坐起来喘息一阵才能缓解，多是隐性心衰的表现。

蛛丝马迹之四：心跳加快

心跳加快常是心衰的早期表现，若稍有活动，脉搏即超过 100 次 / 分钟，或心跳不规律，时快时慢，均应及早去医院做心电图等检查。

蛛丝马迹之五：夜尿增多

老年肺心病、冠心病患者，没有饮水增多等原因，夜尿明显增多，多提示有隐性心衰的可能性，应引起重视。这是因为夜间平卧休息时，心脏负荷相对减轻，心排血量和肾灌注量增加所致。

蛛丝马迹之六：下肢水肿

老年人下肢水肿，往往是心功能不全而致静脉血液回流受阻的表现，应引起重视。

蛛丝马迹之七：无痛心梗

心肌梗死时，极易发生心衰。专家说，临床差不多有近 1/3 的心梗为无痛性心梗，而这类病人以老年人居多，且最易出现心衰。若患者有不明原因的症状和局部表现，如不相符的牙痛、上腹痛、肩痛（多为左肩部和右手臂内侧痛）等症状时，或胸闷不适、气短气息等症状加重者，患者和家属应特别注意。也就是说，没有心绞痛同样可以发生心肌梗死或猝死，也会发生心衰。

六、专家警言：勿被心衰假象蒙蔽

心力衰竭是心脏病发展的终端疾病，心脏一旦发生衰竭，要治愈它十分麻烦，所以，要早发现、早治疗，至少可以控制病情不恶化，这是十分重要的。但是，有时候心衰的表现不一定出现心脏上的表现形式，而是伴在其他疾病中反映出来，由此很容易被其他疾病的假象所蒙蔽，因此专家警言：要警惕和识别心衰的假象。

警言之一：识别咳嗽气喘与心衰

左心衰的患者，最初常表现为频繁的干咳或胸闷气短，活动劳累时尤为严重。也可表现为夜间突然憋醒，被迫坐起才会缓解。如果患者素有气管炎、肺气肿等慢性呼吸道疾病，而心衰又以呼吸道症状为突出表现时，则最易被误诊为气管炎和哮喘病。其区别在于，心源性哮喘与体位关系比较密切，卧位时症状加重，而坐立时则会减轻，并多在夜间发作。

警言之二：识别纳差腹泻与心衰

慢性心衰患者，若以腹胀、腹泻、纳差和消化不良等症状为主要表现时，则易被误诊为慢性胃炎等消化道疾病。这种情况主要见于右心衰。这是由于右心回流血液受阻，使体循环的静脉压增高，从而导致胃肠道、胆与肝系统等内脏瘀血，患者则易出现腹泻、纳差、恶心、呕吐等症状。但是，右心衰一般还有肝肿大、下肢水肿、颈静脉怒张等表现，只要注意详细询问病史和注意查体，是能分辨清楚的。

警言之三：识别尿少水肿与心衰

由于心衰而致心脏排血量降低，造成肾血流量灌注不足，所以，24 小时总尿量减少，夜尿相对增多。但是，心源性水肿多从小腿、足踝等部位开始，患者尿常规多为正常，同时伴有心脏病的其他症状和体征。而肾性水肿，则首先出现在面部，且往往有蛋白尿等尿常规异常表现。

警言之四：识别其他异常与心衰

有些老年人心衰常有头晕、失眠、烦躁不安、意识不清、幻觉甚至昏迷等异常表现，这是因为老年人往往都存在不同程度的脑动脉硬化及脑供血不足等情况，特别是在心衰时，脑缺血症状会进一步加重。此外，由于心衰、水电解质代谢紊乱，就会引起脑代谢的紊乱和出现异常，由此应加强鉴别。

总之，有心脏病的患者，一定要加强预防和监测，特别是出现上述心衰的蛛丝马迹，以及容易误诊的假象时，更应注意鉴别。自己有怀疑时，要尽早去医院做进一步检查，并且一定要尽力讲清楚自己的病史，所做过的检查也要提供依据，以做到早期发现、早期治疗。

七、专家对心衰形成的评析

病案： 赵君，患高血压多年，最近出现心慌、气喘、咳嗽等症状。医生说有可能是高血压引起心脏病，要他检查心功能。他询问专家，高血压怎么会影响心脏呢？

专家评析： 无论是原发性高血压，还是症状性高血压，都可导致心脏的实质性和功能性损害。因为血压的增高，必然导致周围循环阻力的增加，而左心室要维持正常的心搏出量，就必须克服正常血压情况下的负荷，长此下去，左心室逐渐发生代谢性肥厚以克服增大的负荷，心肌纤维肥大，间质纤维组织增生，心脏重量增大到 450 克，然而正常的心脏只有 250 克。左心室壁肥厚可达 2 厘米以上，乳头肌及肉柱变粗，但心腔并不扩张，心室逐渐扩张，左心室舒张期压力逐渐增加，心脏功能逐渐失去了代偿而出现左心衰竭。患者开始时仅在劳累、饮食或说话过多时发生心悸、气短、咳嗽，这种咳嗽为刺激性，咯少量白痰。随着病情的进展，上述症状在无明显诱因情况下，亦呈阵发性发展，常在夜间发生。最后，病人在平卧休息时亦可发生呼吸困难，痰中可带血丝，严重情况下可发生急性肺水肿，病人呼吸极度困难。

左心衰竭后，因舒张期左心房血液向左心室灌注受阻，左心房压力增高，进而导致肺动脉高压，右心室逐渐肥厚扩大，最后发生右心衰竭而致全心衰竭。病人出现下肢水肿，严重者还可出现胸腹水、尿量减少、腹胀纳少、恶心呕吐等。

另外，由于高血压可以促使心脏冠状动脉粥样硬化，又可使心脏血流相对发生不足，当劳累、寒冷、就餐、过怒时，则可诱发心绞痛、心肌梗死等，甚则引起猝死。因此，要预防心脏病，就必须防治高血压。心脏病发展到最终必然引起心力衰竭。

八、防治心衰的应对措施

目前，全球有一个非常权威的组织——世界心脏基金会（WHF），WHF 的宗旨是帮助全球各国人民通过预防、控制冠心病和脑卒中，延长人类的寿命，尤其关注发展中国家心血管疾病的防治。

WHF 将每年 9 月 29 日定为世界心脏日，唤起公众关注心血管疾病，通过举办世界心脏论坛，组建防治心血管疾病的多个相关学科，参与非政府机构与政府相应的职能部门组成的国际性广泛联盟，构筑心血管疾病的全面防线。

这个全面防线包括五个层面：一是防发病，这是一级预防，防患于未然。二是防事件，保持动脉粥样硬化斑块稳定，预防血栓形成，预防急性冠状动脉综合征（ACS）和脑卒中等可能致残、致死的严重事件。三是防后果，发生 ACS 等严重事件后，及早识别，及早干预，挽救心肌，挽救生命。四是防复发，这是二级预防，属亡羊补牢，为时未晚。五是防治心力衰竭。

一级预防怎样去做呢？专家认为，一级预防最基本的措施是：改变不健康的生活方式。WHF 曾提出"生命需要健康的心脏"口号，鼓励公众增强体育活动，提倡健康饮食与戒烟，特别推荐跳绳作为有氧代谢运动的简便方式在全球开展。

一级预防的重点有三个：一是干预血糖；二是干预血压；三是干预血脂。

对于血糖的干预，专家呼吁甚至应在非糖尿病的患者中进行早期识别与诊断代谢综合征。这些病人应接受强有力的行为干预，改变生活方式，针对降血压、降血脂的治疗更应强化。

对于血压的干预，高血压患者的血压应控制在 140/90 毫米汞柱以下。一项国际"高血压理想治疗"（HOT）试验结果表明：防治高血压病患者发生急性心肌梗死、脑卒中和其他心血管性死亡的最佳血压值为 139/83 毫米汞柱。如果能将血压降至这个水平，显著降压对糖尿病及缺血性心脏病的二级预防，会带来明显益处。

干预血脂异常，是一级预防的重中之重。干预的是危险水平，而不是单一的血脂水平。发生心肌梗死、脑卒中等严重事件的基础，是不稳定斑块及其破裂后引发的不同程度的血栓。

防止发生心肌梗死及脑卒中，防事件的核心有两个"防"。

第一是构筑一条调血脂防线，这会使原来稳定的更稳，原来不稳的向稳定转化。

第二是抗栓：静脉栓塞血栓预防；静脉血栓栓塞的治疗与二级预防；非瓣膜心房颤动的脑卒中预防；急性冠状动脉综合征后，预防死亡、心梗和严重脑缺血复发。

从血栓形成到血管供血的心肌组织坏死，动物实验是 1 小时，在人身上临床表现最晚是 6～12 个小时。所以，专家警言："有胸痛上医院。"所谓的"命系 1 小时"，就是说：抢救是黄金时间，抢救是生命，时间没抓住，病人将付出致残甚至死亡的代价。要在最短时间内尽快开通导致梗死的"罪犯"血管，溶栓要求在病人到达医院后半小时内进行。如能在起病 1 小时内完成溶栓，治疗越早，抢救的心肌越多，抢救的生命越多，所以，丢了时间就是丢了生命。

对于已经获救的心肌梗死或脑卒中的存活者，最重要的是二级预防——防复发。

二级预防除了有效药物、有效剂量之外，还要控制血压，控制糖尿病，降胆固醇，戒烟限酒，合理饮食与体育运动。需要二级预防的患者，必须做到上述警言提到的内容，并要对自己的病情、病程进行自我管理，自己建立一个健康档案，每天记健康日记，探寻自我健康的规律，并定期上医院复诊，有事报病情，无事报平安，获取医生的防病指导。

由于早期干预的成功，使越来越多的心肌梗死、脑卒中的患者存活下来，然而，慢性心力衰竭是从心梗逃出者 10～15 年后的一个常见归宿，因为慢性心衰预后差，病程相对较长，所以，尽力要控制在心衰发生前积极治疗心脏病，控制好病情，防止病情恶化，推迟心衰的发生。

九、肥胖是"现代病"的祸根

随着生活水平的提高，许多原有的疾病，尤其是传染性疾病，逐渐被肥胖、高血压、冠心病、血脂异常、脑血管病等慢性非传染性疾病所替代，这些现代病常常同时存在，有着共同的致病基础。造成肥胖的因素很多，除了遗传因素之外，主要是热量摄取过多、饮食习惯不良、体育活动过少等。以前常说："病从口入。"是指饮食不卫生，吃进去病毒或者细菌。现在也说："病从口入。"但是内容完全不同了，现今指的是过食肥甘厚味，大吃大喝，吃进去的热量大大超过身体所能消耗的能量，结果造成肥胖。

即使吃的热量适宜，饮食习惯不良也会造成肥胖。比如说，吃得快的人就容易变胖。正常人吃进东西后，经过消化和吸收，使血糖和血脂升高，升高的血糖和血脂就给大脑摄食中枢发去"够了，别吃了"的信号，人就产生了饱感，结果人就"适可而止"了。但是，如果吃得快，身体还来不及消化吸收，也来不及给摄食中枢发信号，就全部吃进去了，它还能不胖吗？越吃越多当然要变胖。所以，针对引起肥胖的不良生活习惯，有专家总结出"汤、糖、躺、烫"四个字，这四个字是造成肥胖的因素。

一是：汤，好吃汤羹油水大。

二是：糖，好吃甜食热量高。

三是：躺，好躺少动消耗少。

四是：烫，好吃烫的吸收快。

肥胖会引起很多疾病，威胁健康，甚至造成早亡。专家统计：肥胖者并发脑血栓和心力衰竭的比正常体重者多1倍；冠心病多2～5倍；高血压多2～6倍；糖尿病多4倍；胆石症要多4～6倍。可见，肥胖可以导致一系列严重的并发症，比如高血压、糖尿病、血脂异常症、冠心病、恶性肿瘤等。这些疾病都是人类健康的杀手。医学界把肥胖者常伴有的高血压、血脂异常、糖尿病、冠心病、脑卒中称为"死亡五重奏"，这可怕的五重奏正是21世纪威胁人类健康的头号杀手。

肥胖是吃食不当造成的，"五重奏"的疾病也是吃食不当造成的。归纳起来，饮食不当可以造成以下"八个高"弊病：即高体重（包括超重或肥胖）、高血黏度、高血糖、高血脂（血脂异常症）、高尿血酸症、高血压、高脂肪肝的发生率、高胰岛素血症（胰岛素抵抗症）。可以看出，这"八个高"没有一个是好东西。所以，减肥就成了预防和治疗高脂血症、糖尿病、高血压、冠心病等现代疾病的重要环节。人如果不肥胖，就会减少"死亡五重奏"的疾病。如果控制肥胖，就可以控制疾病不恶化，所以，肥胖是人类健康的大敌。

（一）肥胖与糖尿病密切相关

众所周知，胰岛素是人体内最主要的降糖激素。人在进食后将大量的糖分吸收入血液，通过血液循环运往全身。在这里，胰岛素就像一把打开细胞大门的钥匙，只有胰岛素作用正常，血糖才能进入细胞，被人体利用。同时，血液中的葡萄糖水平被胰岛素维持在一定的范围内。胰岛素如果不足，或者是作用比较差，血糖就会增高，甚至患糖尿病。

在肥胖者体内，上述葡萄糖转化功能出了毛病。首先，肥胖者脂肪细胞体积增大，细胞表面的胰岛素受体密度有所减少，使胰岛素的作用下降。其次，肥胖者常有血脂异常，过高的血脂可能沉积于胰岛B细胞，产生"脂毒性"作用，使胰岛B

细胞像秋天的落叶一般发生"凋亡"。胰岛素也分泌不出来，结果血糖增高，成了糖尿病病人。糖尿病又可并发心脑血管疾病，发展为冠状动脉硬化、冠心病、脑卒中等致命性疾病。所以，肥胖的人可患多种疾病于一身。

（二）肥胖与高血压密切相关

肥胖者容易患高血压，在儿童时期就有此表现，肥胖儿童有时出现血压波动。20～30岁之间的肥胖者，高血压的发生率要比同年龄而体重正常者高1倍。40～50岁的肥胖者，高血压的发生机会要比非肥胖者高50%。有人发现，身体超重的程度与高血压的发生也有关系，体重越重，患高血压的危险性也就越大。一个中度肥胖的人，发生高血压的机会是身体超重者的五倍多，是轻度肥胖者的两倍多。然而，经过减肥，高血压是可以明显减轻，甚至完全消失的。在降低血压的同时，减肥还可以减轻糖尿病和血脂异常症，并增强体质，所以也会大大降低患心脑血管疾病的危险。

（三）肥胖与血脂异常症关系也很大

血脂异常症是指血液内的脂质含量过高的一种疾病。人的血液中，有的脂蛋白是具有保护作用之"好的"脂蛋白，也有不少是"坏的"脂蛋白。任何一种或几种"好的"脂类过低，或者"坏的"脂类高过正常范围，都属于血脂异常症。肥胖者患血脂异常症是比较常见的，而且比较严重。血脂异常的主要危害是引起动脉粥样硬化。心脏的血液供应依赖于冠状动脉，如果位于心脏上的冠状动脉出现了粥样硬化，那么，血管的管腔就会狭窄，从而引起心脏缺血，这就是冠心病。血脂异常症还能造成脑血管硬化，脑血管硬化者就容易发生脑卒中。

然而，肥胖者的血脂异常症，是可以通过适当的减肥和饮食治疗得到控制的。但是，相当一部分病人仍然需要服用调脂药物，把血脂调整到正常。

此外，肥胖也是造成高血黏症、高尿酸血症、高脂肪肝发生率以及高胰岛素血症等多种代谢综合征指标增高的原因。所以，肥胖与代谢综合征的发生关系十分密切，而减肥就是抗拒这种危害极大、使人讨厌又可怕的现代病的手段，要想不患威胁生命的现代病，最有效的办法就是减肥，防止肥胖症的发生。

十、冠心病为何屡治屡犯

冠心病是中老年人的一种常见病。有些人虽经积极治疗，但是仍屡治屡犯，这是什么原因？一般来说，常见于以下几种原因：

原因之一：治疗不当

冠心病治疗的原则：急则治标，缓则治本。具体地说：病情急性发作时，如心绞痛、心源性休克、严重的心律不齐等，要应用硝酸甘油制剂及速效救心丸等速效扩冠药物、抗休克药物或抗心律不齐药物；在病情稳定期，则根据病情选用活血化瘀、抗凝、软化血管或除脂降压等药物。如果千篇一律应用速效扩张冠状动脉药物，是疗效不佳的最常见原因。任何一种药物长期应用均会有不同程度的耐药性，包括硝酸甘油制剂和常用速效救心丸在内。一旦产生耐药性，其扩张冠状动脉作用便会失灵，就会导致冠心病发作。

原因之二：忽视降压

冠心病合并高血压时，若只注重心脏病治疗而忽视降压治疗，心脏病治疗则不尽人意。因为血压过高，一是加重心脏工作负荷，心脏扩大，心肌收缩力加强，心肌缺氧和能量消耗过多。二是会引起冠状动脉痉挛，冠状动脉硬化加重，引起心肌供血不足，心肌细胞缺血缺氧。这两种情况都是心绞痛频发的原因之一。因此，对冠心病合并高血压病者，在治疗上应以降压为主，扩张或活血化瘀并用。降压应首选尼群地平、尼莫地平等钙阻滞剂，不仅疗效可靠，且可扩冠和改善心脏功能。

原因之三：保健不周

冠心病患者日常保健十分重要，应做到如下 5 点基本要求：

第一点：合理膳食。冠心病患者的饮食是有特殊要求的，所谓合理膳食，首先限制脂肪、糖、盐的过多摄入，脂类食物以植物油为主；多吃新鲜蔬菜和水果，以促使动脉硬化逆转；多食鱼虾和含钙丰富的食物，并注意补水，尤其是夜间和清晨起床后的补水，可稀释血液，预防晨起发生心绞痛；不暴饮暴食，每餐七成饱为佳，并戒烟酒。

第二点：保证足够的睡眠时间。如果睡眠不足，会使心肌耗氧量增加，冠状动脉痉挛而诱发心绞痛。

第三点：防止过度疲劳。患了冠心病后，冠状动脉狭窄，心肌供血不足，过劳易诱发心绞痛。

第四点：房事要有节。性生活由于神经兴奋和运动量大而使心率增快，心肌耗氧量增加而诱发心绞痛。

第五点：防寒保暖。寒冷刺激使皮肤血管处于收缩状态，回心血量增加，心负荷加重，心肌耗氧量增加，亦会引起冠状动脉痉挛而诱发心绞痛。

原因之四：情绪不稳

情绪不稳、精神状态不佳时，使血管收缩，血压升高，冠状动脉狭窄，心肌供血不足，引起心绞痛。

另外，心绪不稳，天长日久，使体内的脂质代谢发生紊乱，血液黏稠度增高，血小板凝聚力增强，冠状动脉内易发生血栓，此亦是心绞痛屡屡发生的原因之一。因此，冠心病病人应自我调节心理平衡，做到情绪稳定，心情舒畅，精神愉快。

冠心病常常伴有心律不齐，这是由于心肌供血不足，心脏窦房结功能失调所致。若心率过快，应在医生的指导下应用 β 阻滞剂，控制心率过快；心动过缓者可酌情应用阿托品、舒喘灵，或口嚼人参，或安装心脏起搏器；对于心律不齐严重者，可酌情应用抗心律失常的药物。

十一、控制饮食防心衰

专家认为：肥胖是饮食不当，多吃、乱吃、不爱动所造成的。防治肥胖的对策是要坚持做到少吃多动，做到定时定量吃饭，不吃零食，坚持有规律性的体育运动，吃药仅仅是辅助。饮食不当吃出来的疾病，仍然要靠吃来减轻它、治好它。控制饮食的措施如下：

（一）肥胖者饮食控制措施

肥胖者需要掌握以下饮食原则，才能既不对身体造成伤害，又能达到良好的减肥效果：

一是定时定量进餐，不吃零食。每天至少固定早、中、晚三餐，最好在上午10点和下午4点左右适当加餐，可吃点水果或小点心，减轻饥饿感。这样，虽然进食量很少，仍有助于减轻饥饿感。特别应注意晚餐后不要再吃其他零食，尤其是甜点心、巧克力、花生、瓜子等致胖食品。

二是三餐的热量要分配得当。早餐吃饱、午餐吃好、晚餐吃少的原则较为适宜。

三是多吃含热量低、饱腹感强的食物。减肥的失败，大多由于难挨的饥饿，而无法坚持下去。选择蔬菜、粗粮等热量较低的食品，会产生很大的容积而消除饥饿感，有利于减肥的坚持。

四是控制饮食总热量，选择营养均衡的膳食。饮食减肥的最重要原则，是限制每日摄入食物的总热量，保证其他营养素的充足供给。

五是节食的食品应味美可口，切忌单调无味倒胃口。减肥食品并不应该成为口味单调乏味之食品。膳食热量虽不高，却具有美味可口的食物更有利于减肥计划的实施。因此，要提高烹调技术，把菜肴加工得色、香、味、形俱佳。

六是减肥计划要适应自己的饮食习惯，简便易行。减肥食品要符合减肥要求，要大众化，不论外出或居家都要坚持。

（二）高血压病患者饮食控制措施

老年人若无肾脏病或内分泌系统疾病而出现高血压，一般属于原发性高血压，即平常所称的高血压病。其病因是多方面的，它与遗传因素、精神紧张、体型胖瘦、饮食习惯、大量吸烟等都有关系。

要控制高血压，在饮食方面应注意以下几方面：

一是要减肥。曾有专家报告：超体重的人，血压偏高，体重超出正常范围12千克，收缩压比正常增高10毫米汞柱，舒张压增高7毫米汞柱。所以，肥胖的老人应特别注意总热量的摄入，摄入量少于实际消耗量才能把体内积存的脂肪消耗掉。当然，体重应当维持在正常范围，体重过轻对健康也是不利的。

二是少吃动物脂肪和胆固醇多的食物，用植物油代替动物油脂，对保护心血管健康有好处。但不要禁忌动物性食物，需要用一部分动物性食物来供给优质蛋白质，这对保护心血管健康有益处。

三是少吃盐，但决非禁盐。因盐使体内水潴留，增加细胞外液容量，增加心脏负担。在不出汗的情况下，每天用盐5克，包括食物、饮水中的钠盐都在内。出汗的季节可酌情增加。

四是吸烟习惯应戒除。吸一支烟后，收缩压可增加10～25毫米汞柱。

五是饮酒宜少量，但勿饮烈性酒。长期大量饮酒有损神经系统功能，引起血压升高。

六是多喝茶。茶有降血压的作用，但勿喝浓茶。因浓茶和咖啡均对神经系统有兴奋作用，对高血压患者不利，应少喝为宜。

七是多吃新鲜蔬菜和水果。它能提供钾、维生素C、维生素P等，对降血压有益。并且它能提供粗纤维，使大便通畅。

八是多吃含碘丰富的海产品，如海带、海蜇、紫菜、带鱼等，对降血压也有好处。

总之，食物要多样少量，切忌单调少品种，否则也会缺乏营养，营养不平衡也有碍健康。

（三）血脂异常患者饮食控制措施

一旦发现某些脂蛋白异常，也就是血脂异常，就要控制饮食。有人说，西医是不讲究"忌嘴"的，但是，对待血脂异常的病人，不论是中医还是西医，都坚持要控制饮食，对某些食物要"忌嘴"。而且，很讲究"忌嘴"。

降低血脂的膳食基本原则：

一是要降低血甘油三酯水平，主要控制热量的进食。因为这种病症的主因是极低密度脂蛋白高，其中的甘油三酯主要是从葡萄糖转变而来的。少吃淀粉类食物要比少吃脂肪类食物更容易降低血脂。

二是要降低血浆胆固醇水平，主要是减少含胆固醇高的食物进食。但是，由于低密度脂蛋白（含胆固醇最多）的量并不是直接受膳食胆固醇控制的，所以，仅通过减少胆固醇进食来降低高胆固醇的实际效果不是很满意，因此，必须综合诸多因素，对膳食全面考虑平衡，才能获得较满意的效果。

那么，应当怎样调理膳食呢？

高血脂在中老年中颇为常见，因素很多，有的通过膳食控制，容易使血脂下降，有的则不然，但是无论如何，膳食调理对预防血脂进一步升高是有益的。然而，有些病人在饮食控制上却走了相反的路，他们怕血脂升高，就想尽办法少吃油脂，但是，油脂少了，其能量主要靠碳水化合物，也就是淀粉，是糖类，殊不知血清甘油三酯很高，极低密度脂蛋白也很高。究其原因，极低密度脂蛋白主要是由糖在肝中转变为脂肪后合成的，病人耐糖量不全，故脂肪在肝内合成多，极低密度脂蛋白也就增多。所以，专家警言：最重要的是控制碳水化合物，包括淀粉、蔗糖以及其他糖类的进食，其短缺的能量需要用增加脂肪的供应来解决，如果禁忌脂肪是错误的。当然，进食脂肪不能少，但也应适量，不宜过多。

那么，为什么糖吃多了会诱发高脂血症呢？

糖类（碳水化合物）在体内会变成脂肪。糖变脂肪的过程是在肝中进行的，然后合成极低密度脂蛋白输送到血液，再转运到脂肪细胞将脂肪贮存起来，或者被其他组织细胞利用。脂肪组织也能够直接利用糖合成脂肪，这个过程不需要通过极低密度脂蛋白，所以不影响血脂，但为数较少。

血脂通常是指血浆中的甘油三酯，但有时广义地把胆固醇包括在内。多吃碳水化合物包括淀粉、蔗糖、麦芽糖、果糖、葡萄糖等都会诱发高脂血症，但各人的反应程度很不一样。

第一，因人而异。有些人即使吃了很多淀粉或其他糖类也不影响其后的空腹血脂水平。而有些人却会造成空腹高甘油三酯血症（高的极低密度脂蛋白血症），大部分人则介于两者之间。这些差别分别与膳食习惯、代谢调节的功能状况、遗传特征有联系。进食多量碳水化合物食物而出现高脂血症现象的人，往往伴有糖耐量不正常，其主要原因是对血糖的调节能力较差，特别是对胰岛素反应的敏感性较差。对于这些人，一次吃糖量不能太多，对淀粉类食物也应适当控制。

第二，因膳食习惯而异。吃得过饱，容易造成血脂升高。一日三餐饮食调匀，是预防这种高脂血症的一个重要措施。有人认为，美国居民习惯于早餐吃得很少，把全天的食量几乎集中在一顿晚餐中进膳，可能是冠心病发病率高的因素。

第三，因糖的种类而异。淀粉有一个较长的消化过程，吸收较慢，诱发高脂血症的效应逊于单糖或多糖。在糖类中，果糖与蔗糖（蔗糖分子系果糖与葡萄糖结合的双糖）诱发高脂血症的作用特别强，这是因为果糖的利用不直接受胰岛素调节。但是，正基于这点，在糖耐量不全的情况下，果糖比葡萄糖更易利用，诱发高脂血症的效应反比葡萄糖弱。所以，有人主张，老年人用果糖调味比蔗糖更为合适。总的来说，老年人应当少吃果糖与蔗糖，对高脂血症与糖尿病患者则应忌食为宜。对正常的老人，每天进食的蔗糖不要超过 35 克 / 天为宜。

（四）糖尿病患者控制饮食措施

糖尿病是一类代谢病，膳食控制是糖尿病治疗的一项重要措施。

饮食治疗的方法有：一是单纯的饮食控制；二是饮食控制加用口服降糖药物；三是饮食控制加用胰岛素。以上三种视病情和患者需要而定。

糖尿病患者的饮食控制要点，在保证其他营养素足够的前提下，严格控制能量的供给。具体做法如下：

一是逐步调整膳食能量，以维持正常体重，防止超过标准体重或体重过低。

二是碳水化合物的进食量以占总能量的 60%～70% 为宜。进食以少量、多次效果好。过去对碳水化合物限额过低，目前认为，限额过低并不利于改善糖耐量，也不利于降低血清胆固醇和甘油三酯，为此，现略有提高。

三是严格限制单糖和双糖的进食。葡萄糖与果糖属于单糖，蔗糖则属双糖。单糖与双糖通过消化道吸收甚快，促使血糖迅速上升。

四是蛋白质的进食量应占总热量的 15%～20%。蛋白质对健康很重要，特别是有营养不良症状的人。在肝、肾功能及代谢情况允许的条件下，增加蛋白质供应量，对保护健康是很有好处的。肝、肾功能不好的病人，则要讲究蛋白质的品质，这样可减少蛋白质的进食量，从而减少肝、肾的负担，氨昏迷和急性尿毒症的病人要禁用蛋白质。

五是脂肪占总能量的 1/5 ～ 1/4。用植物油而不用动物油炒菜，以提高多不饱和脂肪酸的组成。

六是按供给量标准充分供给维生素和矿物质。应当多吃新鲜蔬菜和甜度低、淀粉少的水果。蔬菜和水果不仅提供丰富的维生素和矿物质，并且能够提供粗纤维，具有降低血糖的作用。蔬菜与水果所提供的能量，应计算在总能量内。一般糖尿病患者的主食，每天大概限制在 250 ～ 350 克之间，肥胖的老人应控制在 250 克以内。

疾病开始控制时，主粮应扣紧一些，待病情稳定后可放宽一些。副食品可以和家里人同样地吃，对于淀粉和含糖量不多的绿叶蔬菜和瓜茄类不必严格限制。在能量供给量范围内，注意补充一些蛋白质食物，如瘦肉、蛋、豆制品，一日三餐的食量大体上平均分配，提倡少量多餐。

此外，根据现代科学研究及民间经验，以下一些食物对糖尿病患者来说可常吃或多吃，十分相宜。这类食物有：麦麸、豇豆、豌豆、芹菜、菠菜、山药、洋生姜、苦瓜、青南瓜、蘑菇、冬瓜、动物胰脏等。

（五）冠心病患者饮食控制措施

冠心病的主要病理学原因是动脉粥样硬化。心脏是操纵全身血液循环的基本枢纽，心脏维持血液循环靠着强大的心脏肌肉有规则的搏动。心脏肌肉的搏动要靠通入心脏肌肉的血管供应营养。心脏肌肉中的血管十分丰富，动脉血管的网络很像一顶古代的王冠，因此称为冠状动脉。冠状动脉如果变窄，血液供给量就不够了，这时候心脏肌肉就出现缺氧症状，心电图发生变化，临床上叫作心肌缺血。严重时出现心绞痛、心律不齐。心肌过度缺血缺氧可造成心肌局部坏死，常发生于冠状动脉分支梗死（心肌梗死）之后，这些病变统称为冠心病。动脉粥样硬化就是冠状动脉变窄的病理基础。

防治冠心病的饮食控制原则：一是减少胆固醇进食量；二是减肥，因为肥胖与高血压直接有关，而高血压易发展成冠心病；三是淡食，因为食盐过多能诱发高血压；四是多吃保护性食物，包括含维生素 C、维生素 A、维生素 E、多不饱和脂肪酸丰富的食物。

膳食的具体要求是：

一是合理的营养。按照个人的实际需要，提供各类营养素，过多或不足都将有害，尤其不要暴饮暴食。

二是限量摄入胆固醇。每天控制胆固醇摄入量在 300 毫克以下，伴有血脂异常者应再降低些。

三是低脂肪膳食。包括食物脂肪在内，一天不超过 50 克，降低饱和脂肪酸的比重和提高多不饱和脂肪酸的比重，使它们之间的比在 2∶1 以下。

四是控制总热量。按总热量需要，给予以淀粉为主的碳水化合物的食物。对于过胖的人，应再减少碳水化合物的进食量，以减轻体重。对于因糖而诱发血脂异常的患者，尤应减少果糖、葡萄糖、蔗糖及其他甜食和含糖多的水果进食量。

五是多吃蔬菜与水果，每天至少 250 克以上，最好吃 500 克。

六是食盐供给量每天最高不超过 6 克。有盐诱发高血压病史或家族史者，宜再减少，每天 3 ～ 5 克为宜。

七是少喝酒、咖啡、浓茶等刺激性饮料，可饮淡的绿茶，对健康有益。

八是饮食品种宜多，量要少，提倡平衡膳食。

九是不吸烟。吸烟对心脏不利。

十是适当参加体育锻炼。生命在于运动，切莫整天卧床，如果没有严重病情，提倡从事轻便劳动。

对于易诱发动脉粥样硬化的其他疾病，如糖尿病、高血压、血脂异常等患者，应着重治疗其原发疾病。

第十章　猝死，血液中暗藏杀机

猝死，以前大多是中老年人，尤其是老年人更多，但是，近年来情况有了改变，猝死的白领越来越多，年龄越来越小，大多是心源性的。他们可能有心脏病，或是动脉中已有易损斑块，只是自己没有察觉，没有症状罢了。一旦太过疲劳，或者太过兴奋，都会诱发心脏性猝死，悲剧也就接踵而至。如果查验他们的血液，就会发现血脂异常、胆固醇增高、血黏稠度增加、动脉粥样硬化斑块形成，而且还有易损斑块，这些都是血液中暗藏的杀机，埋在血管中的定时炸弹，一有诱因就会爆炸——心肌缺血、缺氧、坏死、心律恶性失常、心脏突然骤停、心脏突然爆破、猝死、致残、死亡时有发生。然而，气温、气压、生物钟、节气等因素影响很大，掌握一些时间节律，有益于防病保健。心梗猝死重在抢救及时，贵在重视血液中暗藏的杀机，消除定时炸弹。

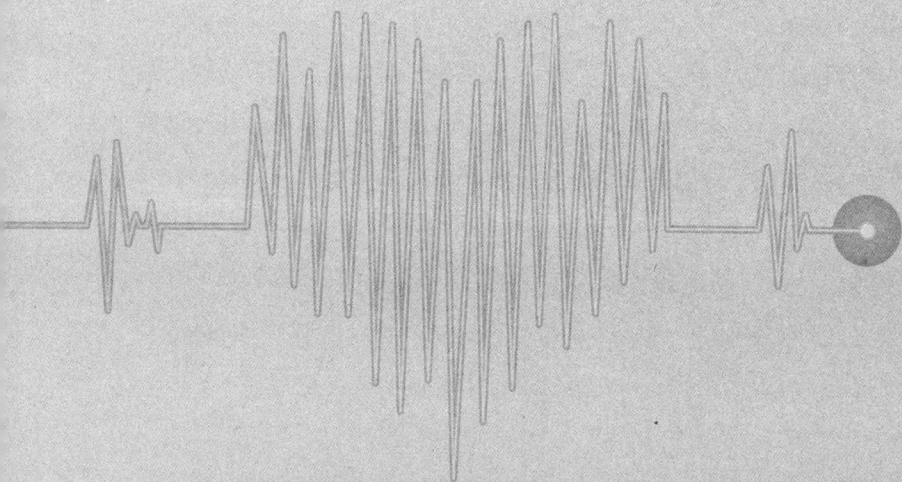

第一节 心脏性猝死凶险，要认识病因与诱因

唐朝第二位皇帝李世民在位 22 年的贞观之治为太平盛世，可人们也许并不知道这位皇帝是治国有方，而理家却无策，养出了个骄横的公主。他是活活被自己的女儿给气死的，临死的情景十分凄惨。电视剧《天之骄女》再现了当年的情景。

一、从唐太宗的猝死说起

公元 649 年年初的一天，老臣尉迟恭和程诰命（程咬金之妻）一起来勤政殿面君，揭穿了高阳公主骗取诏书强休驸马之嫂，辱骂公公，逼死宰相房玄龄的真相。李世民方知受女儿欺骗，害死了曾参与玄武门之变、帮自己登上皇位的老臣，深感痛悔不已，于是宣高阳公主问罪，却反遭公主顶撞，一气之下，这位皇帝立感胸痛难忍，憋闷窒息，不敢活动，惊恐万分。但他头脑清醒，知道死之将至，便当即召见尉迟恭和长孙无忌，嘱他们要辅保太子，继承大业。又召太子李治，让其宣读勤政殿正墙上大书的格言："以铜为镜可以正衣冠，以史为镜可以明兴替，以人为镜可以知得失。"李治念完最后一句，李世民已经含恨死去，年仅 50 岁（599—649），真可谓英年早逝。

很显然，李世民是猝死，而且是以心绞痛为主要表现的"心脏性猝死"，发病不到一个时辰，来不及抢救即一命归西。这位帝王的死，给人们留下什么样的反思呢？

二、心脏性猝死的病因

首先，我们来分析一下这位猝死者的病因。

他死前的表现是一次典型的心绞痛发作，突然心前区剧痛难忍，不敢活动，憋气，窒息感，濒临死亡的恐惧……如果当时有今天的心绞痛急救药——硝酸甘油，能缓解其发作，便可得到证实。心绞痛是冠心病和心肌梗死的常见症状，而冠心病和心肌梗死又正是心脏性猝死最常见的病因。现代研究已经证实：由于冠状动脉粥样硬化，常不能满足心肌的血氧供应，其促发心脏性猝死的危险程度与冠状动脉硬化损害成正比。冠状动脉造影显示：一支冠状动脉狭窄度如大于 50% 者，年度死亡率为 3%，2 支狭窄者为 8%，3 支狭窄者为 12%。如果能给李世民做个冠脉动脉造影，会发现他有较严重的冠状动脉粥样硬化症，即冠心病。历代帝王多短命，可

能与这种心脏病有关。有人称冠心病为富贵病，好吃懒动，膏粱厚味，利欲熏心，争强好斗，唯我独尊，脾气暴躁的人是最易患冠心病的。翻开历史，多少个君王不是如此？所以，李世民患冠心病不足为奇。

在冠状动脉粥样硬化后的一系列后果中，最为严重的是心肌梗死和心律失常，这是冠心病发生猝死的两大重要病因，特别是一向没有心绞痛症状者，突然发生心肌急性梗死，由于心肌缺乏侧支循环的代谢，是最容易发生猝死的，一般多在发作后数小时之内死亡。即使是现代就医条件方便，医学水平提高，病人在入院前的猝死率仍高达 10% ～ 47%，无痛性心肌梗死也不例外。试想，在 1500 年前的唐代，缺少现代医务抢救条件，即使是君王患了此病，也只能听天由命而已。如果在今天，他能立即含上硝酸甘油或一支亚硝酸异戊酯，吸上氧，再及时用上溶栓药物等系列抢救治疗，李世民可能不会在 50 岁早亡。

三、心脏性猝死的诱因

再来看看这位帝王猝死的诱因，很显然是暴怒引起猝死。这十分符合现代医学研究的结论。习惯说法是："大怒伤肝，大喜伤心。"而中医所言之"肝"包括了"情志"，心是包括了"意识"活动及精神状态的。范进中举被作为"大喜伤心"的范例，实质上他是精神异常。

现实生活中"大怒伤心"的实例屡见不鲜。心身医学已经证实人的性格和情绪与冠心病的发生和发作有着密切的关系。专家曾做过调查研究，在 3361 人中，脾气暴躁易怒的"A"型性格，冠心病的患病率为 9.76%；而性格温和的人，冠心病患病率仅为 3.81%。人们都有这样的体验：人在大怒时，常心跳加快，面色苍白，呼吸急促，手足抖动，这是因为激怒的情绪导致神经内分泌紊乱，体内大量儿茶酚胺等激素释放，促成动脉收缩痉挛，血压升高，冠状动脉也不例外，原来狭窄的管腔，再加上痉挛因素，怎会不造成闭塞？心血管闭塞严重，势必发生梗死，所以，说李世民的暴卒是被他的女儿高阳公主气死的，并不过分。

第二节　血液黏稠暗藏杀机，饮食防病应对危险

有些中老年人常感觉头晕、困倦、记忆力减退，认为是衰老的必然征象，实际上，这是一种健康隐患——高黏血症的征兆，即血液黏度增高，变稠了，简称"血黏稠"症。它已成为当今的时髦病症。

一、"血黏稠"发病的原因及危害

人的血管像奔流不息的河流，涓涓流淌的小溪，一旦血液过于黏稠，流速必然减慢，大量脂质沉积于血管内壁，造成各器官供血不足，便出现上述症状。更值得担忧的是：血流速度变慢引起脂质沉积于血管内壁，脂质块脱落，与衰老的脱落细胞、细胞碎屑聚集黏附，容易形成血栓。形成的血栓犹如在血管内埋下的定时炸弹，当它增大或突然进入一根口径较小的动脉时，就会阻塞血管，使依赖该血管供血的组织缺血坏死，导致脑栓塞、心肌梗死、栓塞性脉管炎等病。特别是中老年人，随着年龄的增加，机体组织发生不同程度的老化和衰退，往往造成血液浓、黏、聚、凝的流变学改变。所以，血稠在中老年人群中发病率极高。

血液黏稠的人岂止仅仅易患急性脑血管疾病？资料表明：众多的中老年疾病，如冠心病、急性心肌梗死、高血压、闭塞性动脉硬化、高脂血症、糖尿病、肿瘤、肺源性心脏病、视网膜中央静脉阻塞、慢性肝肾疾病等，也是血液高黏稠的"危险因素"。不难想象，血栓的形成随时可能会阻塞血管，造成心、脑、肾、四肢动脉等栓塞，使依赖该血管供血的组织缺血坏死。高血压病发作性眩晕，则与脑血管痉挛收缩，血液高度黏稠使流速变慢，造成"脑部瞬间缺血"有关。肾炎病人肾小球毛细血管血栓形成，可造成肾小球损害，导致肾功能衰竭而变尿毒症，危及生命。为此，专家呼吁："警惕！血液中暗藏杀机。"

二、血黏度升高的早期信号

血液黏稠度升高的病人，早期常有以下几种信号：

1. 晨起头晕，晚上清醒

血黏度高的人，早晨起床后感到头脑晕晕乎乎，没有大脑清醒、思维流畅的感觉。吃过早饭后，大脑才逐渐变得清醒。到了晚饭后，精神状态最好。

2. 午饭后犯困

正常健康成年人午饭后也会有困倦感觉，但可以忍耐。血黏度高的人午饭后马上就犯困，需要睡一会儿，否则全身不适，整个下午都无精打采。如果睡上一会儿，精神状态明显好转。

3. 蹲着干活气短

血黏度高的人肥胖者较多，这些人下蹲困难，或者蹲着干活时气短。因为人下蹲时，回到心、脑的血液减少，加之血液过于黏稠，使肺、脑等重要脏器缺血，导致呼吸困难。

4. 阵发性视力模糊

血黏度高的人，血液不能充分营养视神经，或视神经和视网膜暂性缺血缺氧，导致阵发性视力模糊。

中老年人若发生上述几种症状，应及时做血液黏度测定。

三、"血黏稠"病的饮食疗法

那么，一旦患有"血黏稠"病，如何降低血黏度呢？目前，常用的有非药物疗法，即饮食疗法。另一种是药物疗法，可用中西医结合疗法。

饮食疗法的准则：饮食宜清淡，少进高脂肪、高糖食物，多吃新鲜蔬菜和水果，多喝茶，常吃富有抗凝血作用的食物。具体的食疗方法如下：

1. 合理的饮食调配

动物内脏及动物脂肪含有大量胆固醇与饱和脂肪，食之过多，可加重血液黏稠度，应少食；合理饮食，晚餐不宜多吃荤厚之物；少吃甜食，平时宜吃清蒸、汤煮、凉拌等清淡之物，勿吃油炸、煎烤食品；以素食为主，兼吃瘦肉、鱼虾之物，做到少荤多素，粗细粮搭配，多吃豆类及豆制品；黑木耳是溶血佳品，可以长期多吃，有防血栓形成之功效；茶叶有抗血凝作用，常饮对抗血栓有显著效用。

除此以外，还应注意食用具有稀释血液功能、抑制血小板聚集、防止血栓形成的食物，如大蒜、洋葱、青葱、大葱、柿子椒、香菇、木耳、草莓、菠萝、柠檬等。

要多吃具有类似阿司匹林作用的抗血凝食物，如西红柿、红葡萄、橘子、生姜等。

多吃具有降血脂作用的食物，如香芹、香菜、胡萝卜、魔芋、甘薯、山楂、紫菜、海带、马齿苋、核桃、玉米、燕麦、芝麻、苹果、猕猴桃等。

2. 多饮水

饮水要注意时机，早晨起床喝一杯温水，每餐吃饭前1小时和睡前均要喝水，最好每天饮2000毫升水，最好是20～50℃的白开水或淡绿茶，其张力、密度、生物活性都接近血液和组织细胞，有利于冲淡血液，缓解血液黏稠度，能保持体内循环顺畅。

3. 坚持体育锻炼

生命在于运动，锻炼身体如散步、慢跑、太极拳、打羽毛球、登楼梯、爬山、游泳等，以促进血液循环，有利于体内脂类的代谢。

首先用饮食疗法治"血黏稠"病，如果效果不好，应与药物合用。大量的实验及临床研究证明，许多活血化瘀的中草药，具有明显的降低血液黏度的作用，目前常用的有丹参、川芎、益母草、郁金、桃仁、红花、当归、赤芍、水蛭、葛根等。

根据引起血液黏度升高的不同因素，可以采用不同的西药治疗。例如：红细胞聚集性增高者，可使用潘生丁；红细胞变形性降低者，可用三磷酸腺苷、己酮可可碱；纤维蛋白原增高者，可选用蝮蛇抗栓酶、尿激酶；血脂升高者，可采用月见草油、多烯康等；血小板聚集增高者，目前多用阿司匹林、藻酸双脂钠。

上述这些都是处方药品，均需在医生的指导下使用。

第三节　从心脏病猝死病案分析，探索遗传奥秘

一天，一位中年男性病人被家人搀扶着到医院就诊，他坐在诊床边，喘得上气不接下气，还不断咳嗽，吐泡沫样痰，痰中带微红色血，一看就像个心脏功能不全的病人。

家人介绍说：病人患有心脏病多年，只是近半年来加重，最近因感冒，气短得不得了，才来求治。病人刚刚 40 岁，是家里的主要劳动力，可现在已经两三年不能下地劳动了。

一、他是"肺源性心肌病"患者

医生检查发现：他脉快而不规律，血压偏低，心跳强弱快慢不规则，胸骨左下缘听到明显收缩期杂音，双肺听到水泡音，这都表明患者已有心力衰竭。心电图显示心室肥大、房颤和室性早搏。超声心动图更进一步证实：心室肥厚，以左心室为明显，心室腔缩小，流出道有阻梗。原来，此人患的是"肺源性心肌病"。

二、这是种可遗传的疾病

诊断结果是"肺源性心肌病"，这使医生想到了该病的遗传特性。

在追溯家族史时发现，病者的父亲也有类似的疾病，在 40 岁时突然猝死。陪他来就医的是其亲弟弟，35 岁，目前还没有什么症状，但医生还是给他弟弟做了超声心动检查。结果证实，心室壁已经肥厚，只是还未见流出道梗阻，所以没有明显症状，算是个无症状肺源性心肌病患者。其弟听了，十分惊讶，追问医生到底是

怎么回事？

原来这"肺源性心肌病"是一种可以遗传的疾病。

最早发现该病有遗传倾向的是蒂尔医生，那是 1958 年，他在尸体解剖中遇到 8 例年轻猝死病例都有不对称性心室肌肥厚，随后发现其中一死者的兄弟也以同样的疾病猝死，便认识到这种疾病的家族性。1901 年，医生帕尔报告：一个家族 77 人中有 20 名该病患者，还有 10 名可疑者。1971 年，医生凯弗报告：11 个家庭的 98 名成员中，有 47 名同样的病人。自超声心动图问世以来，该病的检出率明显增多，并有条件对病人进行筛选检查。美国有专家对 70 名患者的家族成员追踪，发现其 39 人的家族中有 2 个或更多成员受累，因此，人们便认定该病的遗传方式为常染色体显性遗传。在这些病人的家族成员中，约有 1/2 的人表现为同样的病，而且不分男女，代代受累，不过对致病基因的定位，目前仍不清楚。

三、变异基因与该病有关

直到 1980 年，美国波士顿一组医生对一家族性心肌肥厚病家族成员，用聚合酶链反应（PCR）技术和特殊的 DNA 位点探针进行筛查后，才识别出有第 14 号染色体长臂一区（1491）有一个变异基因与该病有关，该基因决定着 β 心肌浆球蛋白，该蛋白是心肌粗肌丝中收缩蛋白的主要成分。患这种病的人就是位于 14 号染色体长臂 1 区的这个基因出了毛病，便引起了一系列病理和临床改变。心肌出现不对称的增生肥厚，以左心室和室间隔为主，心腔越来越大，乳头肌肥大，主动脉瓣下周肥厚而变狭窄，导致心室流出道梗阻，心肌的顺应性越来越差，失去了伸缩能力。所以，病人多在 30 岁以前就出现心跳、气短、乏力、不耐劳动等症状，逐渐加重会出现心绞痛、心律失常、晕厥，最后出现心力衰竭。从最初症状出现，到发生心衰，不同患者的时间不等，平均约 6 年，多数病人发病后可存活 10 年左右，约半数病人死亡属于猝死。

本病虽经 β 阻滞剂、钙通道阻滞剂等药物治疗，可改善部分症状，但不能改变预后，外科手术可切除间隔肥厚的心肌和松解左心室流出道梗阻，但手术危险性较大，死亡率达 10%，也无法使该病得到根治。所以，应对该病家族成员进行筛查，及早发现无症状病人，对其施于监护治疗，并控制其遗传，以免贻害后代。因单基因显性遗传，后代有半数发病风险。

四、早日觉醒，及早防治

医生们在给患者治疗的同时，让他弟弟回去动员他的家属成员，至少同一级的亲属都来医院进行全面检查，加以筛选。然而，他们的亲属听说是遗传病，都十分忌讳，谁也不肯来检查，医生对这种讳疾忌医的愚昧，感到十分无奈。希望他们能早一天觉醒，主动走上医院去查病，对自己、对后代负责。

第四节　心脏性猝死病案启发，探讨应对预防良策

病案：退休工人老张师傅，60多岁，平时也没什么毛病，一天夜里，睡觉的时候突然死了。经医生确诊为"心脏性猝死"。那么，什么是"心脏性猝死"？

医生评析：心脏性猝死，是指原没有明显的心脏病症或在病情显著改善过程中的病人，因心脏原因而突然发生死亡。从发作至死亡的时间，最短在1小时内，最长在24小时内。

心脏性猝死的病因很多，一般可分为三类：①缺血性心脏病。②非缺血性心脏病。③无明显器质性心脏病。这三类病因在具体患者身上可以重叠，其中缺血性心脏病是老年心脏性猝死的主要病因，尤其多在1小时内猝死。70%～90%的猝死为冠心病所致，而冠心病的猝死又占患冠心病总死亡数的50%～60%。

第二类非缺血性心脏病与第三类无明显器质性心脏病，为什么会猝死呢？这主要是心理平衡出毛病而造成猝死。这又是什么道理呢？我国著名医学专家洪昭光教授《让健康伴随您》的健康科普演讲中，有一段话就是谈心脏性猝死的病案与病因，颇有启发，现节录于下：

他说：心理平衡的作用超过一切保健措施的总和。大家别的都可以不注意，你只要注意心理平衡，就掌握了健康的金钥匙。在北京调查了很多100多岁的健康老人，他们是怎么健康的呢？是吃得好还是钱多？不是。健康老人很奇怪，有人早起早睡，有人晚起晚睡；有的老人不吃肉，有的还爱吃肉，专吃肥肉；有的健康老人不抽烟，但有的抽烟；有的不喝茶，有的喝茶。生活方式和习惯五花八门。但是，有两条健康老人都一样，第一条每个健康老人都心胸开阔，性格随和，心地善良，没有一个健康老人心胸狭隘，脾气暴躁，鼠肚鸡肠，钻牛角尖。为什么呢？因为心胸狭隘、脾气暴躁的人活不到100岁，五六十岁就一个一个死了，要么得癌，要么得心血管病死了。第二条，没有一个健康老人懒惰，这是真的。要么爱劳动，要么

爱运动。正好印证了英国一句谚语："没有一个长寿者是懒汉。"那么，为什么心理平衡这么重要？我们平常讲的动脉硬化、冠心病、脑卒中，其实都是慢性病，动脉不是一下子硬化的，动脉硬化要几年、十几年甚至几十年才把血管堵死。我们一般人到了50岁，因动脉硬化，每年血管会狭窄1%～2%，如果你抽烟或患有高血压病、高脂血症，可能狭窄3%～4%或更多，若是生气着急，一分钟动脉就可能痉挛狭窄100%，很可能当场就猝死。这种就叫心脏性猝死，情绪影响就这么厉害。

据文献报道，一个53岁的男人回家，一推门进去，儿子、妻子正吵架，吵得厉害，他刚想劝几句，还来不及开口，儿子盛怒之下，操起水果刀冲妈妈的心脏一刀捅过去，从前胸捅穿胸壁，捅破心脏，当场把妈妈一刀扎死。他看见后一恐惧，倒在地上当时就死了。法医解剖发现，这位53岁的老先生动脉没有硬化，很光滑，那么，他怎么会突然猝死的呢？原来是冠状动脉痉挛闭塞，整个心脏处在高度收缩状态，心搏骤停造成的。因此，心脏性猝死，不一定全是动脉硬化的人，动脉没有硬化的健康人，如果情绪波动会导致痉挛，一分钟就把血管闭塞，造成心脏性猝死。

这样的事例并非偶然，媒体还报道一起类似的心脏性猝死事件。那是发生在国外，有一名医生玩忽职守，不负责任，看到病人昏迷，瞳孔放大，以为病人死了，将其送进太平间。病人一到太平间醒过来，发现自己怎么睡在棺材里面，吓坏了，顶开盖子吃力地往外爬，正一只脚在外一只脚还在棺材里面时，有一位护士推开停尸房门，没有思想准备，一看从棺材里爬出一个活人，又看到那人痛苦的样子，吓得叫了两声，想往外跑，还来不及跑出去就倒下死了。这个病人倒是活了。这个被吓死的护士一惊吓，血管痉挛，一分钟不到血管全闭塞了，她的死也属心脏性猝死。有时候一句话要了一条命，也会发生心脏性猝死。

医院病房星期六允许亲友探视。有位老太太来看老先生，本来挺好的，买了水果高高兴兴，而她一句话，差点要了老头一条命。老太太说昨晚上电视台新闻联播，东欧发生政变，齐奥塞斯库被枪毙了。老先生挺认真，说这种做法胡来，老太太也挺认真地说："活该，应该枪毙。"老先生说："他不应该枪毙。"两人为了齐奥塞斯库该不该枪毙争论起来。结果不到三分钟，老先生胸痛，脸色苍白，满头大汗，不行了，赶紧找医生做心电图，心电图显示心肌严重缺血，打了一针溶栓药，这药还挺好，半个小时化开了，最后不错，老先生完全恢复了。这也属于心脏性疾病，一紧张血管痉挛闭塞而造成血栓，如果没有这支溶栓特效药，老先生也心脏性猝死了。

由上述诸病案可见，情绪的波动确实很厉害。人啊，只要有个良好的心态，就不用害怕疾病，人本来有很强的抗病能力和抵抗力，精神一崩溃，就全完了。有位院士，有人告诉他一个消息，说某某人死了。这个人原来是他的秘书，俩人相处非常好。他一想，跟我这么多年，得了这种病，死了我还不知道，感到很难受，晚上这位科学家也死了。所以，心理状态对于疾病的发生、发展关系很大。人的心理状态很重要，得病与康复因人而异，有些人容易得病，有些人就不容易得病，这与心理状态关系极大。我们人患病，在很大程度上受心理因素的影响。

好了，听了洪教授的健康演讲，关于什么叫心脏性猝死，为什么心脏性猝死会死得这么快，都讲清楚了。接下来我们要讨论：怎样防治心脏性猝死？要注意什么问题？

首先，要心理平衡。关于这个话题洪教授已讲了许多实在的病案，这里就不多说了。其他应重视的有下列几方面：

其一，注意生活调理，饮食应以清淡为主，有规律地进餐，不宜暴饮暴食，控制吸烟、饮酒，保持大便通畅，衣着宽大舒适，避免寒冷刺激，不要过度劳累和情绪激动，精神不要紧张等，要保持心情舒畅，心态平衡。

其二，控制冠心病易患因素，如高血压、糖尿病、高脂血症、肥胖等，做到定期检测血压、血脂、血糖和控制体重等。

其三，严格控制心律失常，对可能造成严重后果的心律失常，应积极治疗，控制其发展，以防不测。

其四，预防性服用抗血小板聚集药物。患过急性心肌梗死的人，亦可长期服用抗血小板聚集药物，如小剂量阿司匹林、潘生丁、β-受体阻滞剂、抗心律失常药物，因其有预防心脏性猝死的作用。

其五，对于冠心病反复出现室颤者，可使用埋藏式自动除颤器，因它能在心电活动中识别房颤，可迅速除颤转复。若冠心病合并病窦综合征，尤其是快、慢型及高度房室传导阻滞者，应尽快安装永久性起搏器。

其六，在药物控制的同时，可选用食疗辅助防治。

例如：燕麦降胆固醇作用显著，专家实验发现，食用3周燕麦，血胆固醇平均从251毫克％降至223毫克％。

玉米有抗血管硬化作用，玉米含的脂肪，虽然比精大米、精小麦面粉高出5～6倍，但它所含的脂肪主要是不饱和脂肪酸，其中亚油酸占了一半，玉米中卵磷脂、谷胆固醇含量也高，因而玉米可降低胆固醇，防止高血压、冠心病的病情恶化。

甘薯所含的蛋白质有一个特点，就是黏蛋白的比例较高，黏蛋白能防止脂肪沉积血管壁，从而保持血管的正常弹性。

山药含的黏蛋白更多，黏蛋白是一种多糖蛋白质的混合物，因此被誉为"长寿因子"，对人体有特殊的保健作用，能防止脂肪沉积在血管壁上，保持血管弹性，阻止动脉粥样硬化过早发生，对已有硬化者可延缓其发展。

花生中80%是不饱和脂肪酸，亚油酸含量也高，对调节体内胆固醇代谢很有帮助，所含磷脂则可防止胆固醇沉积到血管壁上，因此花生对心血管疾病者来说，是一种十分理想的保健食疗食品。

大豆含有极为丰富的蛋白质，被人们誉为"植物肉""绿色的牛奶"。有趣的是，大豆中有许许多多微量元素，但是，对人体有害的、可致高血压的镉，在大豆中含量却很少。由于大豆含有非常丰富的微量元素，故有人称它为"微量元素的仓库"，其中所含丰富的钴，目前认为具有预防冠心病的作用，对已患冠心病者长期多吃黄豆及其制品，对控制病情有辅助作用。

茄子含有一种称作P的维生素，它能增强身体细胞之间的黏附力，提高微血管的抗力，保持血管的正常形态，因而有保护血管、防止出血的作用。在天然食物中，含维生素P最丰富的要算茄子了。尤其是开紫花、结紫茄的品种更为突出，500克紫茄所含的维生素P量高达3600毫克以上，不仅在蔬菜中称得上出类拔萃，即使一般的水果也是望尘莫及。鉴于茄子有这种特色，故有人称其为"血管强化食物"。

多吃土豆有益心脏。日本最近研制出一种"改良强化大米"，即在普通大米中，加入一定量的维生素B_1和泛酸。食用后普遍见到血压下降，精神紧张减轻，贫血好转。这些效果主要归功于泛酸。泛酸何以会降血压呢？原来人体的自主神经分为作用相反的交感和副交感神经两种，交感神经末梢释放去甲肾上腺素，可引起心率加快，血管收缩，血压升高；而副交感神经末梢释放乙酰胆碱，其作用刚好相反。泛酸是合成乙酰胆碱所必需的物质，泛酸量如充足，体内乙酰胆碱分泌正常，于是副交感神经功能健全，交感神经作用受到制约，血压便被控制。由于土豆含有丰富的维生素B_1、维生素B_6和泛酸，因而多吃土豆能防治高血压、动脉硬化和老年性神经功能紊乱。

英国《医药周刊》指出：大蒜头中含有高活性物质，能降低血中胆固醇，并能阻止血液的不正常凝结，故可防治动脉粥样硬化和血栓形成。大蒜中的一种三硫化物，能防止血小板凝集。大蒜的强心、促进血液的循环作用，也是十分显著的，专家最新报告：对陈旧性心肌梗死病人，早餐后食用油煎大蒜头 15 克，有较好的预防再次发作的效果。这种加工方法没有辛辣味，而其抗凝血块生成的作用和生大蒜差不多。

美国科学家阿特里在研究洋葱时发现：洋葱能舒张血管，降低血液黏稠度，并可增加冠状动脉的血流量。洋葱中所含二烯丙基二硫化合物及蒜氨酸等物质，这些物质可降低血液中胆固醇和甘油三酯含量。健康男子口服 60 克油煎洋葱，能抑制高脂肪食物引起的血浆胆固醇升高，并使纤维蛋白溶解活性下降。药理试验证明，洋葱挥发油 10～30 微米／毫克可抑制血小板环氧化酶及脂肪氧化酶活性，从而影响花生四烯酸（AA）代谢，抑制人血小板聚集。50 克生洋葱提取的挥发油，可抑制高脂肪膳食引起的人凝血时间缩短，阻止血栓形成。洋葱的水溶性成分也有此作用。因此，多吃洋葱具有防治高血压、高血脂、血栓及血管硬化症等功效。美国科学家从洋葱里提炼出一种叫"葱素"的物质，制成药品，是治疗心血管硬化的特效药。

葛根是豆科藤本植物粉葛的肥大块根，产于我国各地。葛根能扩张心血管和脑血管，现在临床已将葛根制成葛根片，治疗冠心病、心绞痛疗效满意，治愈率较高。因此，鲜食葛粉对防治冠心病有益。

以上种种有益于冠心病的食物，日常可多吃，有益无害，吃法多种多样，可炒、煮、蒸、炖食，也可煲汤，可单味或与其他食物同食皆可。

此外，一旦发生心脏性猝死如何急救呢？发现心跳呼吸骤停者，应争分夺秒进行抢救，果断、正确地进行胸外心脏按压，电击除颤起搏，打通静脉通道，针对病因注射急救药物，确保心脏复跳；保持气道通畅，进行人工呼吸，使之恢复心跳和呼吸。如无条件急救，可急送附近医院或报 120 急救，切莫失去急救时机。

第五节　心血管疾病与节气影响

一年四季，二十四节气及时辰节律的变化，与人体健康息息相关。由于气温、气压、干湿度、生物钟等因素的影响，可导致人体一系列生理与病理的变化，诱发某些疾病，甚至恶化、死亡。掌握一些这方面的规律，有益于防病保健。

1. 中风

中风，大多在秋季冬初或早春发病，因为这时人体交感神经兴奋，血管收缩，小动脉持续痉挛，血液黏稠度增加，血压急剧上升，在一天内有两个发病高峰时间，即上午7～9时和下午2～8时，需加以注意。

2. 心脏病

在清晨6时到中午之前发作心脏病，其概率要比晚上大3倍左右，这可能与血凝机制、心率、血压及体内激素的变化有关。由高血压引起的急性左心衰竭，则多在晚上11时至次日凌晨1时发病，不可麻痹大意。

3. 心绞痛

黄梅季节最容易诱发心绞痛，因为此时湿度过大，冠状动脉供氧不足，导致心肌缺氧或缺血而发病，须警惕。

4. 心肌梗死

隆冬季节好发心肌梗死，尤其在持续低温、寒潮或刮大风时，可达高峰。原因是：由于天寒地冻使冠状动脉发生收缩与痉挛，紧张度高，管径较小，加之在血管痉挛处，容易发生血小板聚集而引起血栓，这样就会使冠状动脉闭塞不通，导致心肌缺血坏死，严重者还会引起猝死。一天内又以早晨最易发病，对冠心病患者，必须充分注意，切莫大意而造成恶果。

耐人寻味的是，人的睡眠、呼吸、心跳、血压、体温及女子的月经等，均呈节律性，一旦被打乱，便会发生疾病或使病情加重，甚至有的疾病本身就具有周期性复发的特点。如有位少年，每48小时发烧一次，头痛难忍，时间一过症状全消，热度也退至正常。有位足球教练，他的膝盖每9天发生一次肿胀。另一位少妇，手脚强烈地抖动，无法行走，但到晚上9点症状却会暂时自行消失。

还有一种奇异的现象，即不同病种会在相同时间或相应的节气内出现。据专家观察发现：许多不同疾病在某节气日的平均死亡数高于节气日前后3天的死亡数，更高于非节气日平均死亡数。又如，哮喘病人大都早晨死亡，癌症病人多数在子夜以前死亡，中风病人在凌晨1～5时和下午1～5时死亡率最高，心肌梗死猝死的病人往往在清晨死亡率最高。其中的奥秘何在？有待科学家们进行深入的研究。

由此可见，掌握了气象与时辰节律对疾病影响的规律后，可以有的放矢地寻找对策，防患于未然。天气剧变前，要对慢性疾病进行预防治疗；在疾病好发季节，不能随意减药或停药；在疾病死亡高峰时刻，对危重病人要予以密切监护。

第六节　寒冷冬季是心血管病危险季节，切莫大意

寒冷的冬季是心血管病最危险的季节。由于气候的原因，心肌梗死、心力衰竭、心脏骤停、猝死多发。患者应加强保健，关注疾病的早发症状。同时，冠心病高危人群——高血压、高血脂、肥胖以及家属也应多加留意，做好保护心脏的预防工作，及时防治，从而平安度过冬季。

一、防"心病"应先防感冒

天气冷热变化，会使人的抵抗力降低，若不加以注意就容易患感冒。对一般人群来说，感冒可能不会对健康产生多大影响，然而，心脏病患者尤其是老年心脏病患者就不一样了，感冒往往是引发或加重心脏病的重要诱因。

感冒可使原有的慢性支气管炎等病情加重，影响肺部通气功能，从而使心肌相对缺氧，可诱发或加重冠心病。感冒也是心肌梗死急性发作的诱因，因为感染可使动脉粥样硬化斑块变脆，气温骤降时血管收缩，可诱发斑块破裂，血液黏稠度增加又可促使局部血栓形成，导致急性心肌缺血等意外。感冒还会明显增加风湿性心脏病发作或合并细菌性心内膜炎的机会。

此外，感冒也是发生肺心病、心衰或合并感染的重要诱因，若发烧则后果更严重。因为发烧时体温每升高 $1^{\circ}\mathrm{C}$，心跳每分钟就会增加 16 次左右，心跳加快，增加心肌耗氧量，使心脏本身所需养分增加，但是，此时肺心病患者的心脏功能往往不能满足身体需要，这种恶性循环就容易导致心衰的发生。为此，冬季心脏病患者一定要远离感冒，防止心脏病发作。应注意以下几点：

1.注意防寒保暖，避免过度劳累，合理安排作息，保持心情愉快。

2.选择适当的体育活动以增强体质，锻炼时间定在傍晚比较合适，避开凌晨到早晨心血管病发病率最高的时间。

3.心脏病患者及高血压、高胆固醇血症、糖尿病等心血管病高危因素者，应坚持规律服药，并遵医嘱定期检查，及时调整治疗方案。

4.患感冒切不可掉以轻心，及时就医，除规律用药外，要注意卧床休息，避免劳累和剧烈活动。一旦感觉胸口隐隐作痛、胸闷、心慌、乏力、气短、恶心、头晕等应高度重视，提高警惕，防止心脏病发作，及时就医。

二、关注衣、食、住、行保健，做好保暖，安全过冬

寒冬季节，做好保暖保健工作，可以防止血管受冷收缩，血压升高，加重心脏负担，并对预防呼吸道感染有利。因此，应避免用冷水洗脸，以免冷水的突然刺激而诱发心绞痛；洗衣、洗菜时，不要长时间地把手泡在冷水里，可能的话应用温水。应当关注自己的衣、食、住、行方面的保健工作，具体保暖工作如下：

（一）衣

有冠心病史的人，首先要做好防寒保暖，平时尽量穿质地松软、宽松的衣服，以利血液循环。因室内外温差大，出入时要随时添加衣服，不可嫌麻烦，还要注意手足不要受冻，因为四肢受冻可反射性地使血管收缩，也会增加心脏的负担。

（二）食

冬天热量散失快，应当注意多吃些热量高的食物，比如羊肉、狗肉、鱼类和鸡蛋等以增强身体的御寒能力。但要注意，饮食过度，特别是晚餐过饱，对心脏病患者也不利。所以，冬季也要多吃一些水果、新鲜蔬菜，以补充必要的维生素。

（三）住

心脏病患者，室内温度最好保持在20℃左右，室内空气力求清新，尽量减少烟雾的刺激，以免刺激呼吸道，加重心脏负担。此外，洗澡时水温不要过高，40℃左右为宜，浴室要做好保暖防寒，切勿受冷，防止感冒，洗澡时防止血管发生急剧刺激。

（四）行

有心脏病史的人，严寒日子最好不要外出，如需外出应有家属陪伴。冬天因雪霜道路较滑，行走要小心，防止跌倒。天气晴朗时，应到户外适当做些运动，加强锻炼，以活跃新陈代谢，促进血液循环，这对增强体质、保护心功能大有好处。

此外，心脏病患者应从日常生活小事上，多加注意自我保健与安全，以下各条尤要重视：

1.不要从暖和房间内突然走出户外去，尤其刮风下雨天、下雪天、阴冷天气时，因为温差太大，容易诱发心脏病发作。若一定要外出，最好先通过走廊或走道避风地方再出门到户外，使中间有段"温度缓冲区"，或预先适应气候后再出门。

2.出门时要戴上口罩，戴好帽子、围巾，穿够衣服，注意四肢保暖，这不仅可以减少心脏病突发事件，还可以预防患感冒而影响心脏病发作，因为呼吸道感染也是导致心脏病病情加重、诱发心力衰竭最常见的因素之一。

3. 不要饱餐后即刻外出，因为饱餐后较多的血液流向胃肠道，使心脏本身供血相对减少，加上胃肠道大量吸收营养物质，可增加血液黏稠度，影响血液的流动，容易形成血栓，而血栓形成是诱发急性心肌梗死的主要因素，也是猝死的重要原因，再加上气候寒冷，雪上加霜，危险增大，切莫忽视。

4. 夜里不要蒙头睡觉，蒙头睡觉是心脏病患者的大忌，有害无益。一则被子太厚会压迫身体，影响心脏，不能使身体在睡觉时彻底放松，同时，被子太厚，压迫心脏而诱发多汗，蒙头睡觉因被窝内二氧化碳等废气多，导致缺氧而诱发心肌缺血缺氧事故。

5. 外出时一定要随身携带急救药物，如硝酸甘油片，以备急用。并携带救命卡，万一急救时可方便医生或周围人及时与家人联系，便于医生了解病情，有利于急救。

第七节　气象突变影响心脏病变，过冷过热均有危险

一年四季，天气突变都会影响心脏病患者的病变。由于气温、气压、干湿度、人体生物钟的变化，都会使人体发生生理与病理的变化，使心脏病发生病变，甚至恶化、死亡。太冷的天气与太热的天气，都是心脏病患者应十分重视的时间段。

一、早春季节预防心脏病发作

早春季节，乍暖还寒，就连身体健康的人都感觉有些不适应。然而，那些本来就有心脏病的人，就更应注意了。天气变化无常，更是心脏病发生危险的时候。

早春时节，气温波动太大，昼夜温差大，冷空气频繁光顾，而有些病人又迫不及待地减了衣服，天气一冷，患冠心病的人一吸冷风，常常容易造成血管痉挛，也容易使血压升高。所以，冠心病患者一年之中，随季节变化，会出现两次发病高峰期，一次是在秋季转冬季时，也就是在 11 月至 12 月间，第二次是冬季转春季时节，也就是 2 月中旬、下旬到 4 月。

一年四季中，最为变化无常的季节就是春季。天气变化无常，忽冷忽热，时风时雨，常使原有冠心病的患者病情加重或恶化。然而，冠心病具有发病快、猝死率高的特性，及时发现病情就显得十分重要了。那么，哪些症状需要注意呢？

冠心病的发病主要是以心绞痛为表现，病人有胸痛或者不典型的胸闷、胸憋，特别是在活动、走路的时候，比如晨练、迎着风一走路，就觉得不舒服。还有，一

部分冠心病患者，特别是得过心肌梗死的病人，活动多了就会出现心慌、气短，甚至还有一些表现为感冒症状。

冠心病患者早春季节进行自我保健，应当重视以下几点：

1. 重视防寒保暖，切勿受冻，穿足衣服，严防感冒。俗话说："春捂秋冻。"

2. 生活规律化，早起早睡，确保睡眠充足，劳逸结合，切莫疲劳。

3. 加强适度的体育锻炼，增强体质，提高免疫力。

4. 注意合理饮食，不暴食、不饥饿，定时定量就餐，多吃蔬菜、水果，少吃肥腻食物，多吃大豆制品，适度补充水分，适当吃瘦肉、禽肉，多吃鱼肉、虾等水产品，少吃食盐，使血压稳定，少吃高脂肪食物，使血脂不升高。

5. 晨练不宜过早。患有冠心病的人，晨练最好选在上午 10 时左右，因为这时候气温稍温暖些，可以避免直面冷空气的袭击，不致造成血管急剧收缩而引起心脏病发作。

6. 不吸烟。吸烟危害很大，尼古丁和焦油会对血管造成刺激，大量吸烟容易造成血管内斑块破裂而引发心肌梗死，甚至猝死。

总之，防寒保暖、健康饮食、不吸烟，这三条是心脏病患者在气候突变季节防病保健的重中之重。

小贴士
清晨第一杯水怎么喝

"一日之计在于晨"，对于心血管病人，在气温变冷变热的时节，要适量饮水。喝好清晨第一杯水，对防病、治病颇有益处。那么，这第一杯水到底该怎么喝？

首先，新鲜的白开水是最佳选择。白开水中的微生物已经在高温中被杀死，而自来水中的钙、镁元素对身体健康是很有益处的。有研究表明：含钙、镁等元素的硬水有预防心血管病的作用。有不少人认为：早晨喝淡盐水有利于身体健康，这种认识是错误的。有研究认为：人在整夜睡眠中，滴水未进，呼吸、排汗、泌尿却仍在进行中，这些生理活动要消耗损失许多水分。早晨起床如饮些白开水，可很快使血液得到稀释，纠正夜间的高渗性脱水。然而，喝盐水则反而会加重高渗性脱水，令人更加口干。何况，早晨是人体血压升高的第一个高峰，喝盐水会使血压更高。早上起来的第一杯水，最好不要喝果汁、可乐、汽水、咖啡、牛奶等饮料。冷水和可乐等碳酸饮料中大都含有柠檬酸，在代谢中会加速钙的排泄，降低血液中钙的含量，长期饮用会导致缺钙。而另一些饮料有利尿作用，清晨饮用非但不能有效补充机体缺少的水分，还会增加机体对水的需求，反而造成体内缺水。其次，晨起喝水，喝与室温相同的白开水最佳，天冷时可喝温开水，以尽量减少对胃肠的刺激。研究发现，煮沸后冷却至 20～25℃的白开水，具有特异的生物活性，它比较容易透过细胞膜，并能促进新陈代谢，增强人体的免疫功能。凡是习惯喝温开水的人，体内脱氧酶的活性较高，新陈代谢状态好，肌肉组织中的乳酸积累减少，不易感到疲劳。

二、夏季胸闷谨防心肌梗死

立夏过后，是心血管疾病的高发期。有资料显示：进入 5 月份，冠心病发作猛增。在 35℃ 以上的高温天气，心脏病患者发生猝死明显上升。那么，为什么夏季心绞痛及心梗也较易发生呢？

首先，由于高温环境下，人体的新陈代谢会显著加快，身体为了散热，会使体表的血管扩张，更多的血液循环到体表，心脏等器官的供血就会相对减少。

第二，高温天气引起人体内环境紊乱，交感神经张力增高，心跳加快，冠状动脉收缩，从而增加心脏的负担。

第三，夏天出汗多，人体的水分通过汗液大量蒸发，造成血液黏稠度增高，容易出现血小板聚集和血栓形成，引发心肌梗死。

第四，"心理感冒"也是造成夏季心血管疾病高发的原因。天气炎热，人的心情也容易烦躁、紧张，加上夏夜天气燥热，睡眠质量下降，容易导致交感神经兴奋，使心脏的耗氧量增加，如果再加上过度劳累等因素，发病的危险就更大了。

夏季自我保健，应注意以下几点：

1.重视定期的体检，按照医嘱服药，治疗是预防心绞痛、心肌梗死的首要措施。有高血压、糖尿病、血脂代谢紊乱者，或经常吸烟、缺乏运动、精神紧张和工作紧张者，男性 55 岁以上、女性 65 岁以上、有冠心病家属史者，尤应定期检查，即使平时没有心绞痛症状，也不能排除患冠心病的可能。而一旦确诊了患冠心病，要做到按医嘱定时服药，尽量减少心血管高危因素发生的风险概率。

2.应当规律地作息，避免过度劳累，按自己的兴趣做一些合适的体育运动，增强体质，自我保健，预防心脏病发作危险。

3. 注意饮食清淡，保证水分的摄入量，这一点对于心血管病患者来说尤为重要。多饮水可以弥补夏季天气炎热出汗多易失水的危险性，而且能够稀释黏稠的血液浓度，减轻心脏的负荷，同时，也可预防脑血栓的形成。因此，每天有意识地多饮白开水，喝点淡茶水，养成天天多饮水的自我保健习惯。夏天，特别应多饮一些用金银花、菊花之类冲泡的茶水。对老年人来说，建议每天清早起来饮用一大杯水，而且第一杯水应当饮用温的白开水，不要喝淡盐水，早上第一杯水喝盐开水对健康不利，必须饮白开水才能确保健康。

4. 适度安排好午睡，尤其夏季午睡对健康很重要。专家研究发现，心脏病患者每天午睡半小时，能减少 30% 的发病概率。

5. 夏季室内空调温度不宜调得太低，一般最好不低于 26℃。长时间待在空调房内要注意及时增添衣服，定时到外面透透气。同时，要防室内冷、室外热，避免突然改变环境而引发心脏痉挛，诱发急性心肌梗死，甚至发生猝死。

第八节　时间节律与心脑血管疾病

许多专家研究证明：不少疾病的发生，具有一定的时间节律。

正常人及心血管病患者的心血管功能有一定的规律变化，尤以冠心病患者最为明显，应当引起人们的高度重视。

一、24 小时内呈规律性变化

在一天 24 小时内，人体内很多生理活动呈规律性变化。例如：上午 7 ～ 12 时血液中的肾上腺素、血浆肾素活性、血小板聚集力、激素均在较高水平。这些变化与心肌缺血发作、心肌梗死、心脏性猝死和中风的发病时间节律基本一致。长期以来，临床医生观察到：早晨冠心病患者心绞痛发作频繁或加重，运动试验上午较下午更易出现 ST 段下移。国外学者分析发现：急性心肌梗死 24 小时内分布与缺血发作相似，高峰在 7 ～ 12 小时。有一个研究中心发现：住院病人发生心肌梗死者 26% 出现在早晨醒来后 2 小时内。有专家对 2469 例心肌梗死病人进行研究发现：28% 发生在上午 6 ～ 12 小时，为其他时间均值的 1.66 倍，低峰是在晚上 18 ～ 24 小时。院外病人突然心脏死亡的时间节律为上午 7 ～ 11 时，中风、心律失常发作也大体相似。究其原因，多数学者认为：这是内源性生物功能节律变化的结果，如激素水平上午增高，可使心外膜血管对血管收缩剂敏感，血中儿茶酚胺水平升高可使心率加快、血压升高及心缩力增强。当然，也有些可能是外源性因素作用，如起床活动不当，交感神经活性增高，血压和血管张力增强，但更多的是以内源性变化为基础，受外源性因素影响所致。

二、时间节律高峰的关键

有专家认为：交感神经活性增高，对时间节律高峰可能起关键作用。

原因是：起床后交感神经活性迅速增高，上午9时达到最高水平。儿茶酚胺水平增高加上 β-受体反应性增高，促使血小板聚集。加上纤维蛋白降解活性降低，血液处于高凝状态，动脉压上升，在冠状动脉病变部位血管近端与远端压差增大，交感神经活性增高而使冠状动脉张力增高，致冠状动脉血流减少。

上述因素互相促进，可使易损的粥样硬化斑块破裂而致血栓形成，可直接引起心肌梗死和心脏性猝死。然而，小的斑块破裂，只引起血管壁血栓形成，可表现为不稳定性心绞痛、无Q波的心肌梗死，更轻者可无症状。

冠心病时间节律中，傍晚低峰，可能与丰盛的晚餐或有些人习惯于晚上工作有关，与自主神经调节发生改变有直接关系。

三、时间节律的发现有利于防病

心血管疾病时间节律的发现，为预防心绞痛、心肌梗死及心脏性猝死等创造了条件，提醒人们在合理使用药物治疗或预防的同时，应当尽可能地避免外源性激发因素。如晨起要动作缓慢、轻柔，上午工作防止过度紧张，切莫情绪激动，激动可使儿茶酚胺增高，容易发生意外，一定要注意劳逸结合。休息是人体健康的重要因素之一，但是，休息不当往往也会影响健康。归纳起来有以下四种误解：

误解一：静止不动就是休息

不少人以为，坐在沙发上或躺在床上，身体不动就是休息。其实，这是片面的理解。如果一个脑力劳动者虽是坐着或躺着，但他还在那里动脑筋继续思考问题，这根本就不是休息。相反，与人聊天谈笑或散散步，听一会音乐，精神感到愉快，精神愉快就不感到疲劳了，这也是种休息。一个人如果多坐或多躺，长时间静止不动，不但影响食物消化，还使人体血循环不良，促使下肢无力，行走不便，举步维艰，有时也会诱发心血管疾病的发作。因为长期静止不动，突然有了急速的动作，就会发生心肌缺血，心绞痛、心肌梗死、脑中风或心脏性猝死均有发生的可能，所以，要坚持动静结合的休息。

误解二：休息越多越好

休息是身心包括大脑的休整，好比是"充电"，主要形式是睡眠。的确，夜间睡足八小时就可以了，如果睡眠时间过长，活动时间必将相应减少。要知道，静多动少并非好事，中医有"久卧伤气"之说。多睡可使人体气血循环不畅，新陈代谢减慢，导致器官功能减弱，免疫力下降，从而引起多种疾病，尤其是老人易诱发心、脑血管病。有人说得好："休息太多了，使人变懒了，变弱了，变胖了。"这些对健康也是有害无益的。这种人一旦生活有了变化，不能适应时间节律的变化，有可能在时间节律危险高峰期发生意外，甚至猝死。

误解三：娱乐就是休息

适当娱乐可使人精神愉快，应该说是一种较好的休息，如果娱乐不当失去控制，那就失去休息的意义，甚至反受其害。例如：玩赌博性质的扑克，打麻将至深夜或通宵达旦，使脑神经长时间持续紧张。还有，时间过长的跳舞、看电影、看电视，都能耗损人的精力，导致身心疲劳而危害健康。

据媒体报道，2006 年 4 月 30 日早上 6 点半左右（心脑血管疾病的时间节律高峰期），浙江大学医学院附属第一医院急救中心的接诊大厅内，已经出现了很多病人，平时一个上午的急诊病人在 50 人左右，但是"五一"长假前的这一天，门诊急诊病人已超过 150 人次，是平时的 3 倍多，真可谓"长假未到，假日病先行"。

这些病人中，老年人占了很大的比例，家住杭州采荷小区的张大妈，约了几个"搭子"来家里打麻将娱乐。平时，大约晚上 9 时就结束"战斗"，这次因为是长假，心里特别高兴，余兴未尽，大家一致决定延长时间，到夜里 12 点结束。张大妈睡觉后，翻来翻去睡不着，凌晨 3 点左右，直叫头痛，儿子赶紧把她送医院急诊，医生检查后诊断为"脑出血"，需马上住院治疗。更使人惊奇的是，在办住院手续时，碰到了麻将桌上的"战友"王大爷，原来也因睡不着而诱发心绞痛来急诊。

老人由于久坐而缺乏足够运动，可能会引起下肢静脉栓塞，血栓随着血液四处流动，流到哪就引起哪里梗死，最常见的是肺梗塞、脑梗死和心肌梗死，如果出现以上情况则非常危险，甚至危及生命，往往发病都在时间节律的高峰阶段。另外，打牌时过度紧张，或情绪激动，都会诱发老人的心脑血管疾病发作。

医生提出忠告：作为医生，我提醒广大中老年朋友，打牌要注意控制时间，避免长时间久坐，一定要经常做些运动，打牌只是消遣，娱乐要注意适度，不能过度疲劳，情绪不能激动，否则很容易引起高血压、冠心病、心绞痛、心肌梗死发作。

建议：中老年人假日里应步出户外，呼吸新鲜空气，怡情养志，健身强体。

误解四：疲劳后才休息

大家都知道，休息能消除疲劳。可是，不少人做起工作来，连续几小时，甚至夜以继日，等到疲劳不堪时才休息。当然，这种敬业精神可以赞扬，但是不值得仿效，也不宜提倡。因为这样长期下去，会使人积劳成疾的。许多优秀知识分子英年早逝，可能就是这个原因造成的。正确做法是：工作时提前主动休息，不疲劳也要小憩一会。这是预防疲劳、保持精力旺盛的诀窍。怎样才能做到这一点呢？那就要按任务的轻、重、缓、急来安排工作，同时，要提高工作效率，缩短工作时间。工作一段时间之后，可采用"伸伸手、弯弯腰、哼哼歌、听听音乐、望望蓝天白云、散散步"等小憩方式，以达到休息目的。

朋友们，为了您的健康，您要全面、正确理解并合理安排休息啊！如果你已是个心血管疾病患者，更要重视这一点。同时，傍晚避免过量饮酒，也不要吃得太饱、避免激动的夜生活，对时间节律的规律要有足够的认识，这对冠心病或脑血管疾病都是有益的。

辩证地看，患了慢性病并不完全是坏事，只要不是急性发作，防止急性发作重要的是注意它的时间节律，多留点心，以防万一。其实，慢性病它就像你的一个老朋友，如影随形，忠心耿耿，经常不断地给你敲敲警钟：有病了，不要得意忘形，要注意保护好身体。

长期的病痛之后，就会很自觉地戒掉烟酒，工作不开夜车，不过度疲劳，更不随意大吃大喝……平平稳稳地，可能怡然自乐，延年益寿，长命百岁呢！

倒是有些人，被表面上的"健康"所蒙蔽，不去注意身体的保养，结果往往就会误事。我有个写小说的作家朋友，身体很健壮，可连续开了十几宿夜车，为了完成一部书稿，又在写作时抽了许多烟，一天早上，也就是心脑血管时间节律的高峰期，他中风去世了。然而，他那提前病退、病快快的妻子却比他多活了近20年。还有，一位搞食品的高级工程师，为儿子结婚而勉力装修新居，却无奈承受不住劳累和压力，潜伏的心脏病突然发作，抢救无效而死亡。当然，他们也许不是真正的健康，只是自己被蒙在鼓里罢了。对比那些早就发现自己有心血管疾病的人，他们平时极其注意保养健身，反而不会出现大问题。对那些被蒙在鼓里的朋友，实在为他们担心，有朝一日，可能会在心血管疾病的时间节律里发生意外，他们的处境实在堪忧。

读过一本《最年轻的科学——观察医学的札记》（刘易斯·托马斯，美国科学院医学院士），书中有这样一段话，极具辩证法："霍姆斯博士有句名言，说想长寿最要紧的是患一个慢性难治的病，同时要好好地进行保养，即使在霍姆斯博士身后150年的今天，这个说法还是很有道理的。假如你有慢性关节炎，你就可能长期吃一些阿司匹林，而阿司匹林会减少你死于动脉血栓的机会……"

试想，一个人如果患有慢性乙肝，就不会再去参加剧烈的运动，也会注意不再通宵达旦打麻将玩扑克牌，也不会把书籍存放到高高的书柜顶部后，再搬梯子爬上去取书，然后直跳下来，做这种高度危险的动作，而且也会十分注意饮食的节制，绝对改掉酗酒抽烟的毛病，加倍爱护自己的身体。你说是不是？

患上慢性病，人就需要换一种活法，把自己"生命之火"的火焰关小一点，把燃烧的速度放慢一点，认真仔细地调养，注意保养健身，细水长流地过日子，想做的事情可能完成得更好，而生命之火也得以温暖地多燃烧许多年。

祝愿所有的慢性病患者有一个良好的心态和健康的生活方式，增强体质，保养好身体，重视疾病的时间节律变化。在人生的道路上坚定、积极、稳步而行……

四、一年365天也有时间节律，冠心病患者勿中"三道埋伏"

一年365天也有时间节律，尤其在放长假期间，慢性病可能会诱发急性发作。例如：春节长假，对于那些长坐办公室的人来说是个难得的假期，旅游、打麻将、参加朋友间的聚会，一定是很多人的选择。但是，对于冠心病患者或者有其征兆的人来说，在潇洒休闲的同时，千万不要中了剧烈运动、过度兴奋、暴饮暴食"三道埋伏"。

第一道埋伏关：剧烈运动

对冠心病患者来说，进行适度的活动是有益的。所谓"适度"运动，是指运动的程度不会引起胸闷、胸痛、心慌、气急等症状。

冠心病患者利用春节长假参加旅游、登山等活动一定要遵循以下原则：经过规范治疗，近期在日常生活、工作中没有出现胸闷、胸痛、气急等症状，才可以外出适度活动（如旅游、登山等）。

在旅游中，应注意以下几点：①不宜登黄山、华山等高山。②在旅途中，不宜过度劳累，如中途不休息、连续登山等，可能会诱发心绞痛等症状。可以与身体状况相似的人结伴，走走停停，量力而行。③要随身携带心脏病急救药品，如硝酸甘油片、麝香保心丸、速效救心丸等，以防发生意外。

平时参加一般体力活动时无症状，当参加比较剧烈的运动，如骑自行车、登楼三层以上会出现轻微胸闷、胸痛等症状的患者，可以参加一些休闲和旅游活动，如结伴到公园散步、赏花观鱼、垂钓，或乘车到近郊观赏名胜风景，但不宜登山。

有下列情况者，应禁止剧烈运动和外出旅游：①近期发生过心肌梗死。②近期有反复心绞痛发作，且发作频率、时间和症状较以前加重。③常伴有心功能不全，参加一般体力活动后就会出现胸闷、气急、双下肢水肿等症状，夜间平卧时呼吸困难，坐起后就会好转一些。④胸片、心脏超声等检查结果提示有心脏扩大。⑤伴有严重心律失常，如伴有频发的早搏、快速房颤、短阵室速等。

第二道埋伏关：过度兴奋

春节期间，亲朋好友免不了要聚一聚，高兴了还要搓上几圈麻将。但是，对于有冠心病史的人来说，长时间搓麻将肯定对身体没有好处。专家统计表明：一天中80%的时间久坐者，冠心病的发病率会增加3～4倍。这既有心血管疾病的时间节律影响，又有其他因素影响。试想，长时间搓麻将，精神处于高度紧张状态，会造成神经、内分泌功能紊乱，容易导致皮质激素水平增高，血压升高，还可引起血脂代谢紊乱，血胆固醇水平周期性升高，从而进一步影响凝血机制，造成血栓。此外，有些冠心病患者打了一夜牌，没和几把牌，最后好不容易和了一把大牌，刚好碰上冠心病最容易犯的时间节律，由于过度兴奋，结果猝死在牌桌上。这样的悲剧媒体不止一次地报道过，节假日发生的很多很多。

第三道埋伏关：暴饮暴食

大家忙了一年，春节难得聚聚，团团圆圆很高兴，免不了要出席亲朋好友的喜庆宴会，或者自己招待至亲密友在家中喝上两杯。在这种场合中，人们往往因久别相聚，情绪激动而开怀畅饮，甚至一醉方休。这种做法和气氛是十分有害的，但有时候这种事又是难免的，因此，为了不伤朋友情谊又不损害自家的性命，建议冠心病患者节日期间不要过多参与亲朋之间的高谈阔论，而应以听为主，偶尔可发表议论，尽量避免情绪激动。同时，也应避开不愉快的话题或伤感的问题。

另外，切莫被宴席上的美味佳肴、丰盛菜点所诱惑而忘记了"要健康，稍稍饿一点""晚餐吃七八成饱"的戒律。否则，造成心脏负担过重，则易诱发心绞痛等症状。即使当时吃的时候没有什么不适，可是到了心血管疾病的时间节律高峰期，一旦突然发作，则会危及生命。千万莫要"对酒当歌"，而应以少量饮量，不饮烈性酒为宜，或以果汁、饮料、茶水代酒。宴会中如感觉体力不支，或有不舒服的感觉，应该向亲友直言说明，提前退席，切不可勉强支撑，如果出现了心绞痛、头晕、恶心等症状，应立即含服硝酸甘油等急救药物，并找一处较为安静的地方休息。

宴会上气氛比较热烈，加上饮酒，会使人全身发热、出汗，这时一定要注意保暖，不要随意减少衣服，以免在毛细血管扩张的情况下受凉而感冒。感冒对冠心病患者是非常不利的，会诱发心绞痛、心肌梗死等凶险疾病的急性发作，尤其在心血管疾病的时间节律期间，更要小心小心再小心，勿中埋伏关。

第十一章　有氧运动——冠心病患者关注的体育锻炼

　　临床治疗冠心病，除药物、手术之外，其他方法就是有氧运动疗法、饮食疗法、心理疗法等，其中有氧运动疗法是关键。研究表明，采用有氧运动疗法的冠心病患者，其病死率要比没有进行有氧运动的患者下降50%左右。而且，冠心病患者早期进行有氧运动，能减少住院时间，并在较短时间内恢复工作能力。

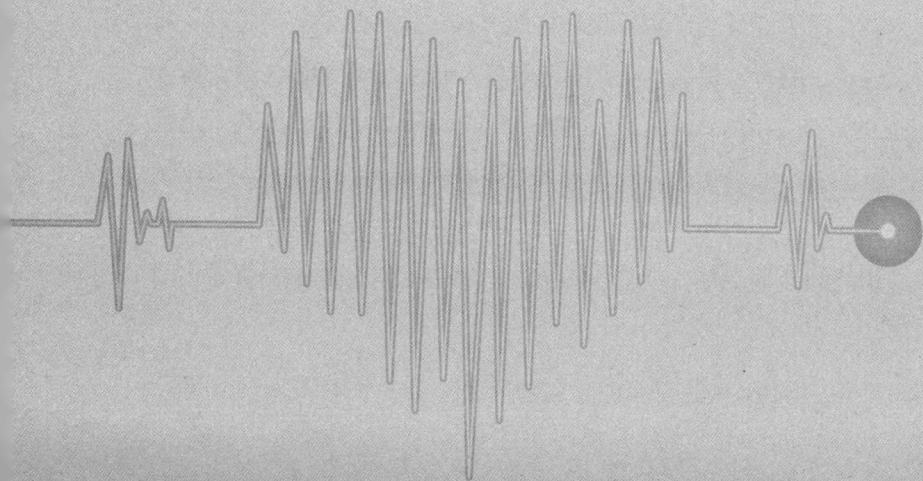

第一节　何谓有氧运动

都说有氧运动好处多，可是，很多人并不知道怎样才算是有氧运动。大家都知道，人体运动是需要能量的，如果能量来自细胞内的有氧代谢（氧化反应），就是有氧运动。但若能量来自无氧酵解，就是无氧运动。有氧代谢时，充分氧化 1 摩尔葡萄糖，能产生 38 个 ATP（能量单位）的能量；而在无氧酵解时，1 摩尔的葡萄糖仅产生 2 个 ATP。有氧运动时葡萄糖代谢后生成水和二氧化碳，可以通过呼吸很容易被排出体外，对人体无害。然而，在无氧酵解时产生的大量丙酮酸、乳酸等中间代谢产物，不能通过呼吸排除。这些酸性产物堆积在细胞和血液中，就成了"疲劳毒素"，会让人感到疲乏无力、肌肉酸痛，还会出现呼吸、心跳加快和心律失常，严重时会出现酸中毒和增加肝与肾的负担。所以，无氧运动后，人总会疲惫不堪，肌肉疼痛要持续几天才能消失。

第二节　冠心病患者对运动的误解心理

有一些人，一旦得知自己患了心脏病，便就此宣告与体育锻炼"绝交"。以为只有这样，就能达到保护心脏的目的。其实，除了患有频繁发作的心绞痛、心力衰竭、严重的恶性心律失常、血压过高及急性心肌梗死后不足半年者外，心脏病、冠心病病人参加适度的体育锻炼，不仅无害，反而有益。但是，心脏病患者特别是病情偏重的人，进行体育锻炼时，应有别于一般人群。需要遵循锻炼适量、措施严谨、步骤有序的原则。也就是说，宜在医生的监督下进行科学锻炼，才是安全可靠的。

心脏病病人锻炼的宗旨，在于改善心脏的机能状态，因此，选择活动内容和掌握运动量便是两个关键。据研究证实，步行是最好的方式，这种运动容易控制，有一定的运动量，病人也乐于坚持。那么，运动量怎样掌控呢？合理的做法是：首先测定出个人能量耐受的最快心率，如每分钟心率 100 次为最高限度（出现不适症状），锻炼时每分钟不超过 80～90 次为宜，在此范围内，病人不致产生不适感。随后，根据锻炼后疲劳的程度，对运动量再做适当的修整，逐步达到标准化。所谓标准化，是指在运动量达到所要求的心率而不引起心绞痛等不良症状的情况下，进行步行的速度和距离。

锻炼要循序渐进，每次锻炼开始的 10 分钟作为预备阶段，由轻松迈步开始，渐渐加快步伐，缓慢地达到要求的心率，便进入正式锻炼。一般持续 20～30 分钟，接着逐步减缓步行速度，全过程需要 40～60 分钟。第一个月，每日进行一次，以后可以增加到 2 次，星期日也可休息。锻炼过程中需随身携带硝酸甘油，以备心绞痛发作时急救含服。3 个月进行一两次全面复查，观察效果，协调运动量。

事实说明：心脏病患者经过有计划的体育锻炼，许多人就可以摆脱对硝酸甘油药物的长期依赖。心脏病患者参加体育锻炼好处很多，肥胖者可以减肥，减轻体重；减缓心跳，利于恢复心脏功能；降低血压；减少血液中胆固醇及甘油三酯的含量；增进食欲；改善睡眠；振作精神；增强体力；促进心血管侧支循环的形成。

第三节 有氧运动对冠心病的治疗机制

1. 提高冠心病患者的摄氧量

有氧运动能提高心肌的收缩力和利用氧的效率，减少心肌细胞对氧气的需求量，使心脏能以比较慢的心率和比较低的收缩压来完成一定程度的运动负荷。

2. 增加心肌细胞对氧气的供应量

有氧运动能够直接增加心肌细胞的供氧能力，延缓冠状动脉硬化，能使高密度脂蛋白明显增多，而高密度脂蛋白可以有效对抗动脉粥样硬化；可提高胰岛素的敏感程度，使机体的糖代谢保持正常，还能降低心率；改善某些兼有心绞痛的冠心病患者的临床症状。

3. 降低和消除冠心病的危险因素

高血压、高胆固醇、过度吸烟、糖尿病是冠心病患者的四大危险因素。有氧运动可以帮助冠心病患者稳定血压和降低血压，改善脂肪代谢，减轻体重，远离烟害，稳定和降低血糖浓度。

4. 调节情绪

冠心病患者常伴有抑郁和焦虑的表现，有氧运动通过增加机体血液中内啡肽的含量，提高患者的自信心，消除抑郁和焦虑情绪。

总之，有氧运动对冠心病患者来说，是自我保健的有效方式，是"带病生存"求长寿最有效、最简便的方法之一。坚持做好了有氧运动，对提高生存质量、改善心脏功能有益。

第四节　冠心病患者关注的体育锻炼

生命在于运动，体育锻炼是强身健康之本，冠心病患者很关心地问：患病后能否进行体育锻炼？答复是肯定的，冠心病患者可以参加体育锻炼，而且是饮食、药物、体育、心理治疗中不可缺少的组成部分。但是，必须做到：切忌操之过急和运动量过大，时间过长，应该循序渐进，量力而行。锻炼前，必须经医生全面检查，在医生指导下进行体育锻炼，运动方式和运动量要因人而异，根据病情、年龄、体质、平时运动情况综合而定，在运动中，要特别注意"自我感受"，当出现胸闷、心慌、剧烈胸痛或突然疲乏无力时，应立即停止活动，观察一段时间，如病情继续发展，要马上就医，运动时如果出现任何危险信号，必须立刻停止活动，切莫麻痹大意。同时，病刚愈的人运动时，身边一定要有人照护、监护。

一、冠心病患者运动中注意事项

冠心病患者在运动中要注意些什么？

1. 运动前要避免情绪激动

精神紧张、情绪激动均可使血中儿茶酚胺增加，降低心室颤动阈，加上运动有诱发室颤的危险。

2. 运动前不宜饱餐

进食以后，人体血液供应需要重新分配，流至胃肠帮助消化的血量增加，而心肌供血相对减少，容易引起冠状动脉相对供血不足，从而发生心绞痛。

3. 运动后避免马上洗热水澡

原因何在？因为全身浸在热水中，必然造成广泛的血管扩张，使心脏相对供血减少。

4. 运动后避免吸烟

有些人常把吸烟作为运动后的一种休息，这是十分有害的。因为运动后，心脏有一个"运动后易损期"，吸烟易使血中游离脂肪酸上升和释放儿茶酚胺，加上尼古丁的毒性作用而易诱发心脏意外。

二、运动中的危险信号

有些人在运动中，会出现一些看似小问题，实为疾病"预报"的信号。因此，要重视运动中出现的一些危险信号，立即停止活动，采取相应措施，严重者必须及时就医。

信号之一：运动时心率不增

人在运动时，心跳会加快，运动量越大，心跳越快，如果运动时心率增加不明显，可能是心脏病的早期信号，预示着今后有心绞痛、心肌梗死和猝死的危险。

信号之二：运动性过敏休克

这是一种由运动导致的一系列过敏性休克症状的综合征。要选择合理的运动项目，不随意加大运动量。如果因运动量过大而出现全身发热、皮肤潮湿，在运动中出现咽喉不适、呼吸急促、胃肠绞痛，这些都是运动性过敏休克的征兆，应及时到医院就诊。

信号之三：运动中头痛

少数心脏病患者在发病时，胸部无异常感觉，在头部却出现各种不适，而患者平常最常见的感觉就是运动时头痛。他们中的大多数人，不会想到自己患有心脏病，只认为自己没有休息好，或得了感冒。因此，提醒那些参加运动的老年人，如果在运动中感到头痛，应尽早去医院检查心脏。

信号之四：运动性腹痛

在各种体育运动中，有些人常出现不同程度的腹痛，医学上称为"运动性腹痛"。由于人体素质和适应能力的差异，出现腹痛的原因各异，其防治也不尽相同。

信号之五：腹直肌痉挛

腹直肌痉挛易发生在夏季。在运动中，突然出现腹部胀痛，多因大量出汗丢失水分和盐所致。发生腹痛时，应平卧休息，做腹式呼吸 20 ～ 30 次，同时，轻轻按摩腹直肌 5 分钟左右。出汗过多时，应及时补充盐水 200 ～ 300 毫升是防治的关键。

信号之六：胃痉挛

胃痉挛可见于游泳时水温过低、准备活动不充分、运动量过大等，上腹部呈剧烈绞痛。忌过饱，忌食豆类、地瓜等食品，忌多食冷饮，可预防这种胃痉挛的发生。出现症状时，可做上腹部热敷 20 ～ 30 分钟，用手按压内关、足三里穴各 3 ～ 5 分钟即可缓解。

三、运动前后准备与整理活动

有些人认为：中老年人的运动负荷不大，强度不剧烈，就忽视了运动前后的准备和整理活动，结果造成运动损伤和运动后疲劳不消除，反而有碍身体健康。

准备活动是运动前所做的各种动作练习，目的是使人体从安静状态逐步过渡到运动状态，为即将进行运动做好生理机能上的动员和准备。

这种运动和准备是为了提高大脑皮层神经细胞的兴奋性，加快神经冲动传递，增加神经受体灵敏性，更好地调节人体各器官系统的机能，克服内脏器官的生理惰性。肌肉惰性小，它从相对安静状态到运动状态，只要 30 秒钟左右就能发挥较大的工作效率；而内脏器官惰性较大，一般要在运动开始后 5 分钟才能发挥较大机能。做适宜的准备活动后，能改善心血管对突然剧烈运动的适应性。同时，还可以提高肌肉温度和代谢强度，使肌肉黏滞度降低，机械效率提高，减少肌肉、肌腱、韧带及其结缔组织活动的内部阻力，提高肌肉、韧带的弹性，增加关节内滑液的分泌，使关节灵活。运动幅度加大时，防止肌肉、关节、韧带及其他结缔组织的损伤。

四、准备活动怎样进行

准备活动可分为一般性和专门性两种。

一般性准备活动，可进行走、慢跑、轻跳、徒手操等。

做徒手操则可分为：上肢、躯干、下肢各部位活动。如上肢可做伸展、扩胸、臂环绕、冲掌等活动；躯干可做体侧、体转、腹背、体回环等运动；下肢可做踢腿（包括前踢、侧踢、后踢）、压腿（包括正压、侧压、正扳腿）等运动。

那么，何谓专门性准备活动呢？专门性准备活动根据即将进行的运动项目的特点和需要，选择相似和模仿练习，进行专门性准备活动。例如，进行武术运动，可做冲拳、握掌、踢脚、俯腰等练习，以适应专项运动的需要。

做准备活动应根据季节、年龄、运动水平来确定时间的长短和强度大小。在温暖季节，运动水平低的高龄老人，准备活动时间宜短，强度宜小，动作幅度应由小到大，不要过急过猛，以免受伤。

五、整理活动的目的与方法

整理活动是指运动结束时做一些轻松的活动，目的是使人体从剧烈的运动状态逐步过渡到相对安静状态。

运动时，大量血液流向活动的肢体。血液向心脏的回流，除靠心肌舒张外，还要借助肌肉节律性收缩的挤压把血液送回心脏。如运动结束后，立即停止活动，流向肢体的大量血液失去肌肉挤压作用，加上重力影响，就会使回流到心脏的血量减少，因而从心脏输出的血液量也相应减少，造成暂时性缺血，产生头晕等不良反应。因此，在运动结束时，做一些整理活动，可通过肌肉有节律性的收缩，使肌肉中血流畅通，清除代谢产物，以消除疲劳。

由于运动项目、特点和运动负荷不同，整理活动方式也不相同，一般可采用慢跑、走步、做放松操、听音乐和调整呼吸的方式，除此以外，还可以采用以下放松方法和手段消除疲劳。

（一）自我意念放松法

这是一种心理暗示训练的特殊方法，通过自身来调整心理情绪，可以加速消除疲劳和恢复体力。根据国外学者研究，大运动量后进行 5 分钟的意念放松，与 1 小时的休息效果差不多，可见意念在放松中起到不可低估的作用。意念暗示使脑处于安静状态，大脑神经细胞兴奋性较低，副交感神经的兴奋性相对增加，这种近似睡眠的状态，有助于消除疲劳和恢复体力。意念放松时，要求排除杂念，注意力集中在自身的某个部位和呼吸动作上，如意念"上肢放松"时，注意力集中在上肢。为了达到意念放松的预期效果，应注意以下几方面的问题：

一是意念语言精练。

二是循序渐进，不宜急躁。

三是注意力集中。

四是随意放松注意肌群。

五是姿势，立、坐、卧均可。

（二）温水浴和局部热敷法

水温以 42℃为宜，沐浴时间 10 分钟，可以促进全身血液循环，促进新陈代谢，加速代谢产物的清除，有利于营养物质的运输。但是，对于冠心病较严重者，或近期有过心绞痛发作者，运动后不宜洗热水浴，即使是温水也不行，否则，可能诱发心绞痛发作。

热敷：温度以 47℃为宜，时间为 10 分钟左右，它有扩张局部组织血管、加速血液循环的作用，对局部软组织也有安抚、消除酸痛和减少局部代谢产物堆积的作用。

（三）按摩法

按摩法可分自我按摩和他人按摩两种。按摩手法为：推摩、按压、揉捏、抖动、叩打等，可交替使用。

另外，还可以采取点穴按摩，使局部放松，如颈部取风池穴；肩部取大椎、肩髃、天宗等穴；腰部取肾俞、大肠俞等穴；下肢取环跳、阳陵泉、足三里、膝眼、委中、承山、悬钟、昆仑等穴。

（四）睡眠法

中医学认为，"劳则耗氧"。意思是说，疲劳可使人体精气大量耗损，而要使精气存于体内，就必须消除疲劳。消除疲劳最好的方法是睡眠，有人说："睡眠是大自然了不起的恢复剂。"经过良好充足的睡眠，可使人体精气皆内守于五脏，体力得到恢复，自感精神饱满，体力充沛。

总之，运动前后的准备活动和整理活动，都有益于身体健康，应予以高度重视。

六、适宜哪些锻炼项目

运动健身必须得法，老年人各器官功能减弱，如神经系统反应慢，协调能力较差，心肺功能明显下降，肌肉有所萎缩，肌力减弱，由于这些生理上的特点，加上冠心病患者病理上的原因，适宜这些人群锻炼的项目以动作缓慢、柔和、能使全身得到活动、活动量容易调节而又简便易学为原则。这里介绍几种适宜老年人，尤其是患冠心病的老年人锻炼的项目，可选用 1 ~ 2 项，逐步加强，先做部分，然后做全套，一个项目可分几次做完，主要是根据自己的体质与病情，不强求一套项目一次做完，今天做两节，明天加 1 ~ 2 节，逐步做全套，持之以恒，坚持为贵，日久天长地坚持下去，必将对健康有益。

1. 步行

这是最简便、安全的运动，如果锻炼得当，其效果可与慢跑相同。步行可促进体内新陈代谢过程，还能调整神经系统功能，缓解血管痉挛状态。此外，步行能使全身肌肉关节得到活动。步行锻炼可分为两种：

第一种是速度慢的普通散步。一般速度是每小时 3 ~ 4 公里，每分钟 60 ~ 90 步。

第二种是速度稍快的步行锻炼，一般速度可在每分钟 90 ~ 120 步以上。这种较快速度的步行往往用于增强心脏功能及减轻体重。

体质较差或尚无锻炼习惯的老人和冠心病患者，可以从速度慢的散步开始，循序渐进，量力而行，逐渐增加，每天不少于 30 ~ 40 分钟，或隔天进行 1 小时以上的锻炼。

2. 晨练登山

每天早晨 6 时，天上还亮着星星，晨练大军急促的脚步声、谈笑声、叫喊声，便交织成一曲晨练的交响乐曲。

登山晨练，可以舒展四肢，活动筋骨，呼吸新鲜空气，促进血液循环，提高消化系统功能，增进食欲，促进健康长寿。同时，在登山中常看绿色植物，或举目远眺，均有改善视力的作用。通过晨练，老人之间便于交流信息，传播知识，也是谈心交友、抒发情怀、促进心理健康的好去处。

走，是健身之道，不仅是指登山、漫步公园、河畔散步，还包括步行赶集买菜，外出步行办事不坐车，在小街小巷慢步散步等，都是一种体育锻炼，同样具有登山晨练的健身效果。生命在于运动，有意识地多走动，活络一下筋骨，确是一种最简便易行而实用的健身养生之道。

3. 健身慢跑

由于健身慢跑速度慢，能使全身得到活动，对心、肺锻炼作用大，而且速度可随人掌握，因此，这是老年人锻炼的首选项目。

经常练跑的中老年人，腿部伸肌的力量要比一般中老年人大，可以说健身慢跑也是防治老年人肌肉萎缩的有效方法。开始练跑的老人速度一定要慢，并从距离短些入手，逐步适应后酌增，或者可以从慢跑与步行结合进行锻炼，待身体状况适应后逐步加长慢跑距离，以至过渡到完全慢跑。

健身慢跑，最好每天进行。但是，刚开始练习时，可先隔天进行，逐渐过渡到每周 4～5 次，以后做到每天进行。慢跑锻炼重要的是不要过量，一般老年人健身慢跑时，每分钟心率以 170 减去年龄数为宜。体质弱、年龄大者，还可酌减。此外，慢跑时，如觉得胸部疼痛，透不过气来，头昏眼花，心律反常等，应立即停跑，严重者须去医院就医检查。

4. 太极拳

练太极拳很适合老年人的生理特点，且是安全的锻炼项目，对于体质弱及患冠心病的人来说更为适宜。它的健身价值表现为：

第一，增进身心健康，防治高血压、动脉硬化、肺气肿等慢性病。

第二，促进消化和吸收功能，加速代谢过程。

第三，有助于保持老年人骨关节系统健康，预防骨质变性和关节僵硬的发生。

第四，调节神经系统功能，增进全身健康状况。

练太极拳时要注意如下几点：①动作要柔和缓慢，体态要舒松自然。②呼吸要均细深长，要自然而不要憋气。③思想要高度集中，做到形意相合。

5. 医疗保健操

这类体操种类很多，例如"练功十八法""祛病延年二十式""广播体操""健身操""保健操"等，这些医疗保健体操，动作简单易学，实用性强，不仅对健康人群能祛病延年，尤其对冠心病、高血压、糖尿病等慢性病患者来说更为适合，因而又称"练功疗法"，是最适合老年人锻炼的好项目之一，值得大力提倡。

6. 气功

气功锻炼是一种锻炼元气、增强体质的健身方法。气功能调整高级神经活动，促进康复。通过呼吸加深改善肠胃的消化和吸收过程，调整植物性神经功能，还能由于心静身松，使全身小血管呈舒张状态，因而对高血压者有明显的降血压作用，对神经衰弱、冠心病等均有明显的效果。

7. 五禽戏及八段锦

这也是适合老年人锻炼的项目，五禽戏是我国汉代名医华佗所创，是模仿虎、鹿、熊、猿、鸟五种禽兽的动作姿态而创造的医疗体操。八段锦共有八节动作，故名。这些都是我们祖先留下的医学健身之宝。

此外，原地跑步、保健按摩、徒手体操、竞走、登楼梯等都是适合老年人的锻炼项目。体质较好的老年人，也可根据自己的爱好及体质条件进行游泳、网球、羽毛球、乒乓球等活动，还可自编一些健身体操。总之，从广播体操、太极拳、八段锦及其他保健操中选用几个动作，自编成健身操进行锻炼，确是个好办法。

第五节　制订适宜的有氧运动处方

按运动者的健康、体力以及心血管功能状况，用处方的形式规定运动种类、运动强度、运动时间及运动频率，提出运动中的注意事项，运动医学界将此称为"运动处方"。

一、运动方式

根据病情、体能状况及爱好，选择一项或几项合适的运动方式。适宜冠心病患者的有氧运动项目有：步行、慢跑、打太极拳等，各项运动都有一定的规范和要求。

1. 步行

步行时要注意抬头、挺胸、收腹，步伐轻松而有节奏，呼吸平稳，重心略往前移。根据自身情况，可采取正常步速，大约每分钟 90 步；也可快速行走，大约每分钟 115 步。

2. 慢跑

慢跑的正确姿势是：双手控拳前后摆动，向前到达前胸位置，向后到达腰际，脚步有规律地着地，微微向下用力，使身体在行进过程中产生一个向上的弹力。必须注意的是：在运动前一定要做心电图运动试验，以检查心脏功能和血压对运动的反应性。如经检查医生认为可以慢跑锻炼方能进行，否则不宜慢跑，只能步行。

3. 太极拳

太极拳是一项较为柔软的运动，练太极拳时全身肌肉放松，运动幅度较大，心平气和，对降低血压有很大的作用。

二、运动强度

因为不同冠心病患者的心血管病变程度差别很大，所以，适合的运动强度也有很大不同，与健康人相比差别更加明显。患者在开始运动前，一定要经过心脏康复专科医生的检查、评定，以了解冠心病的严重程度，是否可以在院外或公园进行运动，运动强度是否适合本人。一般地说，如果患者没有服用减慢心率的药物，在运动中脉搏比运动前增加 15 ～ 20 次 / 分钟，停止运动后 5 分钟左右，脉搏可以恢复到运动前的水平，这样的运动强度比较合适。经过一段时间的训练以后，体能改善，对运动的适应性增加，运动强度可适当增加。此外，患者在活动中感到有些发热、劳累，但停止活动后不久，疲劳应该减轻或消失，自我感觉轻松，并且不影响当天的饮食和睡眠。

三、运动频率与时间

每天活动一次或隔天活动一次，每次活动（包括准备活动及整理活动）20 ～ 40 分钟。

按照上述运动处方，开始运动时，需要注意对健康状况进行自我监督。因为运动处方不是一成不变的，所以，需要定期到医院复诊，以便根据检查结果，适当调整运动处方。如果患者在运动期间病情出现变化，请及时就诊，以免贻误病情。

四、九大注意事项

1. 运动要严格地按运动处方进行，既不"保守"，也不"激进"。同时，要循序渐进，持之以恒。

2. 活动前要做好准备活动，活动后应通过整理活动充分放松，避免运动突然开始或突然停止。

3. 如果在运动中出现胸闷、胸痛、憋气、头晕等不适症状，应立即停止活动，并及时到医院就诊。

4. 随身携带硝酸甘油等急救药物，如出现心绞痛等情况，需及时服用。

5. 不要进行爆发性或过于剧烈的运动，尤其不要参加竞争性强的比赛或运动。

6. 饭前、饭后不要立即运动，阴雨天、闷热天或寒冷天气，应减少活动量或暂停活动。运动后不要立即洗热水浴，应休息 20 分钟以后进行温水淋浴。

7. 对于有晨练习惯的患者，早晨醒来之后，应继续在床上待几分钟，然后再缓慢起来。为了补充晚上睡眠时丢失的水分，请在早上起床后喝点温开水。在喝水的同时，最好服用降血压药物（指有高血压患者）和扩张冠状动脉的药物，以避免血压波动或心血供应不足。

8. 体育运动不能完全取代药物治疗，因此，不要自行变更心脏病药物的使用剂量或服药方式。

9. 要改变不良的生活方式，养成有益于心脏康复的生活方式，包括戒烟、限酒、饮食防病与保健，提倡清淡饮食，生活规律，早起早睡，确保睡眠充足、情绪稳定等。

五、病情重，适当动

病情严重的冠心病患者，在住院治疗期间，除了做一些必要的检查和药物治疗外，即可开始适当的康复运动。由于此时患者病情较重，康复运动应在专科医生的监督下进行。病情相对稳定后，在继续治疗的同时，康复运动也不应中断。

刚出院时，患者应维持住院时的运动水平，不可盲目增加活动量。如果病情有变化，应随时到医院就诊。即使病情没有变化，前 3 个月内也应每隔 1～2 个星期，找专科医生复诊。如果在住院期间没有进行康复运动，出院后想进行康复运动，那必须由专科医生制订运动处方。

严重的冠心病患者，应选择较为缓和的运动方式，运动强度宜小，进度要相对慢些。每次活动持续时间宜短，可在一天内分几次活动。若患者因病情需要使用了抗凝血的药物，在运动中更应小心，避免磕碰伤，以防出血。

第六节　运动勿忘自我监测

冠心病患者运动锻炼时，要进行自我监测。

自我监测，指运动过程中，经常对健康状况进行观摩、记录和评价，目的在于适时调整运动处方和锻炼计划，防止过度疲劳，避免发生运动损伤和诱发心脏病发作。

1. 呼吸监测

在康复运动过程中，由于需氧量增多，呼吸会稍快一些，属于正常现象，但不可过快，呼吸次数以每分钟 24 次为宜，如在运动中出现频繁的咳嗽、喘气、胸闷和呼吸困难，则应减少运动量或停止运动。

2. 心率监测

心率可从测脉搏中获得，60 岁以内的中老年人，如脉搏每分钟不超过 120 次，说明运动量适宜；如果每分钟达 130 ～ 140 次，则证明已超量，应减少运动量，以免心脏负荷过重。60 岁以上的老年人，运动中脉搏应保持每分钟不超过 110 次，如出现脉搏次数减少或脉律不齐，应立即停止锻炼，并及时就医。一般健康老人在运动后 10 分钟，脉搏应恢复正常，如不能恢复，说明运动量过大，应予调整。

3. 饮食监测

冠心病患者通过适当运动，可增强胃肠消化功能，改善饮食，使食量增加。如发生食欲下降，需考虑运动项目和运动量是否合理与合适，应予以适当调整。

4. 睡眠监测

冠心病患者通过运动，一般都会改善睡眠，睡得香一些。若通过一段时间的运动训练，反而失眠加重，且出现腰酸体痛难忍的状况，则需考虑是否运动过量，应及时进行调整。

5. 疲乏程度监测

一般说来，冠心病患者在运动后，特别是刚开始运动后，会有轻重不等的疲乏感。然而，随着运动的经常化，适应性增强，疲乏感会逐渐消失。如果在康复运动后，不仅不觉得轻松愉快、精力充沛，反而疲乏感越来越重，甚至产生厌倦感，说明运动量过大，需要适当调整。

6. 体重监测

冠心病患者在康复运动的过程中，每周测体重 1～2 次，最好在每周的同一时间测量。一般刚开始运动的人，3～4 周后体重会适当下降，这是新陈代谢增强、消耗增多、脂肪减少的缘故，随后体重会保持在一定的水平上。如果体重呈"进行性"下降，可能是运动过量或其他原因，应及时查明。

特别提醒：冠心病患者在康复运动前最好进行一次较为全面的身体检查，然后根据身体情况制订运动处方，选择合适的运动项目。同时，身体检查的结果，又可作为运动前的客观指标，便于与运动后的情况进行比较，判断运动的效果。

第十二章　心脏发病既急又凶险，可控可治预防宜早

　　猝死，大多是心脏性猝死，这是心脏病发作的凶险结局。发病急，很凶险，这是大家所共知的常识。然而，患了心脏病，有的人不知道自己的凶险，看似很健康，自己没啥不适感觉，但是，验验他们的血流就吓一大跳，血脂异常、血黏度增高，测量血压又很高，血管中已埋下了定时炸弹，血液中暗藏着杀机。有朝一日，遇到突然诱因，如过度疲劳、过度兴奋、气象变化等，都会诱发心脏病发作。那么，怎样应对？患病以后怎样急救？最重要的是怎样做好自我预防？护心要靠医生，更要靠自己。心脏病风险是可控的，心脏病是可治疗的，它不是绝症，只要重视治疗和控制，带病同样能争取长命百岁。那么，怎样自我保健、自我控制？该怎么就医？该怎么生活？平时该怎样注意安全？一旦出现险情怎样应对？一切的一切，所有人群都应有所了解，这就是自我保健。

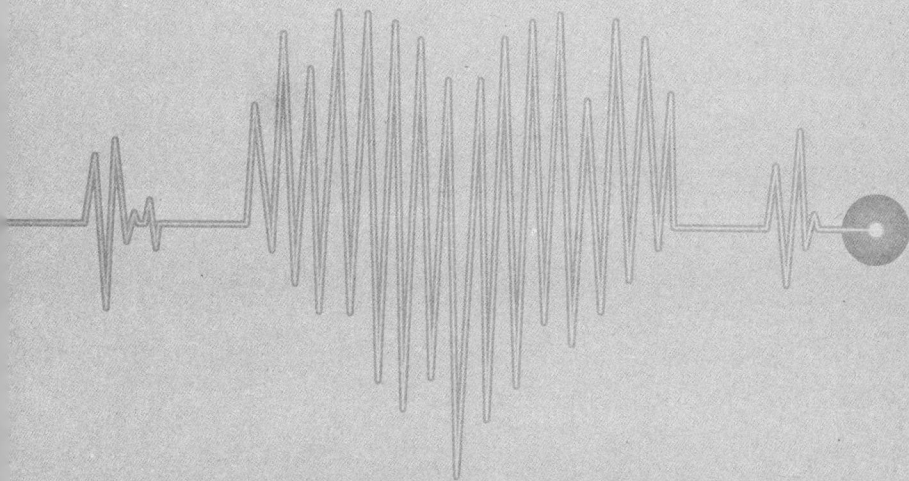

第一节　心脏性猝死可防可控，专家答疑温馨忠告

一、猝死过一回，还会再猝死吗

问：我今年 4 月 11 日在活动和负重后突感胸闷，去医院检查，右冠状动脉 99% 堵塞，当即安装 2 个支架。差点猝死，教训深刻！

5 月 5 日出院以后，遵医嘱服药，每个月化验血常规、生化全套、做心电图等。现在饮食也完全改变了，按医生指导吃健康饮食，每天步行 15 公里，体重经 3 个半月的控制饮食和运动，下降了 5 公斤，平时也没有什么胸闷等不适感觉。我想请教专家，通过降脂和改变饮食习惯，动脉粥样硬化能否逆化？我是否还有猝死的危险？

专家：你的血管病变是严重的，经过积极的治疗和你自我努力，对生活方式的改变，目前看病情是比较稳定的。从目前临床试验的结果来看，有研究证实，应用他汀类药物调脂治疗，可使冠状动脉粥样硬化斑块缩小，所以，应当坚持服药。但从你的病情来看，要达到完全逆转难度较大，如果你另一侧冠状动脉出问题还是十分危险的，请定期门诊复查。可在一年后复查冠脉造影，从手上的桡动脉做，创伤小，恢复快。如病变加重，可根据情况再行冠脉介入治疗。

二、人真的会劳累死吗

问：人真的有累死的吗？我看现在过劳死的人，好像都不是体力劳动者，反而是脑力劳动者较多。

专家：过劳死的原因很多，工作疲劳、吸烟、酗酒等不良生活习惯，生活不规律等，都是引起心血管病的致命杀手，所以，防猝死，就要注意劳逸结合，纠正不良的生活习惯。

问：我看到报纸上说，不少猝死的人往往事先没有什么预兆，而且家属回忆平时身体也不错，怎么会发生这种悲剧呢？我也是刚过 40 岁的人，平时到了下午、傍晚总是感觉疲劳，体检没查出啥大毛病，但自己总觉得不如以前了，需要怎么保健呢？

专家：猝死的原因很多，有先天性疾病引起的，也有由急性心脑血管病引起的。建议你改善生活方式，定时检查，如果发现问题，争取早日治疗。

三、血压不达标，拖累心和脑

问： 血压正常了，是否可以停药？

专家： 血压一旦降了下来便以为可以停药了，担心用药时间长会引起不良反应，这是误区，极为有害！服药断断续续，血压反复波动，结果心脑血管事件（猝死）有增无减。要明确血压降至正常或理想水平后仍然要坚持用药，任何时候都不能随意中断用药。现代医学研究显示：血压在理想范围内越低越好，只要平稳地将血压降至目标水平以下，既可减轻症状，也可减轻各种心脑血管病的危险性。如果除了高血压，还有糖尿病、高血脂、肾病时，目标血压水平应降得更低，应在130/80毫米汞柱以下，这样有助于降低心脑血管事件的危险性。但是，过多地依赖药物，面对非药物疗法不够重视也是不对的。比如：边服药降压却又大量吸烟，这是十分危险的。一方面药物降血压，另一方面却吸烟使血压上升，这样既影响药物的疗效，又会严重影响心脑血管的健康。所以，高血压患者必须重视非药物疗法，除了不吸烟之外，饮食防病与保健也十分重要，选对食物与吃的方法，饮食疗法做得好与不好对远离"三高"（高血压、高血脂、高血糖）危害的风险关系很大。同时，要养成良好的生活习惯，吃健康平衡膳食，增强锻炼，心脏性猝死是可防可控的。

四、生活小节影响健康

问： 我今年34岁，办公室文员，最近领导老是叫我陪客户吃饭，免不了要喝点酒，但是，这几天开始，我发现喝了酒之后就有胸闷的感觉，感觉空气不够似的，去外面空地上走走就感觉好一点。我想问：这是不是冠心病？我比较担心，会不会像报纸上刊登的一样"猝死"？还有，需要我做哪些检查？吃什么药物好？

专家： 我想你最大的问题可能还是和过度劳累、饮酒有关。很多人喝了酒以后有胸闷的感觉，但是，并不一定是冠心病，也不要着急去吃什么药物。可能的话可以去医院心血管病专科咨询，让医生为你查查心血管是否有问题。但是，生活方式其实很重要，很多不良的生活方式最终损害自己的健康，虽然工作重要，但健康更重要，往往生活小事不重视，会危害健康大问题。不是吗？

五、吸烟饮酒易患高脂血症

问： 我虽然喜欢吸烟、喝点酒，但菜吃得不多，尤其肥腻菜都吃得更少，怎么也会患高脂血症呢？

专家：酗酒或长期饮酒，可以刺激肝脏合成更多的内源性甘油三酯，使血液中的低密度脂蛋白的浓度增高而引起高脂血症。嗜烟者冠心病的发病率和死亡率是不吸烟的 2 ～ 6 倍，且与每日吸烟支数呈正比。原因之一与嗜烟者每日超过 20 支烟，血清中总胆固醇及甘油三酯水平升高，高密度脂蛋白、胆固醇水平降低有关。有的人适应能力很强，极低密度脂蛋白分泌增多时，甘油三酯的清除也增快，因此持续饮酒数周后，血清甘油三酯水平可恢复正常。但是，另有一些适应力差、长期大量饮酒的人，就会出现严重的高脂血症。因此，中年人一定要戒烟、少饮酒。

六、怎么知道自己有无冠心病

问：很多猝死的人不知道自己有冠心病，那么，如何早知道？

专家：目前，诊断是否是冠心病，确诊的最佳检查方法是依靠冠状动脉造影术。很多人一听说要手术就非常害怕，其实，没有必要害怕。目前，通过桡动脉途径做冠脉动脉造影，检查者的痛苦已经与护士打针一样，可以走着进入导管室接受冠状动脉造影检查，微笑着走出导管室告诉家属自己的造影结果。

七、预防急性心脏性猝死从青年开始

问：为什么现在心脏性猝死的人越来越年轻了，过去是老年人的疾病，怎么会年轻化了？

专家：近年来，心脏病患病人群日趋年轻化，35 ～ 50 岁人群发病率增长速度较快。由于心脏病易导致心律失常，几乎所有的心脏病患者都有可能发生猝死。由于心脏病致人猝死发病快，又大多没有什么征兆，第一时间难以得到有效救治，80% 左右的患者死在家中，因此，此病的关键还在做好预防。

人的血管从 20 岁以后就开始退化，功能开始减弱，所以，应该从年轻的时候就开始预防心血管病。要定期到医院体检，及早发现心脏问题，尽早进行干预。发现了冠心病后要预防出现心肌梗死、心律失常等严重问题。没有病的时候到医院做检查，这是一级预防，真正有了冠心病就要二级预防了。这时候，要严格按照医生的建议定期复查，合理用药，用药的情况不能三天打鱼两天晒网。冠心病一旦被确诊后，应当接受规范治疗，还要治疗相关的危险因素，包括高血压、糖尿病等，只有正规的治疗才能有效地防止猝死。

此外，中青年人、老年人当出现胸闷、胸痛及其他胸部不适时，一定要及时到医院就诊，请心血管专科医生诊断是否已患上了冠心病。冠心病最常见的症状是胸骨后压榨样疼痛，同时，典型的心脏病发作疼痛会向左肩、左手或后背等部位放射，还有不典型的就更复杂了，无心绞痛的病情更严重。中青年人一旦发生上述症状，比老年人更容易发生猝死。因此，在这里要提醒中青年人，要警惕，一有心脏不适要立即上医院就诊，切莫忽视。

我国心脏病的患病率与死亡率都在急剧上升且呈年轻化，因此，如能积极改善生活方式，不吸烟、少饮酒，坚持运动，平衡膳食，重视饮食防病与保健，饮食宜少食多餐，不暴吃狂吃，以清淡、富含维生素及蛋白质食物为主，少吃肥肉和动物脂肪，多吃新鲜蔬菜、水果、瘦肉、鱼类、豆制品，吃得合理是防病之本。

第二节　心脏性猝死救治要快，日常预防不可忽视

背景资料：2006 年 12 月 20 日上午 9 点 43 分，北京 999 指挥中心接到一个求助电话，这个电话是从马季先生家中打来的，指挥中心派车立即赶往马季先生在天通苑的住所。

在现场，医生看到马季坐在厕所的马桶上，当时已经丧失了血压、呼吸和心跳，初步诊断为突发心梗。

最后，医生对马季进行了一系列紧急救治，将马季送往了昌平中医院天通苑分院，医院在进行了全力抢救后仍没有效果，著名相声艺术家马季被宣告死亡，享年72 岁。

马季先生突然离世让人悲痛，同时，也引起人们对心脏类疾病的又一轮集中关注。那么，如何才能防患于未然，让身体远离心血管病变的危害呢？《当代健康报》记者专访了心血管病专家和急救专家，谈心梗猝死及其救治。

专家档案：杨跃进，教授，中国医学科学院阜外心血管病医院副院长。王勇，卫生部中日友好医院心内科主任医师。

一、心梗猝死，救治贵及时

记者：当时 999 是第一时间赶到事发的现场，那个时候的情景是怎样的？

专家：指挥中心在 9 点 34 分接到报警后迅速派车前往，当时并不知道是马季先生，到达现场后，就看到马季先生斜靠在马桶上，当时血压、脉搏各种生命指征已经为零，瞳孔散大，颈部已经僵硬，四肢冰冷，我们迅速地把他抱到地上，进行

现场心肺复苏抢救。

记者：据你推测，那个时候马季先生已经离世多久了？

专家：估计起码在一个小时左右。

记者：999 的人员到达现场以后，发现马季先生猝死的原因是什么？

专家：考虑是急性心梗导致死亡，当时只有考虑首先是心脏性猝死才能这么快，而且，马季先生有多年的心肌缺血、心肌梗死病史。

记者：在平时 999 接到报警的一些信息中，关于心脏性猝死的大概有多少？

专家：这几年经过统计，心脏性猝死占整个出车率的 15% ～ 20%。但是，随着季节有很大的变化，夏天少一些，天气寒冷或是返暖的时候，这两个季节突发心梗猝死的人数比平时增加很多。

记者：心脏性猝死在心脏病发病的死亡率当中，大概是一个什么比例？

专家：如果是有心脏病史的病人，死亡最直接的原因是冠心病。冠心病在我们国内是逐年上升的，发病率与死亡率都已超过了一些发达国家，我们每年死于心血管病的人数大概是 260 万。其中北京地区还有一个特殊的现象，就是趋于年轻化，要比其他地区更突出一些，很多年轻人得心脏病，33 ～ 44 岁之间的人，发病率已经增长了 154%。

记者：马季先生有可能因为什么样的原因发生猝死呢？

专家：马季先生的猝死，显然是心脏性猝死，而且是由冠心病突发引起的，因为他 20 年前就已发作过心梗，他最近几年可能有感觉或没有感觉，以为好了实际上没有好，所以，很容易突然某个血管堵塞，诱发猝死。

记者：刚才提到去马老先生家的时候，发现已经是马季先生死亡一个多小时了，那么，抢救这类心脏性猝死的有效时间大概是多少？

专家：突发猝死的最有效抢救时间是 4 分钟，对于心脏来讲，这 4 分钟是非常关键的，抓住这 4 分钟，有的病人就有生还的希望，如果这 4 分钟白白的放弃了，有可能生命得不到挽救。可以这么说，心脏病一旦发作，如果马季先生要在任何一家医院的急诊室，或者 999 到现场后，立即看到他倒下去进行急救的话，抢救的成功希望还是很大的，大概在 80% 以上。如果说像马季先生这样在家里边，只要不在急救的地方，这种抢救过来的希望还是比较渺茫的。所以，关键的问题还是不要指望这 4 分钟，也不要指望他在急诊室晕倒，而重要的是做好日常的预防。

小贴士
家中常备四种药

居高不下的患病率和较高的死亡率，让很多人提起冠心病就心有余悸。其实，拥有良好的生活方式是人们远离冠心病的关键。可是，对于那些已经被确诊为冠心病的病人，如何避免发生心绞痛、心肌梗死等猝死呢？这时候，家中备几种常用药就显得非常重要了。一般家中常备下列四种药：

1.硝酸甘油

对冠心病患者来说，将硝酸甘油称为"救命药"倒也不算太夸张。因为这种药能够对抗心绞痛，只要舌下含服1片，就可以在1～2分钟之内迅速扩张血管，改善供氧，进而达到缓解疼痛的目的，可谓"奇效"。而且它的副作用小，一般只会引起轻微的头痛，即使是那些没有被确诊为冠心病的人，一旦出现胸痛也可以服用。

当然，任何一种药物都不可能是"万灵丹"，对于某些病人来说，如果服用1片没作用，可以隔5分钟再服用1片，重复2次后仍不见效者，就必须立刻送往医院了，恐怕是心肌梗死了。

2.硝酸异山梨酯（消心痛）

它与硝酸甘油作用相似，硝酸异山梨酯同样能够起到扩张动静脉血管、缓解心绞痛症状的作用。不同的是，硝酸异山梨酯作用时间较长，却起效较慢，所以通常不作为急救药物使用。只有那些使用硝酸甘油不见效，或极少数对硝酸甘油过敏的患者才能使用。

3.阿司匹林

预防冠心病不是一朝一夕的事情，而阿司匹林正是为了这个长期"抗战"而生。阿司匹林能够作用于血小板，控制聚集形成斑块，每天服100毫克左右。长期服用，就可以大大降低出现血栓的概率。

4.他汀类药物

他汀类药物是当今世界各国公认的降血脂药物。此外，它还具有稳定斑块的作用，可以长期服用，以避免血管被脱落的斑块堵塞。当然，他汀类药物的使用需综合患者的冠心病危险程度及其血脂水平。如低密度脂蛋白过低（小于 70 毫克 / 升），冠心病危险程度较小的患者就不适用，否则，很可能会让血脂降得过低，也不利于健康。

不过，患者不论使用哪一种预防和治疗冠心病的药物，都需要经过专科医生的认可，否则只可能是治病不成反误事。

二、防止心脏性猝死，预防很重要

记者：人的心脏是什么样的状态？发生什么状态的时候就有可能会导致心脏性猝死？

专家：大家都知道心脏是一个泵，但它同时也需要给自己供血，如果给心脏供血的血管堵了，就会导致心脏缺血、缺氧，如果堵得很厉害，很容易突发心脏停搏。心脏停搏只要有 5～10 秒钟，人就会晕倒。当然，除了心脏不跳以外，还有一个情况就是心律失常，或者叫室颤，这样也会晕倒。

心脏性猝死的根本途径有 4 条：①冠心病；②心脑血管发生破裂；③心脏血管阻塞；④心律失常。

记者：马季先生患心脏病 20 多年，在 20 多年当中也过得非常好，怎么就那一天在马桶上突然发生这样的悲剧呢？

专家：马季先生还患有糖尿病，糖尿病是突发心脏性猝死的危险因素。糖尿病病人有一个特点，就是对疼痛的反应不是很敏感，有时候可能没有任何不适感，没任何不舒服并不代表心脏是处于稳定或者健康状态，医学上称为无痛性缺血。另外，马季先生在大便的时候，也容易诱发心肌梗死或者室颤，因为大便的时候腹压增高，冠状动脉张力会有一些变化，容易导致斑块破裂、血栓形成，最后导致心肌梗死。

心肌梗死的诱发因素有 6 条：①高血压；②气候变化；③大便用力；④情绪变化；⑤过度劳累；⑥过度运动。

记者：我听说好多老年人在冬季特别容易发生这样的问题，请问，怎样正确应对？

专家：我们医院急救室每年都会遇到这种情况，像不适当的锻炼、劳累，加之对自己身体的情况不了解，有的人认为自己身体很好，实际上，很多潜在疾病因素都存在，但是，没有引起警觉和注意，也没有经过专科医生的检查，所以，当认为自己身体好的时候，进行剧烈活动，这种情况就容易诱发心脏性猝死。

记者：能不能在心脏性猝死前预见这个事件发生？比如说，病人本身没有一些很特殊的感觉，或者旁边人能够看出来他有一些变化？

专家：有的。一般来说预示心脏性猝死，主要有几种症状：比如首次发生心脏不舒服、胸痛，停下来就好，就是一过性的那种症状，包括牙痛、背痛、胃痛，都是这种提示。

心梗的征兆表现有5条：①一过性胸部疼痛，轻微不适；②胸闷、胃痛、背痛、牙痛；③晚间憋醒，突然感觉胸闷而惊醒；④面色苍白，感到心胸不适；⑤大汗淋漓，烦躁不安。

记者：应该怎样预防心脏病突发？

专家：主要是预防心肌梗死，预防有几个层面，一个就是心脏血管粥样硬化的预防，主要做到戒烟，控制高血压、高血脂，重视饮食防病与保健，吃得清淡一点，合理一点。

预防心梗有8条措施：①控制好血压、血脂、血糖；②不吸烟，少饮酒；③合理饮食，避免吃高脂肪、高糖、高盐饮食；④适当运动，提高体质；⑤彻底检查和治疗心脑血管病；⑥避免情绪波动；⑦按时服药；⑧避免过度劳累，切勿暴饮暴食，一定要重视饮食防病与保健。

第三节　分析心脏瓣膜病案，认识食物治病的重要性

据统计，急性风湿热或叫风湿病，以女性占多数，且大约85%发生在30岁之前。慢性风湿性瓣膜病变，即是由风湿活动反复发作造成的恶果。目前公认的风湿热的发病原因与上呼吸道的一种病菌——溶血性链球菌感染有关。病人常因过度疲劳、着凉或受潮湿等因素的影响而招致急性扁桃体炎、咽喉炎或猩红热，部分患者继上述疾病后，出现发热、关节红肿疼痛、皮疹、心慌，青少年患者还可能伴有异常的神经系统表现。这种病颇有复发倾向，若治疗不及时或医治不当，日久便会引起心脏瓣膜增生、粘连，以致硬化，甚至丧失其正常的生理功能，此即为风湿性心脏瓣膜病。

严重的心脏瓣膜病，最终无一例外产生心慌、气短、浮肿、咳血、心律失常或引起血管堵塞，患有风湿性心瓣膜病的女性，常常不适宜生育，以免促使病情恶化。

风湿性心瓣膜病的防治，首先要从控制感染入手，预防链球菌，目前有专家认为病毒感染也可导致瓣膜病。平素应加强身体锻炼，增强机体抗病能力，适当注意营养，生活安排要有劳有逸，要防寒防潮。积极治疗和消除溶血性链球菌感染病灶，如摘除反复发生炎症的扁桃体，拔除或医治龋齿，对慢性鼻窦炎给予认真治疗。曾患过风湿热的病人，要格外提防疾病的复发，每年冬春季节，是链球菌感染多发的时令，可在医生的指导下，采取预防性服药。一旦发生上呼吸道感染性疾病，应积极进行彻底治疗。

由于心脏瓣膜及其周围组织受损发生形态或功能异常，从而引起瓣膜狭窄或关闭不全，称为心脏瓣膜病。病人除积极治疗服药外，在生活上能自我照顾，也是维持生命、控制病情发展的重要措施。

那么，起居生活与饮食应注意哪些问题呢？

一、注意活动强度

1. 患有瓣膜病、在进行活动时，不宜出现呼吸困难、心绞痛、疲劳或心跳等症状。除防止激烈活动外，可以参加普通劳动，也可进行游泳、散步、性生活等活动。高龄妇女经医院检查同意后也可妊娠。

2. 当从事较重的活动，出现呼吸困难、心跳等心脏不适症状时，应控制活动强度和活动量。可从事轻微劳动、散步，也可短时间游泳。洗澡时间不宜超过 15 分钟，水温不宜过高。是否可以妊娠由医生检查决定，有 50% 以上的患者，妊娠后病情加重。

3. 如果进行一般性活动也经常出现呼吸困难、心跳、口唇发紫，此类病人应十分谨慎，原则上不能进行体育活动，不宜洗澡，可用湿毛巾擦浴，禁止性生活，不得妊娠。

4. 稍许活动即感呼吸困难，安静时也出现心衰症状，这种病人应停止各种劳动，充分休息，禁止性生活。

二、饮食控制方面

饮食除常规控制事项外，主要控制食盐的摄入量，轻度不全者每日食盐量控制在 5～6 克，中度以上者控制在 3～5 克。无明显水肿的患者，不必限制饮水的正常摄取。一般饮食量不宜过多，因心脏瓣膜病长期使用利尿药如洋地黄等强心药物而引起低血钾，可出现疲劳症状，为了缓解疲劳乏力，平时可以多吃香蕉、葡萄等含钾较多的水果。缺钾严重者，可口服补钾类药剂予以补充，以减轻症状。

案例：她服用大麦嫩苗麦绿素减轻疲劳程度。

徐某，女性，因心脏瓣膜病而发生严重缺钾，走路拖脚不起，爬楼梯无力气，稍用脑力就思维迟钝，睡眠不足引起精力不足，精神不振，昏昏欲睡等。医生听了她的主诉后，告诉她这都是体内缺钾所出现的症状，于是，配了一种叫氯化钾的药水。可是，这种药水实在难服，不仅气味难闻，口味更难入咽，小徐不肯服用，但是，药不吃病症更重了，只得卧床休息。

丈夫见她疲乏无力，很着急。一天，他听朋友介绍：麦绿素含钾量很高，每100克中含钾量8880毫克，含钾量比香蕉高25倍。朋友说：既然你妻子因心脏病而体内严重缺钾导致疲劳不能活动，何不买一些麦绿素来试服？麦绿素不是药，却能对人体起到意想不到的作用，被称为"细胞养护宝物"的天然植物保健佳品。

于是，小徐开始服用麦绿素，早、晚各服5粒，1周后就有了转机，觉得不再疲劳了。半个月后像换了个人，干家务也有精神了，感到十分惊奇。于是，她与丈夫来到供应这种麦绿素的单位，找到金开健康家园首席预防医学专家孙教授，询问为什么服用了麦绿素后就不疲劳了，原因何在？

孙教授告诉了她服用麦绿素为何能解除疲劳之奥秘。

疲劳，它表现为很多方面，有剧烈活动后肌肉疲劳；用脑过度或精神过度紧张，引起大脑疲劳；睡眠不足，引起昏昏欲睡；也有因服药引起的反应而感觉疲劳等。专家研究发现，不同类型的疲劳，有一个共同的特点，就是体内缺钾。

钾是提供一切生命活动能量代谢不可缺少的重要元素，它可以保证酶的正常工作，维持神经肌肉的应激性。当钾摄入不足时，或者因体力、脑力透支，细胞内钾离子减少，代之以钠离子和氢离子。这种细胞内外离子的浓度差改变，使神经肌肉细胞膜的应激性下降，神经冲动传导发生障碍，导致细胞产能不足，所以，我们说疲劳是缺钾导致代谢产能不足的表现，尤其是耗能较多的大脑和肌肉特别敏感。专家经过研究发现，疲劳是人体对钾过度流失产生的一种抑制反应。人体的生命活动只要在进行，钾就会不断地减少，当钾减到一定程度时，人体会"智能"地采取"紧急措施"来阻止钾的继续流失，此时，人就会感到疲劳，这是机体向你发出"需要补钾"的警告。在研究中，专家还发现一个奇怪的现象：人体对钾和钙的吸收与体内镁的多少密切相关。单纯补钾、补钙而缺镁，钾、钙浓度不会显著提高，如果同时补镁，血钾和血钙便会随之上升。

那么，麦绿素是什么物质呢？它是植物性天然食物，是大麦的嫩叶加工而成的一种有机绿色保健品，是帮助人体细胞修复、细胞营养、细胞更新、细胞强壮的天然均衡营养的物质。麦绿素中含钾 8880 毫克 /100 克，钾含量比香蕉高 25 倍；钙 1180 毫克 /100 克，钙质含量比牛奶高 11 倍；镁 224 毫克 /100 克，是碱性食品之王。加上麦绿素中含有丰富的营养物质，如小分子蛋白质、活性肽、维生素、各种天然矿物质、微量元素、叶绿素、各种活性酶，可快速增加人体血钾水平，活化细胞，增强耐力，促进体能恢复，是消除疲劳、保持精力充沛、令人思维敏捷的主要能源。对于缺钾引起的疾病能促使康复，特别是心脏病患者，因长期服用利尿剂如洋地黄一类强心剂会导致体内钾缺乏，十分疲劳，对他们有明显的辅助治疗作用，对正常人改善疲劳也十分有效。

第四节 冠心病患者配合医疗八项注意

老年人一旦患了病，尤其是血脂异常或冠心病，除了由医生给予充分的治疗外，患者本人也应配合医疗，应做到如下八项注意：

一、不要麻痹大意

得了病一定要正确对待，既不要麻痹大意，也不该过分紧张，要有一个科学的态度。即使疾病较为严重，也不要有思想包袱。常言道："乐观去病三分，愁眉苦脸病重三分。"因此，万万不能身体未垮而精神先败。就是患了不治之症，也不该屈服于病魔，争取一线希望，精神尚存或可转危为安。

二、不要不了解自己的病情

患慢性病的人，要学点医学知识，世界上任何事情都有一定的规律，疾病也一样。懂点医学知识，熟悉你自己所患疾病的原因、病理、症状和治疗，就容易掌握它们的规律，知道在什么情况下病情会加重，以便注意和采用相应的措施。

有人说："病人最好别看医书，越看越怕，加重思想负担，不如不看。"这种说法不对，应该说是缺乏科学的态度，无异于讳疾忌医。历代不少名医，早先也是因为自己多病才走上医学道路，这就是人常说的："久病成良医。"人家能学医，为他人看病，为什么自己有病不能学点医学知识，减轻痛苦，争取早日康复呢？

三、不要乱投医

病急乱投医是慌不择路，慢性病乱投医是想一治就好。这种心情可以理解，但是，这种做法和想法，于治疗是不利的。如今游医和江湖骗子很多，不明真伪很容易上当受骗，甚至用药不当，耽搁治疗时机，加重病情，危及生命，所以，切莫乱投医。

四、不要盲目用药

"是药三分毒。""十药九毒。"这种常识人人都应该知道。什么事情超过限度都是有害的，药物就更明显，"恨"病多吃药，过量就可能出现危险。旧病没有治好，又添新病，即使是补品，也要适当，蜜多不甜，物极必反，切不可随意加大用药剂量，或是同时服用几处开的药。药品效果是否适宜，自身感觉最灵验。如果身感不适，应及时向医生问明情况再服药，切莫自己停药或换药。是否停药或换药，应由经治医生指导决定。

五、不要盲目忌口

有些疾病，病人忌口是配合治疗不可少的措施。如糖尿病忌食糖、肾脏病忌食盐、肠胃溃疡忌食刺激物、高血压忌饮酒等。这里要说的是，有些人信那些毫无科学依据的道听途说，人云亦云，应该食用的忌掉了，不该吃的倒不忌，甚至把必要的饮食营养都忌掉了，这对康复十分不利。加强营养，增强抵抗力，是战胜疾病的根本办法，如果长期缺乏营养，不要说是个病人，就是健康人也会病倒的。所以，对日常生活饮食营养，一定要遵照医嘱，不要盲目随便禁忌。

六、不要操心，少生闷气

俗话说："一碗饭填不饱肚子，可一口气能把人撑死。"许多病由气而生，情绪对健康的影响很大。患有慢性病的中老年人，不论遇到什么不顺心的事儿，都不要生气，心胸开阔些，凡事看淡些，想远一点，是非搁在一边。要学会自己安慰自己，爱护自己，精神上少一份负担，吃饭也能增加几分香味，病也会减轻些。

七、不要感冒

青年人感冒，一碗姜汤，出一身汗也就过去了。可是，中老年人尤其是患有慢性病者，感冒会使新病加重，旧病复发，特别是患冠心病的人，往往因感冒而诱发血压突然升高，心绞痛发作，甚至心肌梗死而猝死。患病的人由于体弱和抵抗力差，又极易患感冒，所以要特别注意保暖防着凉。换季时，要注意增减衣服，以自己感觉不冷或不热为宜；晚间上床，无论冬夏季节，不要赤身露体；秋天气候早晚较凉，衣服也要随时加减；外出时多带几件衣服，不要淋雨，多做鼻部按摩以防伤风。流感发生时，不要去公共场所，免受传染。

八、不要懒做少动

适当活动，可以促进血液循环，加快新陈代谢，帮助消化，改善机能，增强抵抗力。除了确实需要卧床的病人外，适当活动确有好处。所谓"适当"即量力而行，不要过分勉强。早起一点，可到室外活动，如到公园、田野、河畔等处走一走，呼吸新鲜空气。体质稍好点的人，可以打太极拳、做健身操等，要持之以恒，贵在坚持，能做些家务更好，达到督促自己活动的目的。切忌懒做少动，这对健康十分不利。

第五节　就诊心理与误区种种

有病到医院看医生，在很多人看来似乎不是个问题。然而，有关医院专家反映，在他们多年的门诊接诊病人中，有相当一部分人不会看医生，其中尤以中老年人居多，这些患者主要表现在"就诊心理"与"就诊误区"两个方面。

一、就诊心理七种表现

当你到医院就诊时，你对自己的病和医生一定有些想法，这些想法就叫作"就诊心理"。

疾病能否得到正确的诊断和治疗，除了决定于医生技术水平的高低和处方用药的正确与否外，还与就诊时的心理状态密切相关。这不仅是医生需要掌握的，你自己也应该正确对待，不然会给医生诊断带来一定困难，也会影响治疗的效果。

粗略统计，主要有下列七种"就诊心理"。

1. 想象诊断

病人就诊时，已经对自己的病做了自我诊断，他们抱着患有某种疾病的可能性的想法，有时还综合其他各种症状，自己臆造病情，同时，也往往臆造与之吻合的症状，这就容易干扰医生，甚至造成误诊。

2. 忽视疾病

有的病人自认为病情较轻，自己体质又好，就诊时常抱无所谓的态度，好像办一件无关紧要的事一样，注意力不集中，叙述病情很简单，甚至不按医嘱服药。这会贻误病机，影响治疗效果。

3. 挑剔心理

就诊时，有人喜欢用挑剔的眼光打量医生，暗自对医生进行评价，然后才决定找哪位医生就诊，尤其看中医时，总喜欢找老医生。但是，事实上，医生的技术或态度不完全是由年龄或相貌来决定的。

4. 定向心理

有的人对某个医生非常佩服和崇拜，甚至达到理想化。有的则迷信"名医"，因而排他性很强，不分病情轻重缓急，非某个医生或"名医"不就诊，往往延误病程，变生他病。

5. 依赖心理

有的人好似退化到幼儿时期的状态，有时像依赖亲人那样依赖医生，总把医生的话当作"圣旨"。依赖的程度越深，病人就越会被所依赖的医生左右，甚至自己已知不对，还是照着去做，达到"迷信"的程度。

6. 疑惑心理

有些病人常对医生和药物产生疑惑，爱用怀疑的眼光注视医生，经常表现出急躁、恼怒和埋怨的情绪，不愿多谈病情，稍不如意就调换医生就诊。他们对自己身心的微不正常，往往用充满误解和极端的解释来揣测，执拗地确信自己患了某种重病，甚至癌症，因而要求医生进行手术或做种种检查。

7. 求愈心切

有的病人，既看中医，又看西医。有病乱投医，听风就是雨。结果欲速则不达，事与愿违，事倍功半，使诊断相互矛盾，药效相互抵消或重复，甚至出现药物中毒的现象，造成不良后果。

二、就医误区五种

有相当一部分人不会看医生，其中尤以中老年人居多，这些患者步入就诊误区，大致归纳为如下五种。实际上，这些都是患者心理因素造成的，对自己治疗疾病很有害。

误区之一：患者不愿配合医生做必要的检查，自己当医生点药要药

大多数为一些慢性病患者，自认为久病已成良医。当医生提出做必要的检查时，他们常常觉得麻烦，没有必要。哪里不舒服，配点药吃，症状减轻了也就算了。比如：有的高血压患者甚至连测血压也认为多余，以至于长期做一般性头痛治疗。

误区之二：略懂一点医学知识，盲目地给自己下结论，跟着广告走

这些患者，多为一些略有文化、懂点医学常识的人，他们比较注重收集信息，了解情况，往往会突然发现自己身体的某个部位有了异常现象，或是长了什么东西而紧张不安。有的把药品广告中的适应证，硬性地往自己身上套，病急乱投医，治病乱服药，一味跟着广告走，千方百计要求医生多用"好药""贵药""新药"，有的更是药还没用完一个疗程，就再三要求医生另换新药。

误区之三：很少关注自己，内在感受力很差

这类患者，中老年人居多，一般身体情况尚好，工作较忙，且平日很少关注自己，加之内在感受力很差，身体偶有不适，不当一回事。即便有病去看医生，也不愿多主诉病情，更不要说定期做健康检查。殊不知，由于年龄的增长，人体的生理机能和器官功能也在逐渐减退，特别是随着生活水平的提高和生活习惯的改变，很多老年性疾病都有低龄化趋势。

误区之四：依赖和滥用保健药品

保健药品，本只能对疾病治疗起预防和辅助作用，它们一般为"健"字号，还有的营养保健品只是"食"字号。只有"准"字号的药品，才能投入临床治疗使用。而有些人明明患有某方面的疾病，却不遵医嘱，一味依赖和滥用保健品，要求医生多开保健、营养药品。

误区之五：习惯经常看医生，有疑病性倾向

这类人群，总觉得自己患有某种严重的疾病，经常去医院看医生，诉说自己想象中不舒服症状。经医生检查，他们一般没有器质性病变。但是，他们往往对医生的检查及结果不满意，以至于频繁往返医院。其实，这一类人不妨去看看心理医生。

第六节　心脏病患者慎用药

药物在人类对健康与长寿的追求中极为重要，如用得适当，确有药到病除之效。但是，错误用药或分量不当又可引起不良反应，甚至中毒，良药有时变为毒药。因此，懂得如何去安全用药是十分重要的大事。

一、如何安全用药

首先，必须按照医生所嘱咐的分量、时间、限期及其他指示服药。别以为吃较大量的药便可早点病愈，也别以为症状好转便可提早终止服药。长期服的药物，如治疗心脏病、高血压、糖尿病等病的药尤其不可随意终止，以免疾病突然恶化。

若服药后感到不适，不要自行放弃服药，应立即与医生取得联系，取得医生的指导。

别与您的亲友比较医生开给您的药量，或拿他们的药来吃，也不应让他们分用您的药，即使您与他们的症状相似也不行，因为每个人的身体状况不一样。

服药先看清楚药瓶或药袋上的指示，以免错拿药物或错服分量。须留意有些药物宜与食物一起服用，看清是饭前服还是饭后服。有些药应空腹服，如果饭后服则效果不好，不仅药效差，而且易发生药物刺激反应。有些药则需要特别的方法服用，有些药有特殊的储藏要求等。

老年人比年轻人有较多的病痛，不少人都需长期服药，尤其是冠心病患者，还要服多种不同的药物。老年人的肝与肾普遍都比年轻时弱，所以，药物的代谢与排泄亦较为缓慢，并有积聚体内的危险。因此，老年人用药要倍加慎重。

除了服药不当或过量可导致不良反应之外，正确服药有时亦有副作用和过敏反应。何谓副作用？副作用是指药物产生的不良作用，而过敏反应是指体内免疫系统对药物所做出的反应。每种药物都有产生过敏或副作用的可能，程度因人而异，因此，如果以往曾发生过药物过敏或严重副作用不适的情况，应如实告知医生，以让医生根据你的具体情况进行药物选择，避免发生意外。

二、走出用药的误区

用药的最终目的是希望治愈疾病，但是，并不是每个病人都能如愿以偿。有时候，即便医生的诊断与用药都正确无误，但是，由于患者用药不讲究科学，不够规范合理，从而导致疾病迁延不愈，甚至越治越复杂，越治越厉害。临床中常遇到这样的事例，查其原因，主要是病者用药不当，不按医嘱，因此提出如下用药禁忌：

一忌用药瞒医生

以往常听人说："有病不瞒医生。"意思是生病不能讳疾忌医，生病就医时，应该主动告诉医生以前用过什么药，现在正在用什么药，用这些药物治疗时出现过哪些反应，这样有助于医生选择药物，确定治疗方案时能全面考虑，扬长避短。譬如：你以往使用某药出现过过敏反应，医生就会避开在化学结构或性质上类同的药物而另选他药，以防止再次出现过敏反应。又如：你曾使用过某药确实无效，医生则会考虑另选有效药物治疗。

二忌任意改变用药剂量

身受病痛折磨的人常常操之过急，误以为增加用药剂量或次数会增强药效。一般说来，在一定范围内药物剂量或者说血药浓度的增加，药效亦随之而增强，但是，这种药物的剂量与效应关系是有限度的。当给药后，血药浓度随给药次数而缓缓上升，当升至最大效应时，如果再增加用药的剂量，则效应不变。因此，当药物的血药浓度已达到最大效应，已无必要继续增加药量，否则，不仅疗效不会增加，反而会产生毒副作用。

此外，从开始用药到达到最佳血药浓度，常需多次给药逐步积累，任意增加给药次数或改变给药方案，都会扰乱或破坏药物在体内的代谢过程和效应的发挥，给治疗带来不利的影响。因此，病人用药时，必须遵守医嘱，按一定的剂量、次数与时间服药。

三忌任意终止用药

人们用药常沿用一种错误的"自愈标准"。例如：因头痛发热而使用解热镇痛药治疗，当体温退至正常或疼痛缓解、消失，即认为疾病已完全治愈，于是，便擅自减药或停药作为对症处理，此举似乎无可厚非。但是，有时候病的成因和发展是十分复杂的，同样是头痛和发热，常是多种疾病所引起的症状，解热镇痛药所起到的仅是解热镇痛对症治疗，如果在停用解热镇痛药的同时，也停用病因治疗药物，则会潜伏着复发的隐患。

对于心脏病的治疗药物，擅自停服更危险。例如，心痛定、倍他乐克等治疗高血压、冠心病的常用药，如血压已降至正常，也应在医生的指导下长期服用。突然停药，可使血压大幅度波动，出现高血压危险，甚至有发生中风、心肌梗死的危险。对心脏病长服的强心药物，如果突然停药，可导致病情恶变，危及生命。即使普通常规的安眠药物，有些人长期服安眠药而产生依赖性，如果突然停药，可出现震颤、癫痫样症状。

在临床治疗中，只有确认某药物无效或在治疗中出现难以控制的毒副反应才可暂时中止或完全终止停药。由此可见，所用的药该不该减量，何时停用为好，决不能根据某些局部或全身症状的暂时缓解或消失来判断，而应依据病人临床情况做全面的综合分析，应遵医嘱用药。

四忌擅自随意更换药物

足够的血药浓度，未反映出解除疾苦的疗效，便怀疑所用药物是否管用，因而忧心忡忡，急于另寻医生更换药物，或者自购非处方用药，甚至想方设法去寻觅偏方、验方，以期于瞬间带来神奇疗效。

此类患者大多心情焦虑，对正规治疗常失去信心，因而经常把注意力放在更换新药上面，既耗精力，又费金钱，而最终并不能获得预期疗效。在治疗疾病的过程中，更换药物虽然是件寻常之事，但是，必须在医生的指导下，符合科学原则，应该有客观依据证明原来使用的药物无效或者病人不能耐受，否则，病人自己不宜擅自更换药物。

有些新药的危害性是在使用很长时间后，才逐渐暴露出来的。例如：治疗心血管病的药物"心得宁"，开始时认为它只作用于心血管，选择性高，针对性强，具有较大的优越性，于是广泛大量地在临床使用，日子一长，才发现它可以引起皮肤溃疡、心包溃疡、腹膜溃疡、角膜溃疡，严重的角膜溃疡可以使人失明，因此，世界各国和我国已禁止使用。

五忌服药上瘾

吃药上瘾在现实生活中是个值得关注的问题，混淆"补"与"治"的界限。当今，"补"字的含义既含糊又复杂，各种"健"字号的保健品、饮品、滋补剂纷至沓来，加之这些商品广告经常夸大其词地过分渲染，使得某些患者以"补"代药，生病时首先想到的是"补"，而不是积极地问医求药，从而延误疾病的诊治。就现代医学观点而言，某些经科学验证的滋补剂，应具有增强免疫功能，对某些疾病起到生物调节的作用，在治疗过程中起到辅助治疗作用，因此，选用补品要适当。然而，机体对"补品"的需求，尤其对某些维生素与矿物质微量元素的摄入，谁也不能确定最合理的用量。一般来说，一个健康的、不偏食的人没有必要长年服用多种维生素和微量元素。但是，有些人却认为服用维生素只会有好处。

有人认为维生素 C 可以预防感冒，维生素还可以抗衰老，其实，这都是不正确的看法。有的人长期服用维生素 B_{12}，这种用药是错误的。因为缺乏维生素 B_{12} 的情况相当少，就是在治疗时用到维生素 B_{12} 时，也只是注射，而不是口服。

维生素 E 通常被说成可预防心脏病，改善男性激素，延缓衰老，事实上，根本没有这方面的临床证明，况且维生素几乎在所有的食物中都有。

过量食用某些维生素是有害的，甚至有生命危险。过量服用维生素 C 可能引起腹泻和肾结石；大剂量的维生素 A 会引起颅内压增高、头痛烦躁等，还会中毒；过量食用维生素 D 会引起恶心作呕、肾结石与高血压症。

事实上，我们不知道何时体内缺乏某种维生素，何时某种维生素过量，何况过量服用某种维生素比缺少某种维生素引起的后果更严重。应当指出：人为地过量服用维生素可能上瘾，一旦上瘾后停止服用，会出现维生素缺乏的病理症状，要引以为戒。

各种维生素广泛存在于各种食物中，只要不偏食，我们完全可以从日常的膳食中摄取，没有必要长期服用，防止上瘾。

三、危害心脏的药物种种

老年人易患心脏病，而有了心脏病又患有其他疾病时，在用药方面应特别谨慎小心。平时治疗心脏的药物，如洋地黄、奎尼丁、心得安、利多卡因等，这些药物的毒副作用，容易被医生和病人重视，然而，不作为治疗心脏病的其他药物对心脏的毒害，则往往被医生和病人忽视。

那么，究竟有哪些药物对心脏有毒害作用呢？据专家研究与临床观察，主要有如下种种：

1. 丙咪嗪、氯丙咪嗪、多虑平等精神兴奋药，皆对心脏的传导系统有毒性作用，可引起心律失常与传导阻滞。

2. 双肼酞嗪、长压啶、地巴唑等血管平滑肌舒张药，可引起冠状动脉痉挛，加重心绞痛和心肌缺血。

3. 水合氯醛，若使用剂量增大，可毒害心脏而影响循环系统，出现心跳抑制和血压下降。

4. 保泰松、安妥明、氯丙嗪、非那根、磺胺类等，可致中毒性心肌炎或过敏性心肌炎。青霉素也可致过敏性心肌炎。

5. 盐酸山奈茶碱、加兰他敏等平滑肌、横纹肌兴奋药，可引起心脏传导阻滞、心动过缓、心律不齐。

6. 氨茶碱、盐酸麻黄素等止喘药，可致心肌过度兴奋而发生心悸、出汗、惊厥、心动过速、血压剧降等。

7. 肾上腺素、重酒石酸去甲肾上腺素、盐酸麻黄碱等抗休克药，对心脏的毒性作用较大，可出现心律失常，常见的为室性、室上性期前收缩，以及心率过速及心悸，严重者可引起心室颤动而致死。

8.肼苯哒嗪、硫酸胍乙啶、硫酸胍生等抗高血压药，可引起心跳过速、心悸及直立性低血压。

此外，硫酸阿托品、颠茄酊可使心跳加快；醋酸可的松、氢化可的松、强的松可致心动过速；盐酸依米丁可出现心前区疼痛、心搏过速，甚至心律不齐等。

四、家庭用药误区多

近年来，随着人们对身体健康程度的提高，药品市场的开放，以及医学知识的普及，很多家庭都存有一些备用药，有些家庭药箱里的药品种类还颇为齐全。这原本是一件好事，然而，在日常生活中，家庭用药存在一些误区，往往因此而引起药物中毒，甚至酿成悲剧。

下面就目前家庭用药存在的几个误区及需要注意的问题做一分析。

误区之一：药品存放不规范，保管不严，导致误服误用，甚至药物中毒。

许多药物都有有效期，例如：红霉素、四环素、多酶片、乳酶生等，若保存不当，极容易造成过期失效。有些药物，如阿司匹林、酵母片、异烟肼等，容易受光线、温度、湿度等因素的影响而减低疗效，甚至增加毒性。有些药物需要在特殊条件下保存，如胰岛素，需要冰箱冷藏，否则就会变性而失效。所以，家庭用药要按说明书要求的条件存放，购药量不要太多，否则，轻则造成浪费，重则误服误用而引起毒副反应。有的家庭由于药品保管不严，儿童乱拿乱吃而引起中毒事件，媒体已屡有报道。有则新闻说：因将治疗脚气的药水当作眼药水误滴眼睛，导致眼睛被烧伤而失明。所以，家庭用药要注意将药品存放在相对固定的位置，不要经常移动，应做醒目标签，以便识别，还应将外用药品与口服药品分开存放。不要用空药瓶装外用药与农药，更不能将农药与治疗药一起混放。

误区之二：用药缺乏科学性和系统性，头痛医头，脚痛医脚，往往耽误病情，甚至加重病情而后悔莫及。

据媒体报道：一个急性闭角型青光眼患者，就是因病了没有及时到医院去看医生，而是自己到药店里胡乱买药吃，耽误了病情而双目失明。病人开始是觉得头痛，眼睛胀痛，眼眶痛，自以为是普通头痛，就吃止痛片，后来又出现左眼发红，伴恶心、呕吐、肠胃不适，又以为是患了红眼病和消化不良，于是，去买消炎眼药水点睛，吃酵母片，用药后症状反而加重。这时候，患者的一个好心亲友将医生给她开的而用剩的半瓶阿托品滴眼液送给了这个患者。这位亲友因患过急性虹膜睫状体炎，典型症状也是眼睛发红，本希望把药给了这位患者，能把她的"红眼病"治好，可是，万万没有想到，病人滴完阿托品点眼液后，症状急剧加重，视力明显下降，另一只眼睛也出现同样症状，等家属带她到医院就诊时，病人已双目失明，医生诊断为双眼青光眼绝对期，已无复明希望。这个病人开始发病时双眼视力都还很好，要是及时就医是完全可以免于失明的。而遗憾的是，她自己错用了阿托品滴眼液而加重了病情，并诱发另一只眼睛也出现青光眼急性发作。所以，家庭用药最好是医生检查明确诊断后，再有目的地系统正规用药。当然，药品可以在医院配取，也可以到药店里去买，或者用家里已备好的。但是，不明诊断，切莫乱用药。

误区之三：出现了某一种症状或体征，就自认为自己患了某种病，而到处买药吃，一种不行，再换一种，直到把所能找到的治疗某种病的药几乎都吃遍了，还是没有效果时，才想起到医院去看病。

有一个患者双眼皮"浮肿"，因为听别人说："眼皮浮肿是肾虚所致。"于是，就认定自己患了"肾虚"，先后吃过金匮肾气丸、枸杞丸、三鞭丸、三宝双喜丸等近十种补肾的药品，药吃了不少，可是眼皮浮肿还是不消退，最后在家属的陪同下到医院诊治，原来患的是"双眼泪腺炎性假瘤"。经手术切除肿瘤，配合药物治疗方得痊愈。

误区之四：用药时不仔细，或使用方法不当，引起毒副作用，给医生后期用药带来困难。

目前，常用药物有近千种之多，药名繁杂，许多药名之间只有一字之差，使用时稍有不慎，就会张冠李戴，甚至导致悲剧的发生。例如：氯化钾注射液和氯化钙注射液，消炎痛和消心痛，他巴唑和地巴唑，利血平和利血生等，往往一字之差，而失之千里。因此，用药时要十分警惕，以防止互相代用和误用。有一些病人用药不按说明，也不遵医嘱，而是自己随意增加和减少剂量，这样做也同样很危险。还有一些病人热衷于用进口药、名贵药，用抗生素时，一下子就用上了新一代的抗生素，殊不知任何新药的毒副作用，都要使用相当长的时间才暴露出来，因此，对新药不要盲目追求，还是"慢半拍"为好。盲目用药，又不规范用药，用药后效果不好或无效才到医院就诊时，已造成了细菌耐药性，给医生后期用药带来了很大困难。

家庭用药的误区是多种多样的，这里只是列举几种比较典型的情况，目的在于提醒大家，家庭用药应注意安全。

第七节　冠心病患者的急救药盒

急救药盒，这里指根据冠心病患者容易发生心绞痛、心律失常等专门配备的一些特殊药品，可应急服用，迅速奏效，是为自己保健的一项重要措施。

那么，急救药盒应配备哪些药品？怎样正确使用呢？

急救药盒，通常应备有硝酸甘油片、心痛定、安定、亚硝酸异戊酯注射液等。根据其药理作用及疗效出现的快慢，现介绍如下：

1. 硝酸甘油

这是一种已使用百年以上，至今仍不失为治疗心绞痛的首选药物。它可以直接松弛血管的平滑肌，特别是小血管平滑肌，使周围血管扩张，外周阻力减少，回心血量减少，心排血量降低，从而使心脏负荷减轻，心肌耗氧量减少，随之心绞痛得到很快缓解，以解除胸闷、胸痛等症。

每逢发病，立即取 0.5 毫克（1 片）放在舌下含化，初次应用先含 0.3 毫克，以观察其敏感性和副反应。

由于舌下毛细血管十分丰富，吸收很快，一般 2～5 分钟即可见效，且能维持 30 分钟左右。用药时，需将身体紧靠在椅子上或沙发上。若站着含服，因脑部缺血，易眩晕无力，面色苍白，甚至昏厥，造成摔伤；若卧床含服，会增加静脉的回心血流量，使发病时间延长，故以坐式含服为宜。

若病情未缓解，可再含 1 片。对心绞痛发作频繁者，在大便前含服 1 片，可预防发作。

另有一种新型的硝酸甘油贴膜，可预防和治疗心绞痛，尤其适用于夜间、出差、旅游、野外工作的心绞痛发作。每日用 1 张贴于左前胸皮肤上，疗效能持续 24 小时，以解除后顾之忧。病人用药后，可有头痛、面红、眩晕、耳鸣、灼热等反应。其中头痛由于脑血管扩张所致，被视为药物已发挥作用的标志，只要平卧休息片刻，或喝点热茶，即可很快恢复正常。但该药对严重贫血、青光眼、脑出血、颅内压增高、低血压、过敏者等，均禁止应用。

2. 心痛定

心痛定又称硝苯地平、硝苯吡啶，能松弛血管平滑肌，扩张冠状动脉，增加冠脉血流量，显著改善心肌氧的供给。同时，能扩张周围小动脉，降低外周血管阻力，使血压降低。故适用于防治冠心病心绞痛，特别是变异型心绞痛和冠状动脉痉挛所致的心绞痛。它对呼吸功能没有不良影响，也适用于患有呼吸道阻塞性疾病的心绞痛病人，还对伴有高血压的心绞痛，或顽固性充血性心力衰竭，均有良好的疗效。

应用时，舌下含服 10 毫克（1 片），约 10 分钟生效，可维持 6 ～ 7 小时。用药后，可有头痛、眩晕、面红、口干、恶心、呕吐、舌根麻木、腮部痉挛等反应，但是多数较轻，若继续含服，会自行消失。该药对低血压病人慎用，孕妇禁用。

3. 安定

安定具有镇静、催眠、抗焦虑、抗惊厥及松弛肌肉等功效，可用于心绞痛伴有心情烦躁者，也可用于心律失常者。

每次口服 2.5 ～ 5 毫克，1 日 3 次，服后可有嗜睡、便秘等反应。孕妇忌用，青光眼及重症肌无力的病人禁用，且应戒除烟酒。

4. 亚硝酸异戊酯

亚硝酸异戊酯，又称亚硝戊酯，具有扩张冠状动脉及周围血管的作用，起效快，但维持时间较短。

当心绞痛急性发作或用硝酸甘油无效时，可将其小安瓿（每支 0.5 毫升）包在自备的手帕内拍破，置鼻孔处吸入。其注意事项与硝酸甘油相似。

综上所述，硝酸甘油主要用于心绞痛急性发作；若未见效，可重复应用，或改用亚硝酸异戊酯。心痛定可防治多种心绞痛，且维持时间较长。若心绞痛急性发作，伴室性心律失常或心情烦躁，则将硝酸甘油与安定合用为佳，但不宜连续大量使用，以免中毒。

由于急救药盒中的药物很不稳定，若暴露于空气中会很快失效，故应贮存在棕色瓶内，让病人随身携带，以备急用。用毕旋紧瓶盖，严格按有效期及时更换。若病人感到药物越用越不灵了，说明机体对药物已产生耐受性，可请医生指导，改用其他抗心绞痛药物，如消心痛、心可定、冠心药合丸、速效救心丹、益心丸等，也可交替使用。

夜间，急救盒要放在床头，病人随手可及，切莫麻痹大意。

第八节　冠心病患者常携"救命卡"

随着年龄的增长，器官功能逐渐退化，疾病的发生率也随之升高，影响着老年人的健康长寿和生活质量，尤其是一些心、脑血管疾病，发病急骤，多因失去抢救时机而丧生。所以，若事先有备，往往可以赢得抢救时间，提高抢救成功率，挽回生命，甚至恢复健康或延长寿命。

为做到"有备无患"，老年人特别是患有"冠心病、高血压"的老年人，不妨自制一张"健康备忘卡"，或称"救命卡""急救卡"。随身携带，以备急用。卡上主要包括以下内容：

1.自己的姓名、年龄、家庭和单位电话号码，以及家人的联系方式。外出时如感身体不适或突然发病，在场的其他人可依据"救命卡"上提供的信息，及时与您的家人或单位尽快取得联系。

2.当地几家大医院的急救电话号码，如通常急救中心的电话号码为120。大部分医院急救中心都提供免费接诊服务，拨打急救电话，急救中心可提前做好抢救准备，赢得时间。或到现场救护时，可避免因非医务人员护送不当而加重病情。

3.身体健康状况，患有何种疾病，如心脏病（冠心病、风心病、高心病等）、脑血管病、高血压病（平时血压是多少）、糖尿病、肺气肿等。急救医生可据此推测此次发病是否与这些疾病有关。

4.最近做过什么检查，结果如何。例如：心电图、脑电图、拍片、化验等有可能作为此次发病的参考。

5.正在服用的药物名称、剂量。身上是否携带有急救药，放在什么位置，药品是什么，如硝酸甘油、速效救心丸等。

6.曾引起过敏的药物、食物或其他物品，以免在急救治疗中防止再次用到这类过敏药品或食物，防止和重视引起过敏的药物或因过敏而致病。

备有以上内容的一张小卡片，决非多此一举，不是小事，而是关系到急救生命的大事。如果在外出途中或活动中突然发病，特别是当不能表达或神志不清的时候，在场的其他人可以马上和急救120联系送往医院，并及时通知家属前来处理。医生可以根据"救命卡"上的内容，判断出发病原因、所患疾病，立即进行抢救，针对性治疗，减少盲目性和重复检查，赢得抢救时间，提高抢救成功率，小小一张"健康备忘卡"能抢救一条生命。因此，冠心病患者出门要携带"救命卡"，切莫忘记。

卷尾语：远离心血管病变，饮食防病始于少年

　　传统的养育观认为：孩子应该是尽可能地摄入营养，胖了也没关系，长大了自然会瘦下来的。其实，这是错误的。

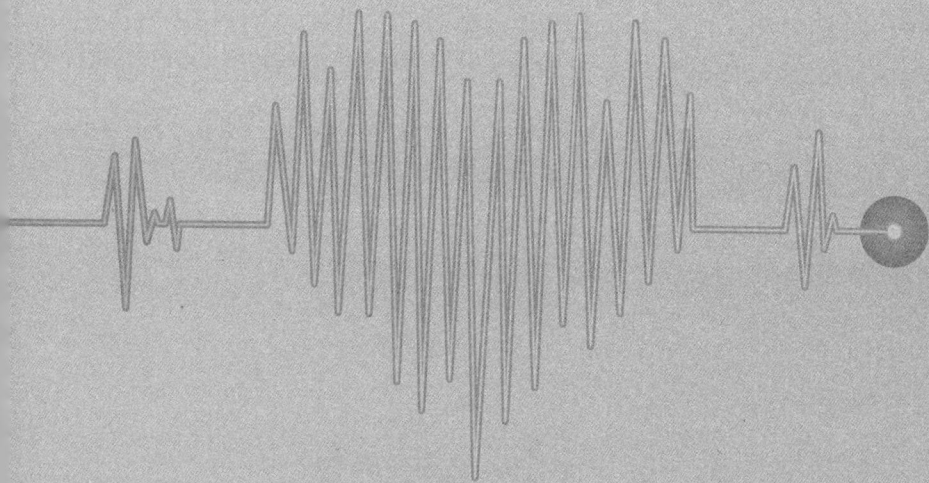

一、儿时肥胖长大后难减轻

最新的科学研究发现，随着生活条件越来越好，孩童儿时肥胖，长大成人后体重也很难减轻。儿童肥胖的人成年后早逝的概率会比普通人大 1 倍。而到了 13 岁时还肥胖的人，女孩长大后患心脏病的概率为 57%，男孩则为 12.9%。而且这些胖孩子患其他疾病，如糖尿病和高血压的概率会高达 33%。

二、少儿期已形成"富贵病"

动脉硬化、肥胖症、高脂血症、冠心病和高血压等"富贵病"，都是老年人的常见病、多发病。但是，现在越来越多的研究表明：这些病的原因在少年期就已形成。中医学认为："人欲抗御早衰，应从小人入手。"心脑血管疾病的形成是个缓慢的过程，一般可达 10 ～ 20 年。如预防动脉硬化斑块的形成，在少年动脉黄斑出现前，就应做好预防高血压的工作，应防止少年偏食，营养要均衡。其中，蛋白质、脂肪、碳水化合物三大产热物质的营养素要做到 1：2：5，近似人奶成分的比例，成人则宜为 1：1：4。

三、肥胖少年心血管病变的原因

少年摄入的热源一旦超过了糖原的最高标准，多余的热量便作为甘油三酯贮存起来。脂肪由复杂的甘油三酯分子组成，脂肪在贮存过程中，医学上称"肥大"，也就是脂肪分子由于养料充足，越长越大，逐渐膨胀。这就是肥胖少年易形成高脂血症、心肌梗死的原因。对少年来说，热能过剩，还会出现增生的现象，也就是产生新的脂肪细胞。所以，当脂肪类食物占每日热量的 60% 以上，饮食中的碳水化合物的热量降到 10% 以下时，少年体内增生的脂肪细胞—肥大，就会肥胖。同时，血液中各种酸和酮体逐渐集结起来，就会影响大脑，使少年产生幻觉，甚至陷入昏迷，中枢神经系统的功能就会失调。

据调查，肥胖少年的血压大多较同龄人高。因为其体积增大，使代谢总量及身体耗氧量增加，这使心脏需要泵出更多的血液，以满足机体的需求。心脏负担明显加重，血压也随之升高。而血压升高，又加重了动脉血管壁内膜的损伤，使胆固醇易于侵入，沉积在动脉血管壁上，发展为动脉粥样硬化，使血管的管腔变细变窄，引起高血压病，进而导致血管进一步病变，导致心脑血管疾病。

四、最佳防病始于少年

人的思维活动和一切行为，都要受大脑的调节。少年神经系统脆弱，分析综合能力差，所以，如果缺乏正确的饮食营养方法，违反少年生长发育的规律，不适当地进食过多的热源质营养素，营养不平衡，就会导致肥胖。然而，肥胖又是使心脑血管损害之大敌，因此，防病始于少年。